Das Haus in Carwitz



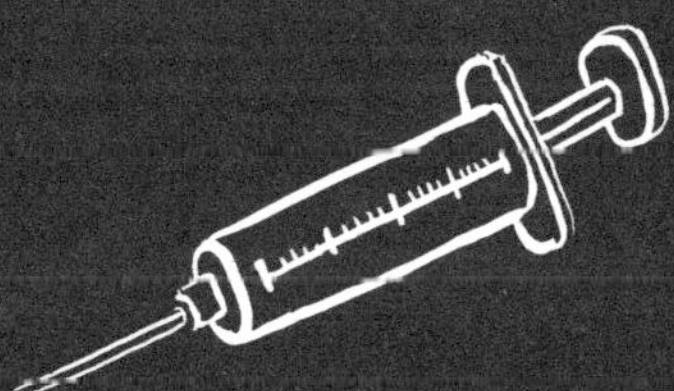

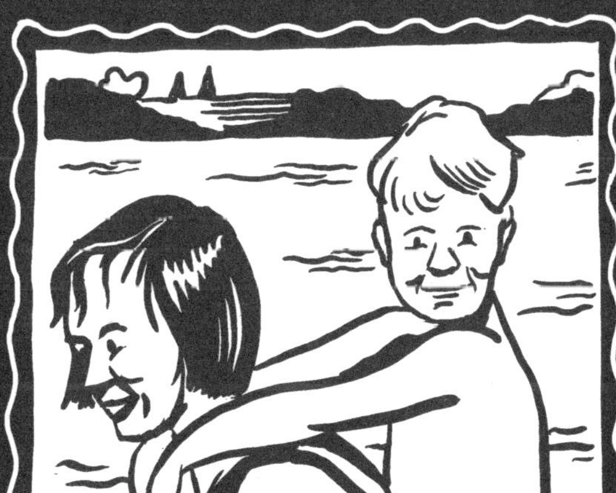

Anna Ditzen
genannt Suse & MÜCKE * 1933

# HANS FALLADA

# DER TRINKER

aufbau

# HANS FALLADA

## DER TRINKER

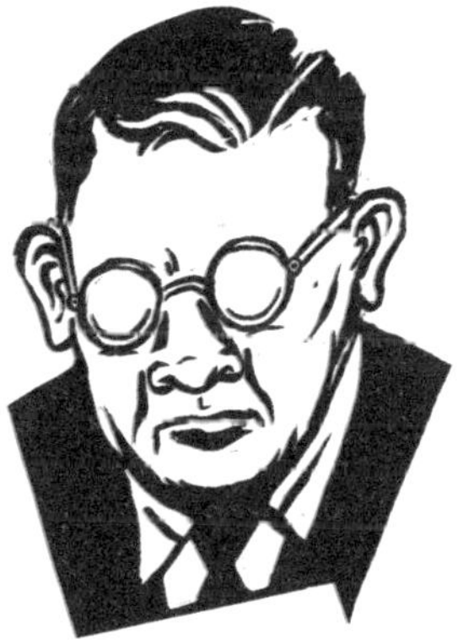

gezeichnet und erzählt
von JAKOB HINRICHS

aufbau

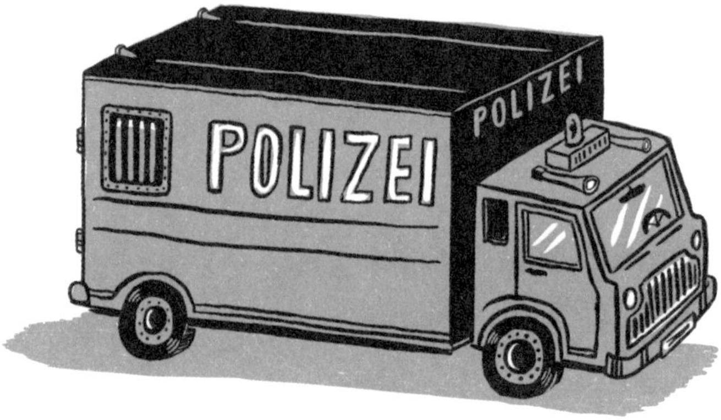


Das vorliegende Buch verbindet die Geschichte der Romanfigur des „Trinkers", Erwin Sommer, mit dem Leben Hans Falladas und collagiert in expressiven Bildern sowohl die Romanhandlung als auch wichtige Stationen aus Falladas Leben.

Der Text setzt sich weitestgehend aus Romanzitaten, Briefen Falladas und weiteren Quellen zusammen, die im Anhang aufgeführt sind. Gleichzeitig lebt das Buch von der Freiheit, die einzelnen Motive neu anzuordnen, umzudeuten und assoziativ mit den Bildern zu verknüpfen.

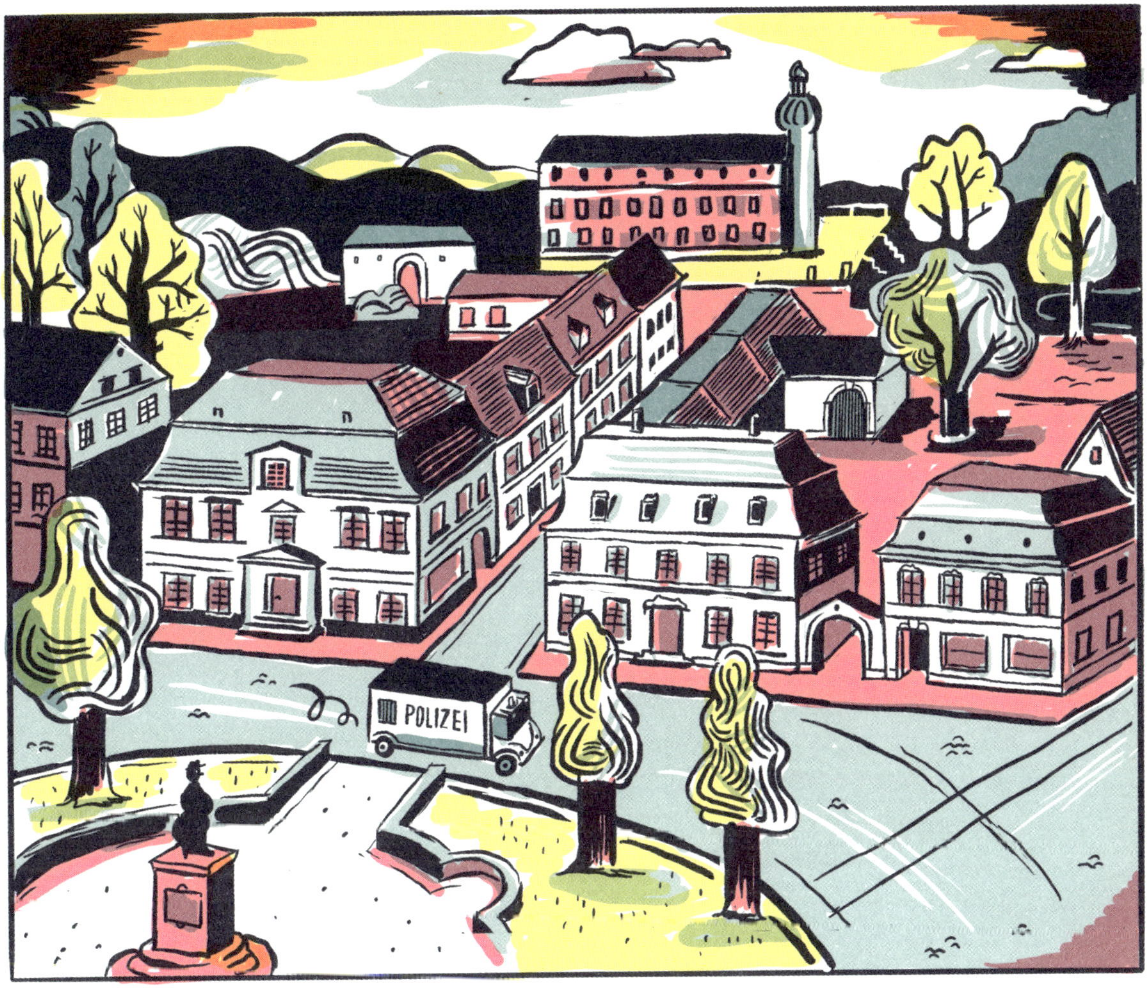


AM 4. SEPTEMBER 1944 WURDE RUDOLF DITZEN ALIAS HANS FALLADA IN DIE LANDESANSTALT NEUSTRELITZ EINGELIEFERT. BEI EINEM STREIT MIT SEINER GERADE VON IHM GESCHIEDENEN FRAU – FALLADA WAR AN DIESEM ABEND WIEDER EINMAL SEHR BETRUNKEN – HATTE SICH AUS EINER ALTEN PISTOLE EIN SCHUSS GELÖST UND VERFEHLTE SIE NUR KNAPP. AUF SEIN BITTEN HIN ERLAUBTE DER LEITER DER ANSTALT IHM DAS SCHREIBEN UND SEINE ARBEIT AN DEM ROMAN "DER TRINKER" BEGANN.

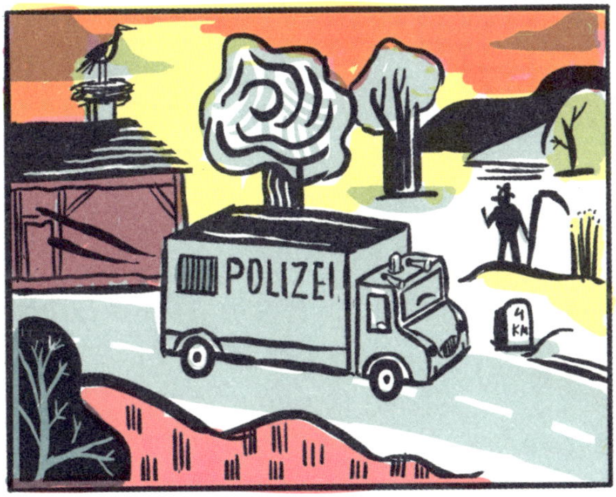


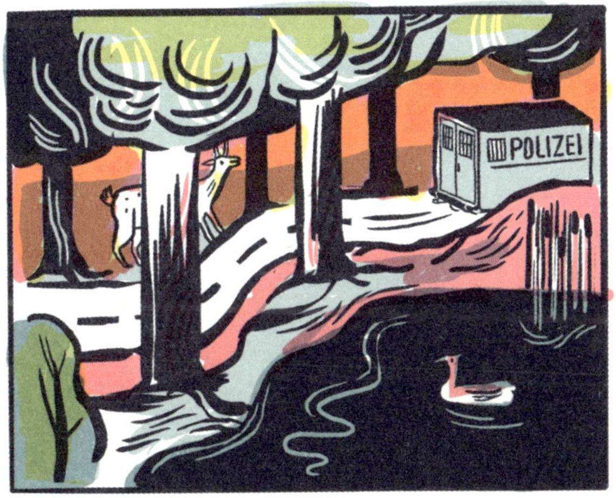

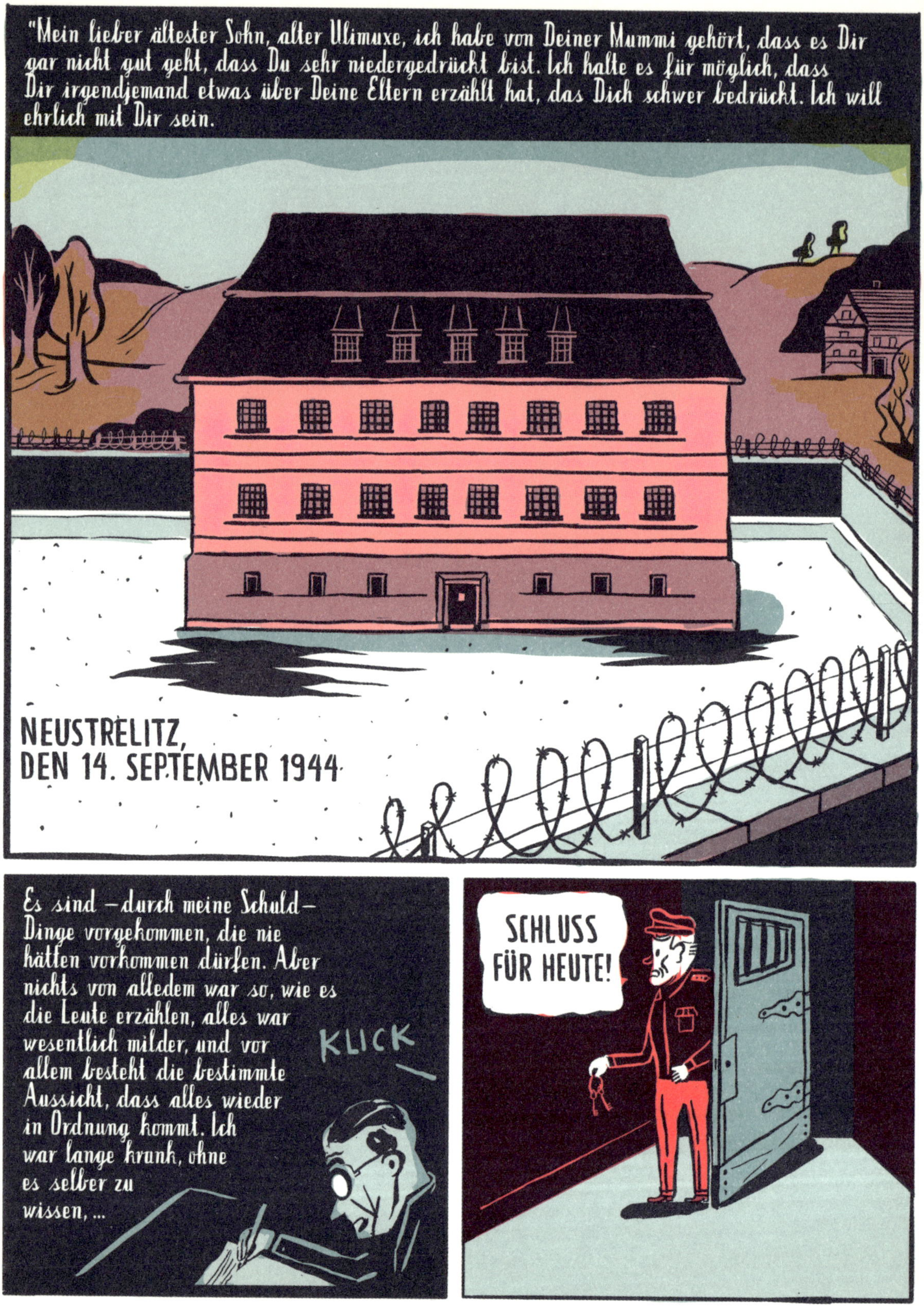
"Mein lieber ältester Sohn, alter Ulimuxe, ich habe von Deiner Mummi gehört, dass es Dir gar nicht gut geht, dass Du sehr niedergedrückt bist. Ich halte es für möglich, dass Dir irgendjemand etwas über Deine Eltern erzählt hat, das Dich schwer bedrückt. Ich will ehrlich mit Dir sein.
NEUSTRELITZ, DEN 14. SEPTEMBER 1944
Es sind – durch meine Schuld – Dinge vorgekommen, die nie hätten vorkommen dürfen. Aber nichts von alledem war so, wie es die Leute erzählen, alles war wesentlich milder, und vor allem besteht die bestimmte Aussicht, dass alles wieder in Ordnung kommt. Ich war lange krank, ohne es selber zu wissen, ...
KLICK
SCHLUSS FÜR HEUTE!

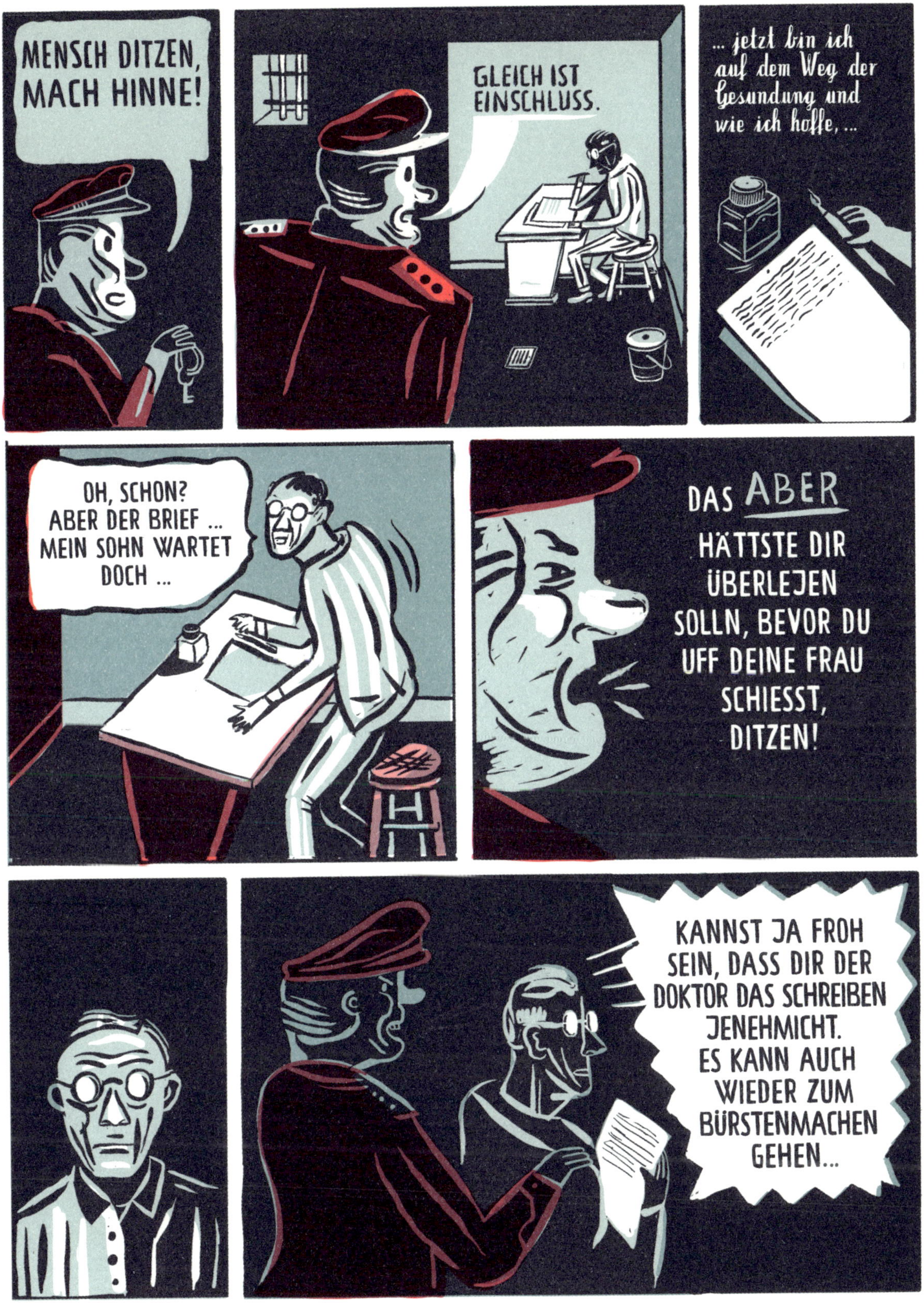
MENSCH DITZEN, MACH HINNE!
GLEICH IST EINSCHLUSS.
... jetzt bin ich auf dem Weg der Gesundung und wie ich hoffe, ...
OH, SCHON? ABER DER BRIEF ... MEIN SOHN WARTET DOCH ...
DAS ABER HÄTTSTE DIR ÜBERLEJEN SOLLN, BEVOR DU UFF DEINE FRAU SCHIESST, DITZEN!
KANNST JA FROH SEIN, DASS DIR DER DOKTOR DAS SCHREIBEN JENEHMICHT. ES KANN AUCH WIEDER ZUM BÜRSTENMACHEN GEHEN...

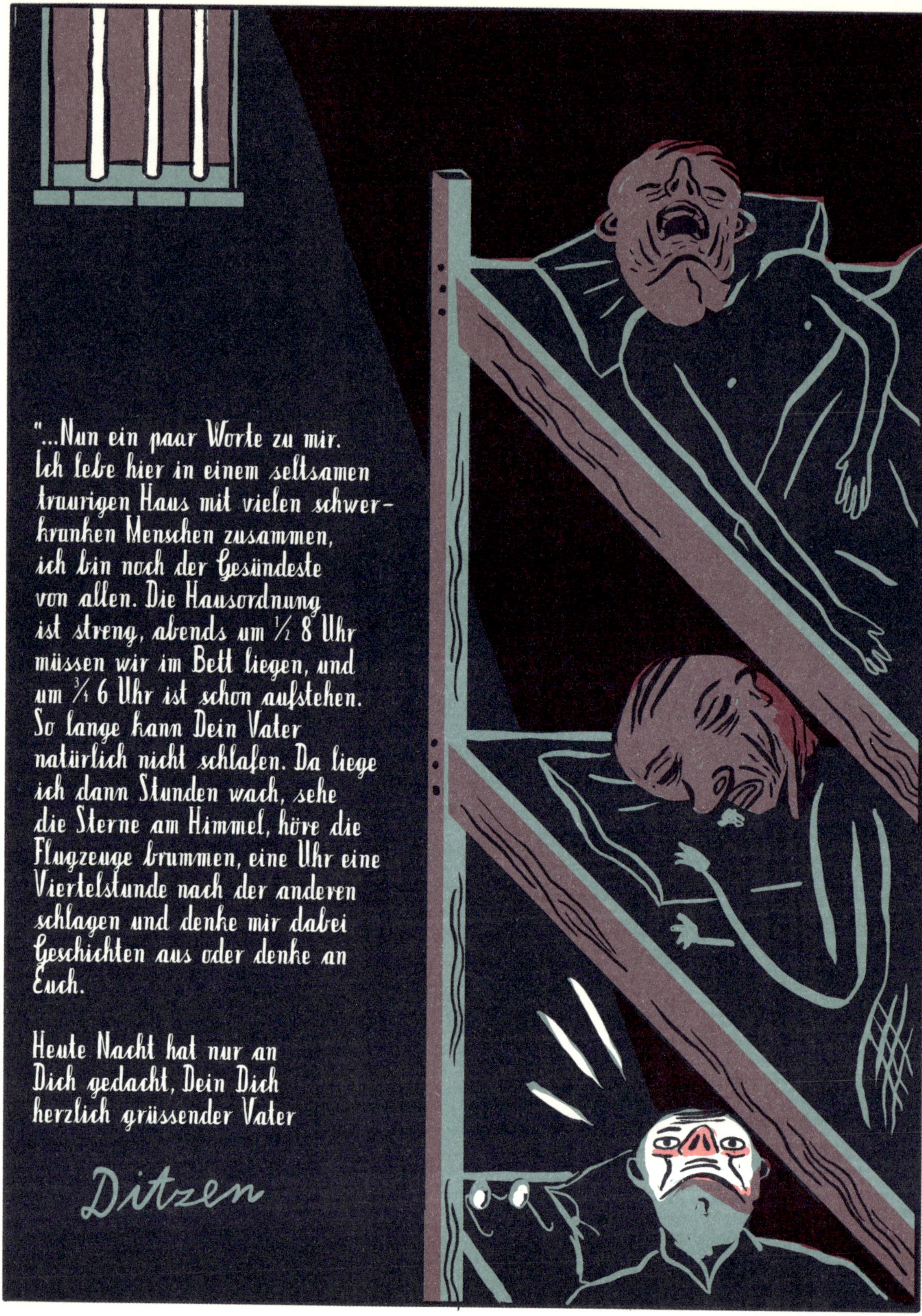
"...Nun ein paar Worte zu mir. Ich lebe hier in einem seltsamen traurigen Haus mit vielen schwerkranken Menschen zusammen, ich bin noch der Gesündeste von allen. Die Hausordnung ist streng, abends um ½ 8 Uhr müssen wir im Bett liegen, und um ¾ 6 Uhr ist schon aufstehen. So lange kann Dein Vater natürlich nicht schlafen. Da liege ich dann Stunden wach, sehe die Sterne am Himmel, höre die Flugzeuge brummen, eine Uhr eine Viertelstunde nach der anderen schlagen und denke mir dabei Geschichten aus oder denke an Euch.
Heute Nacht hat nur an Dich gedacht, Dein Dich herzlich grüssender Vater
Ditzen

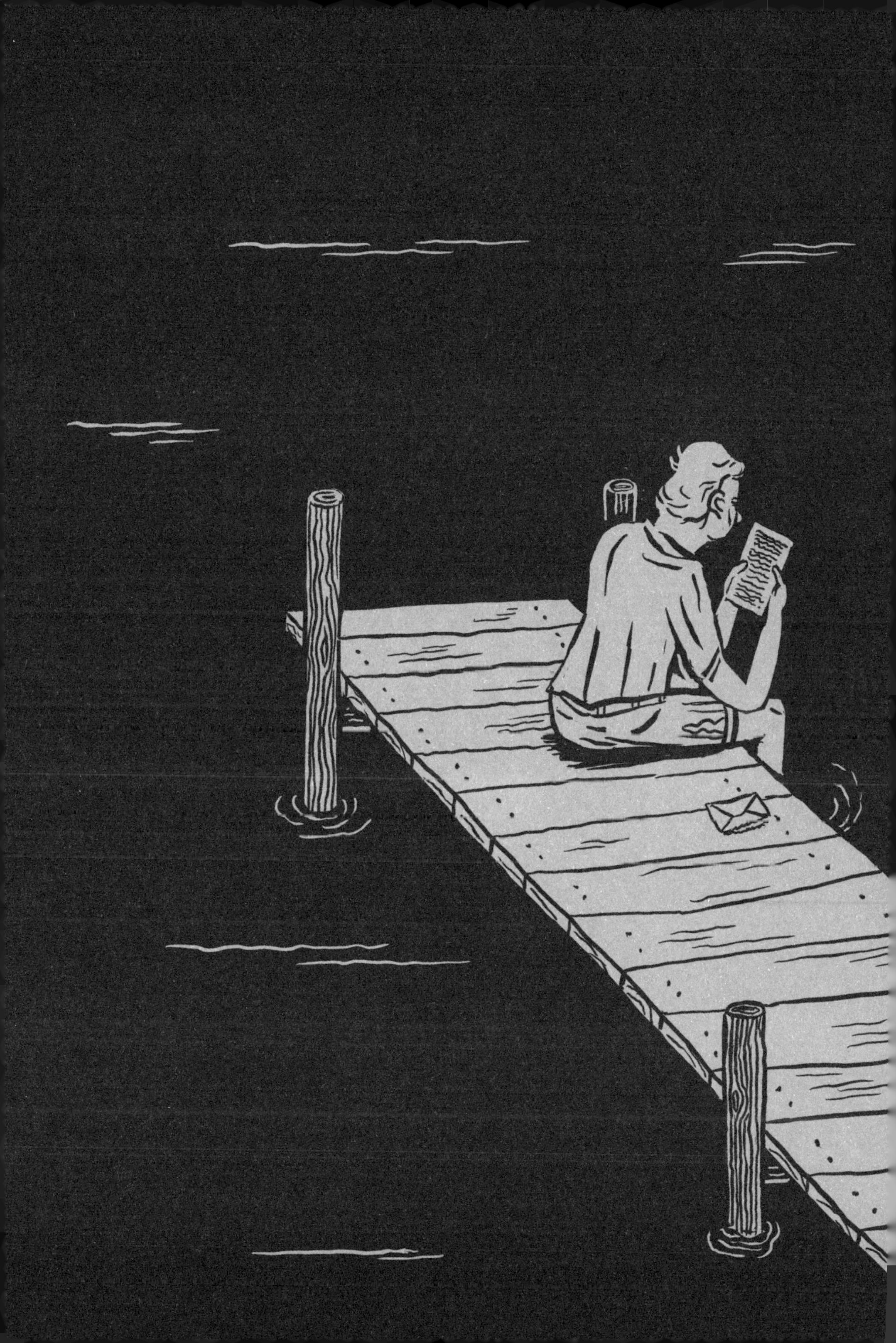

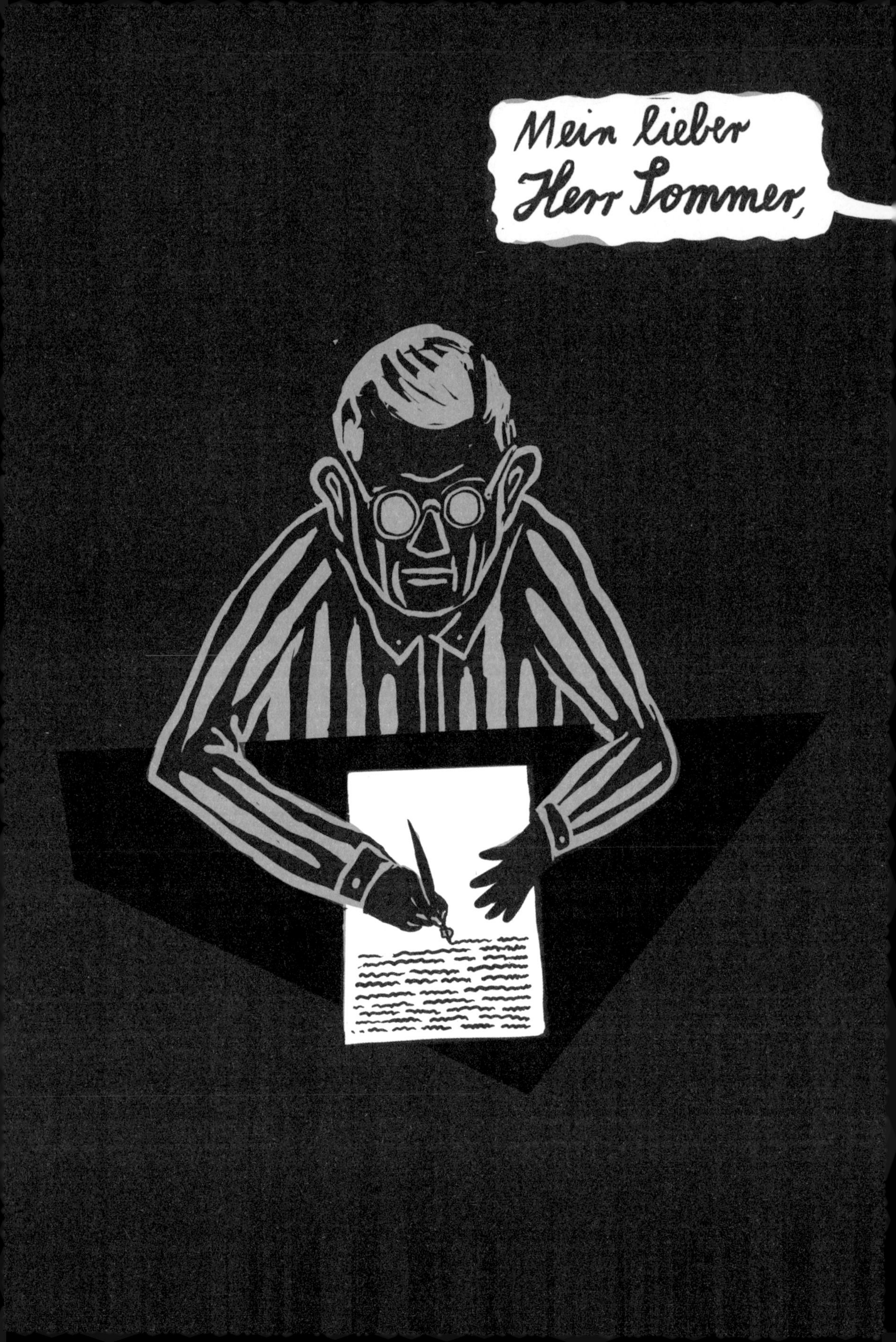
Mein lieber
Herr Sommer,

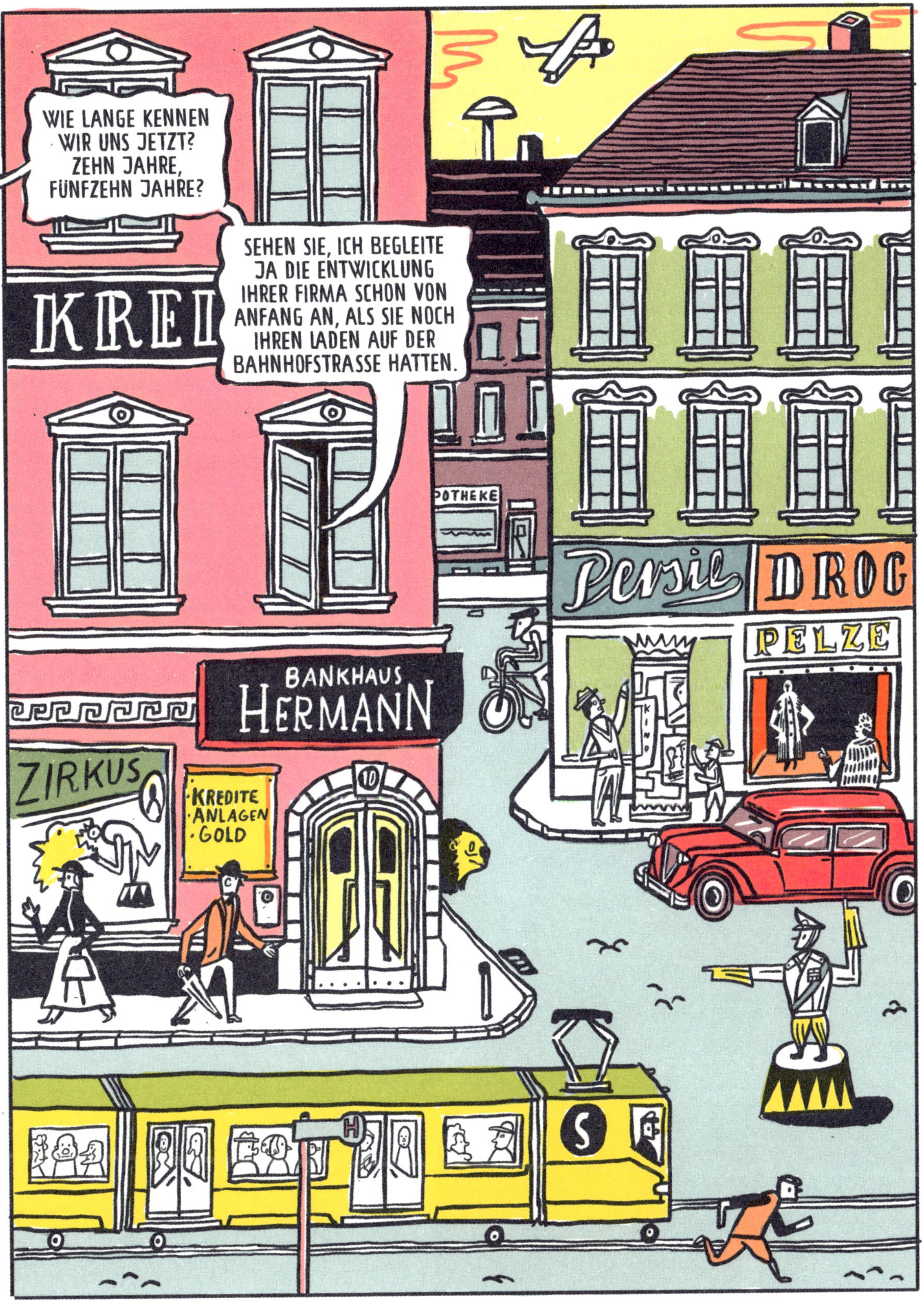
WIE LANGE KENNEN WIR UNS JETZT? ZEHN JAHRE, FÜNFZEHN JAHRE?
SEHEN SIE, ICH BEGLEITE JA DIE ENTWICKLUNG IHRER FIRMA SCHON VON ANFANG AN, ALS SIE NOCH IHREN LADEN AUF DER BAHNHOFSTRASSE HATTEN.
KREI
OTHEKE
Persil
DROG
PELZE
KINO
BANKHAUS HERMANN
ZIRKUS
KREDITE ANLAGEN GOLD
10
H
S

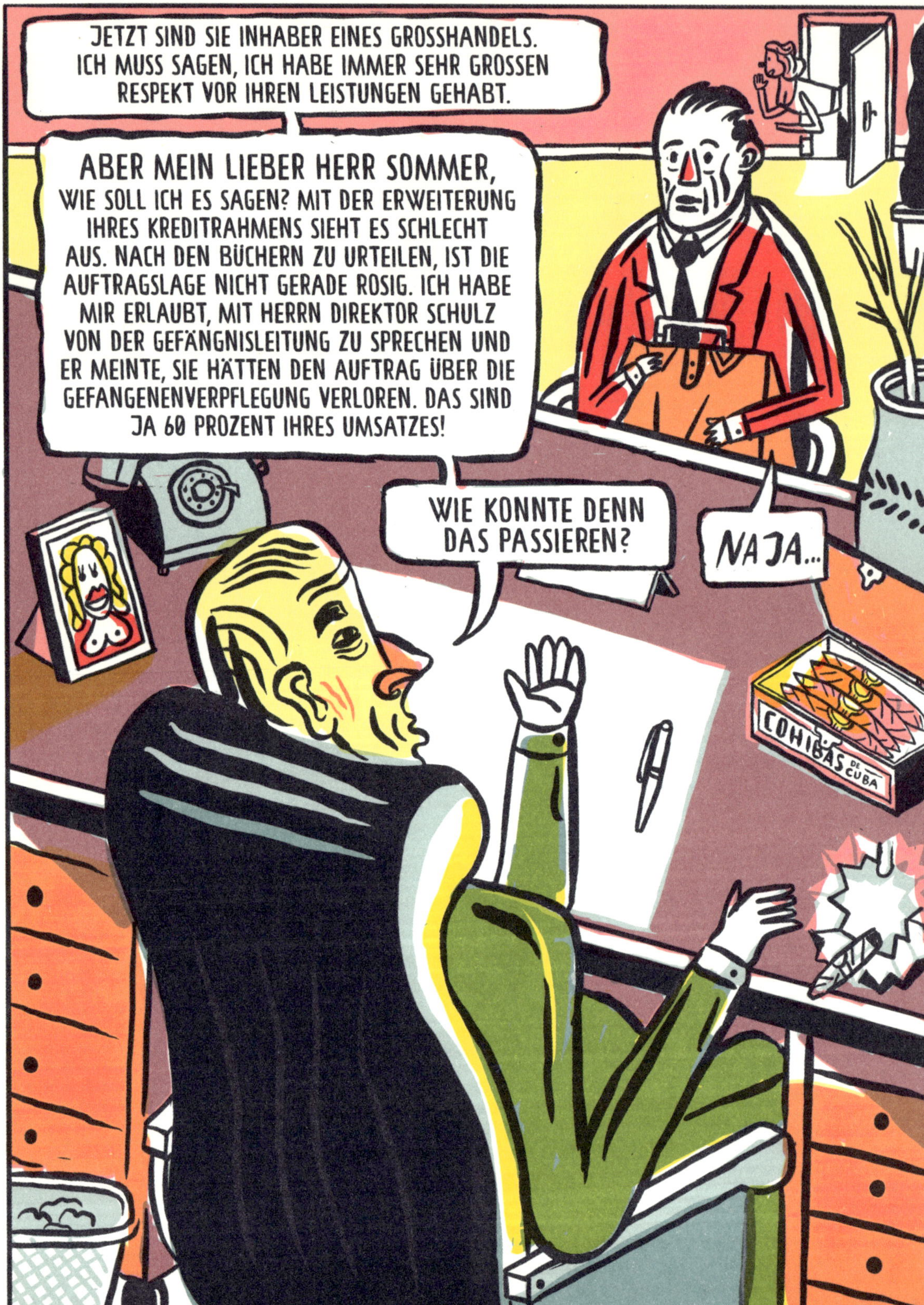
JETZT SIND SIE INHABER EINES GROSSHANDELS. ICH MUSS SAGEN, ICH HABE IMMER SEHR GROSSEN RESPEKT VOR IHREN LEISTUNGEN GEHABT.
ABER MEIN LIEBER HERR SOMMER, WIE SOLL ICH ES SAGEN? MIT DER ERWEITERUNG IHRES KREDITRAHMENS SIEHT ES SCHLECHT AUS. NACH DEN BÜCHERN ZU URTEILEN, IST DIE AUFTRAGSLAGE NICHT GERADE ROSIG. ICH HABE MIR ERLAUBT, MIT HERRN DIREKTOR SCHULZ VON DER GEFÄNGNISLEITUNG ZU SPRECHEN UND ER MEINTE, SIE HÄTTEN DEN AUFTRAG ÜBER DIE GEFANGENENVERPFLEGUNG VERLOREN. DAS SIND JA 60 PROZENT IHRES UMSATZES!
WIE KONNTE DENN DAS PASSIEREN?
NAJA...
COHIBAS DE CUBA

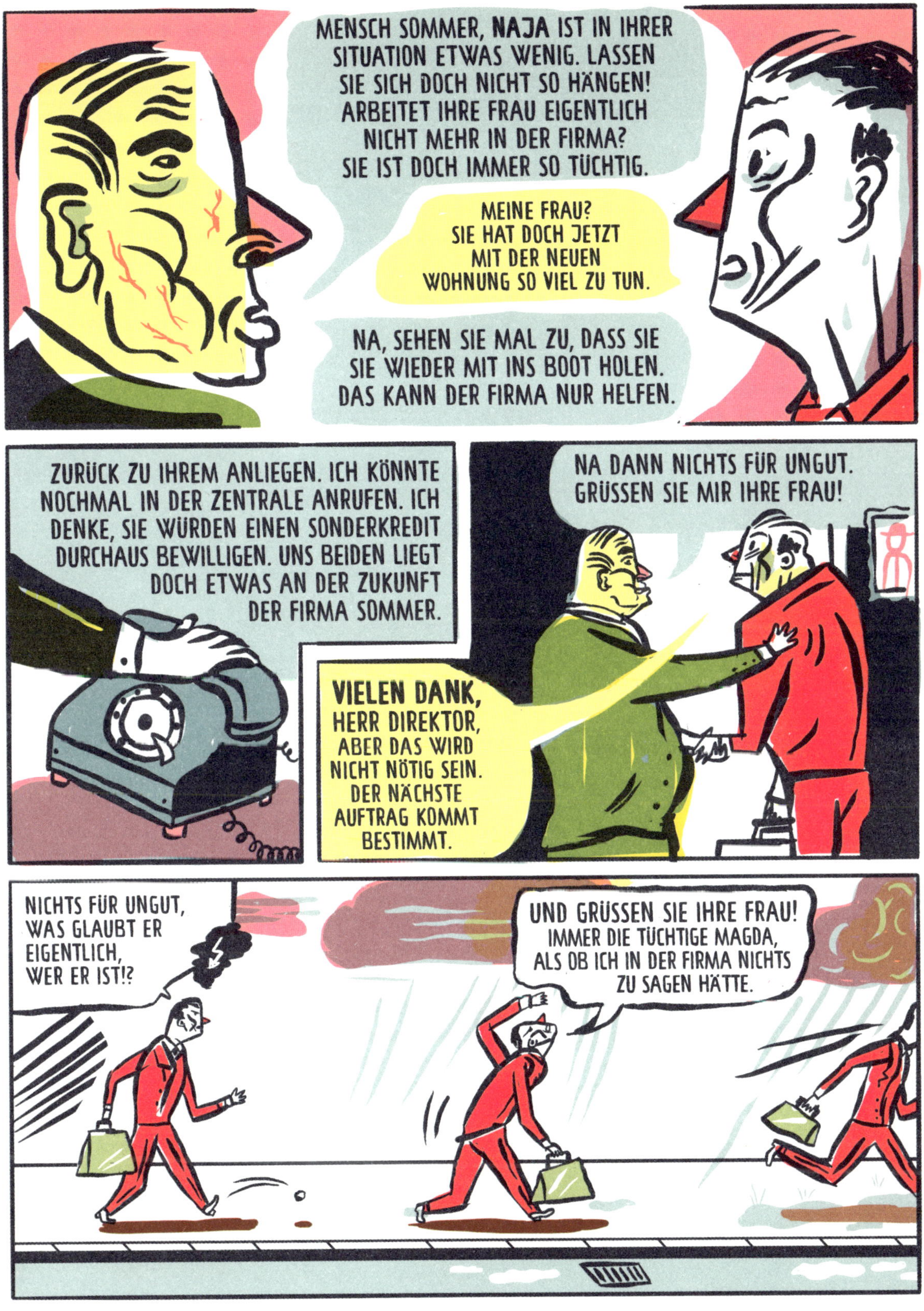
MENSCH SOMMER, **NAJA** IST IN IHRER SITUATION ETWAS WENIG. LASSEN SIE SICH DOCH NICHT SO HÄNGEN! ARBEITET IHRE FRAU EIGENTLICH NICHT MEHR IN DER FIRMA? SIE IST DOCH IMMER SO TÜCHTIG.
MEINE FRAU? SIE HAT DOCH JETZT MIT DER NEUEN WOHNUNG SO VIEL ZU TUN.
NA, SEHEN SIE MAL ZU, DASS SIE SIE WIEDER MIT INS BOOT HOLEN. DAS KANN DER FIRMA NUR HELFEN.
ZURÜCK ZU IHREM ANLIEGEN. ICH KÖNNTE NOCHMAL IN DER ZENTRALE ANRUFEN. ICH DENKE, SIE WÜRDEN EINEN SONDERKREDIT DURCHAUS BEWILLIGEN. UNS BEIDEN LIEGT DOCH ETWAS AN DER ZUKUNFT DER FIRMA SOMMER.
**VIELEN DANK,** HERR DIREKTOR, ABER DAS WIRD NICHT NÖTIG SEIN. DER NÄCHSTE AUFTRAG KOMMT BESTIMMT.
NA DANN NICHTS FÜR UNGUT. GRÜSSEN SIE MIR IHRE FRAU!
NICHTS FÜR UNGUT, WAS GLAUBT ER EIGENTLICH, WER ER IST!?
UND GRÜSSEN SIE IHRE FRAU! IMMER DIE TÜCHTIGE MAGDA, ALS OB ICH IN DER FIRMA NICHTS ZU SAGEN HÄTTE.

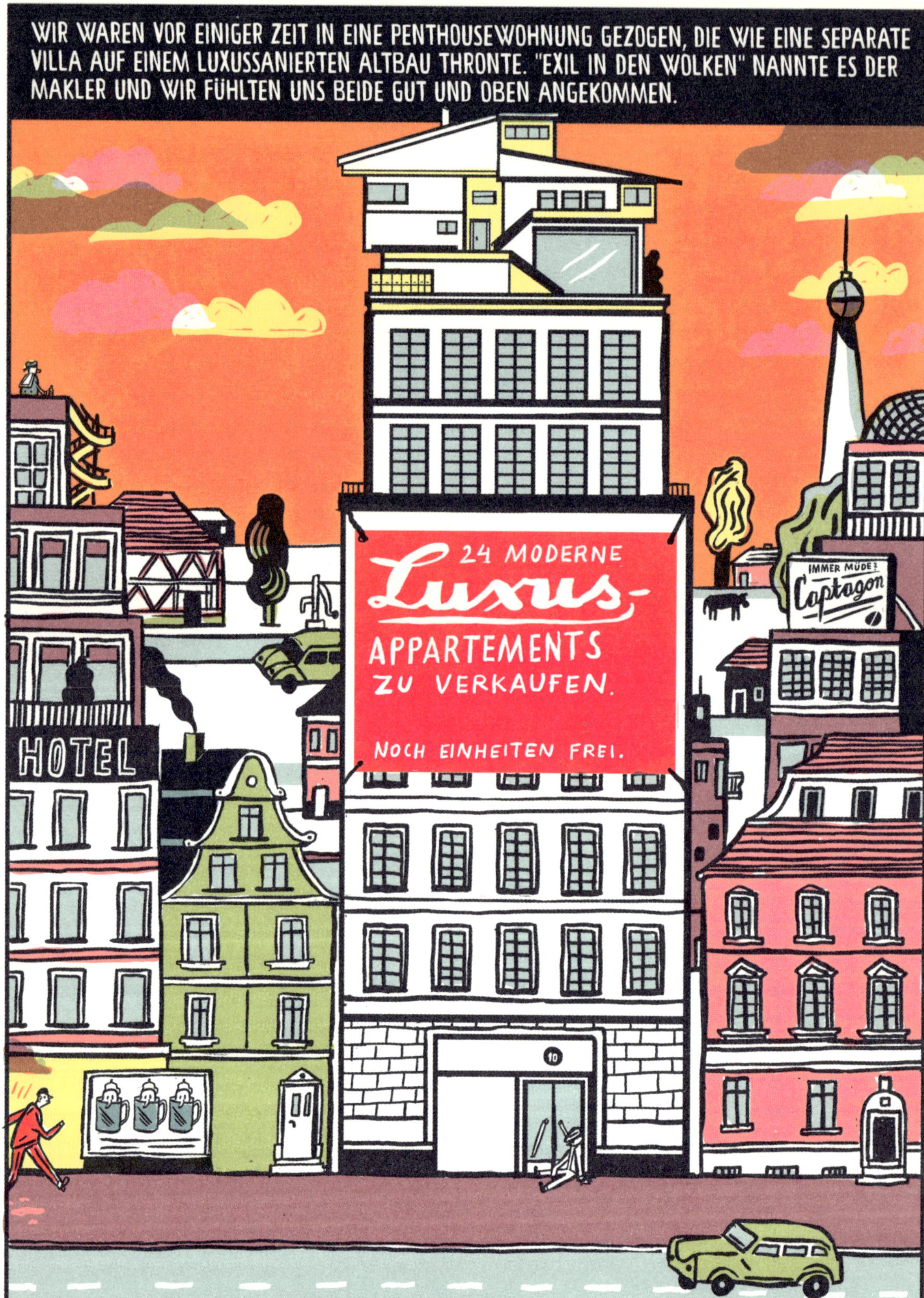
WIR WAREN VOR EINIGER ZEIT IN EINE PENTHOUSEWOHNUNG GEZOGEN, DIE WIE EINE SEPARATE VILLA AUF EINEM LUXUSSANIERTEN ALTBAU THRONTE. "EXIL IN DEN WOLKEN" NANNTE ES DER MAKLER UND WIR FÜHLTEN UNS BEIDE GUT UND OBEN ANGEKOMMEN.
24 MODERNE
Luxus-
APPARTEMENTS
ZU VERKAUFEN.
NOCH EINHEITEN FREI.
HOTEL
IMMER MÜDE?
Captagon
10

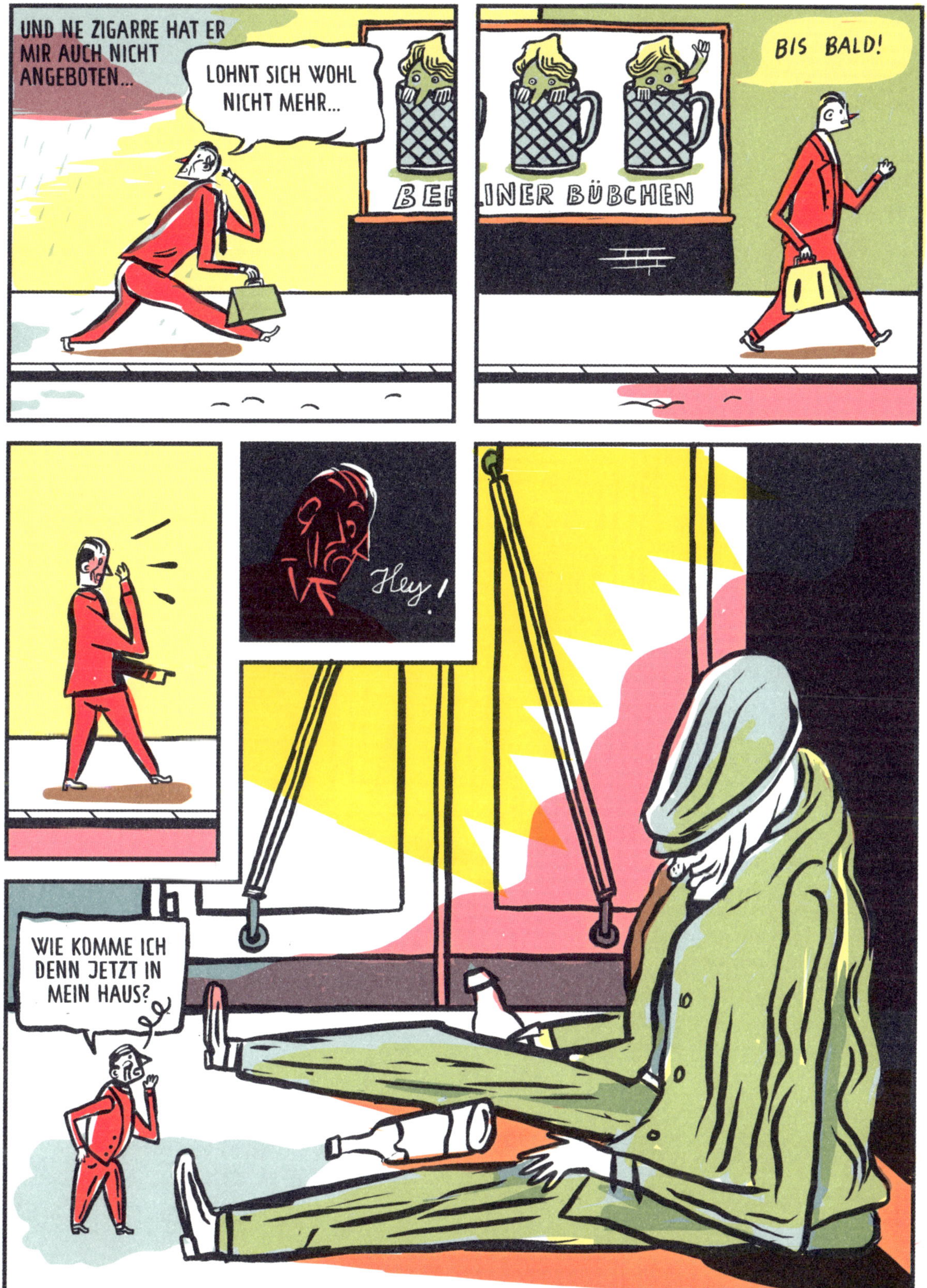
UND NE ZIGARRE HAT ER MIR AUCH NICHT ANGEBOTEN...
LOHNT SICH WOHL NICHT MEHR...
BERLINER BÜBCHEN
BIS BALD!
Hey!
WIE KOMME ICH DENN JETZT IN MEIN HAUS?

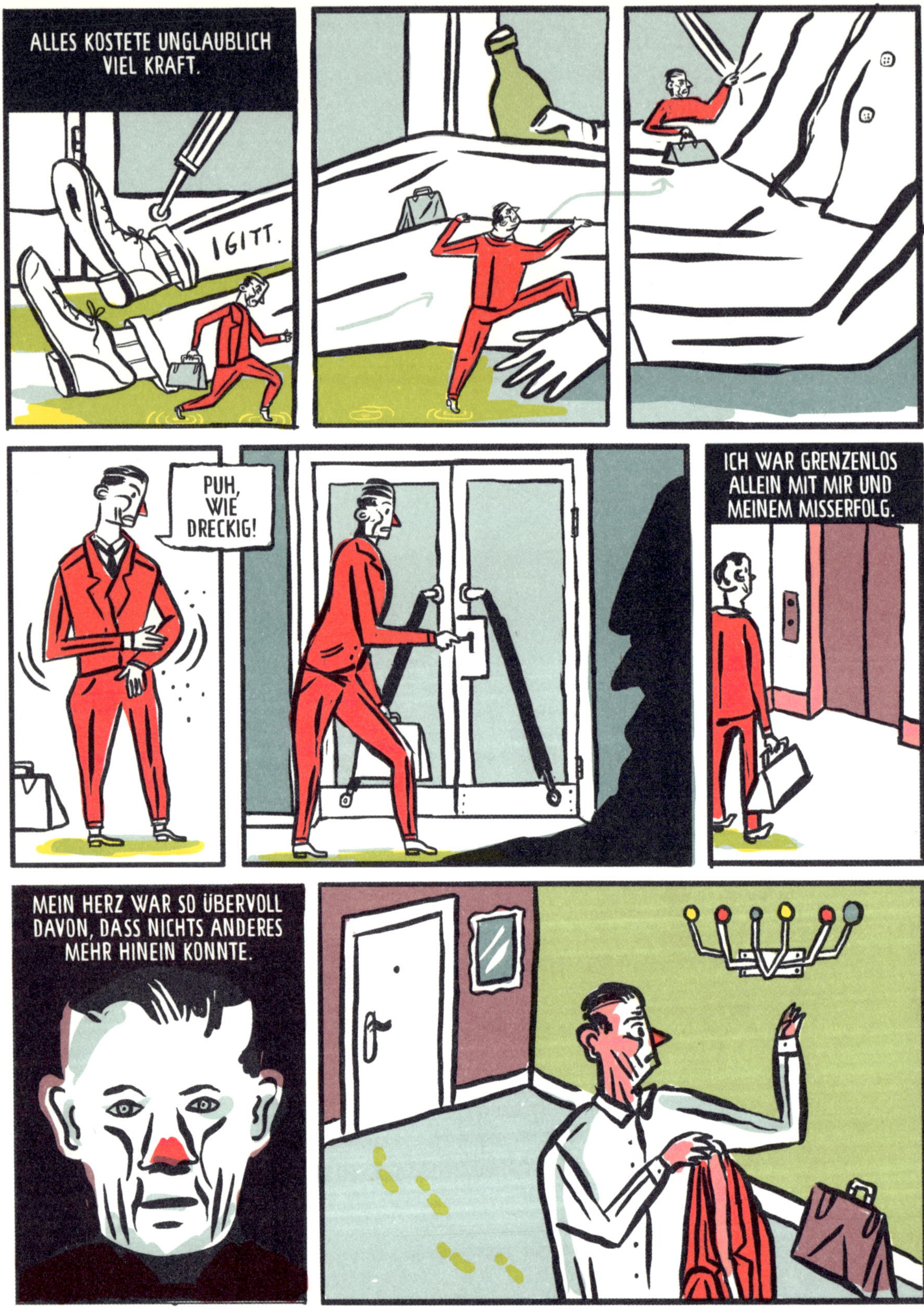
ALLES KOSTETE UNGLAUBLICH VIEL KRAFT.
IGITT.
PUH, WIE DRECKIG!
ICH WAR GRENZENLOS ALLEIN MIT MIR UND MEINEM MISSERFOLG.
MEIN HERZ WAR SO ÜBERVOLL DAVON, DASS NICHTS ANDERES MEHR HINEIN KONNTE.

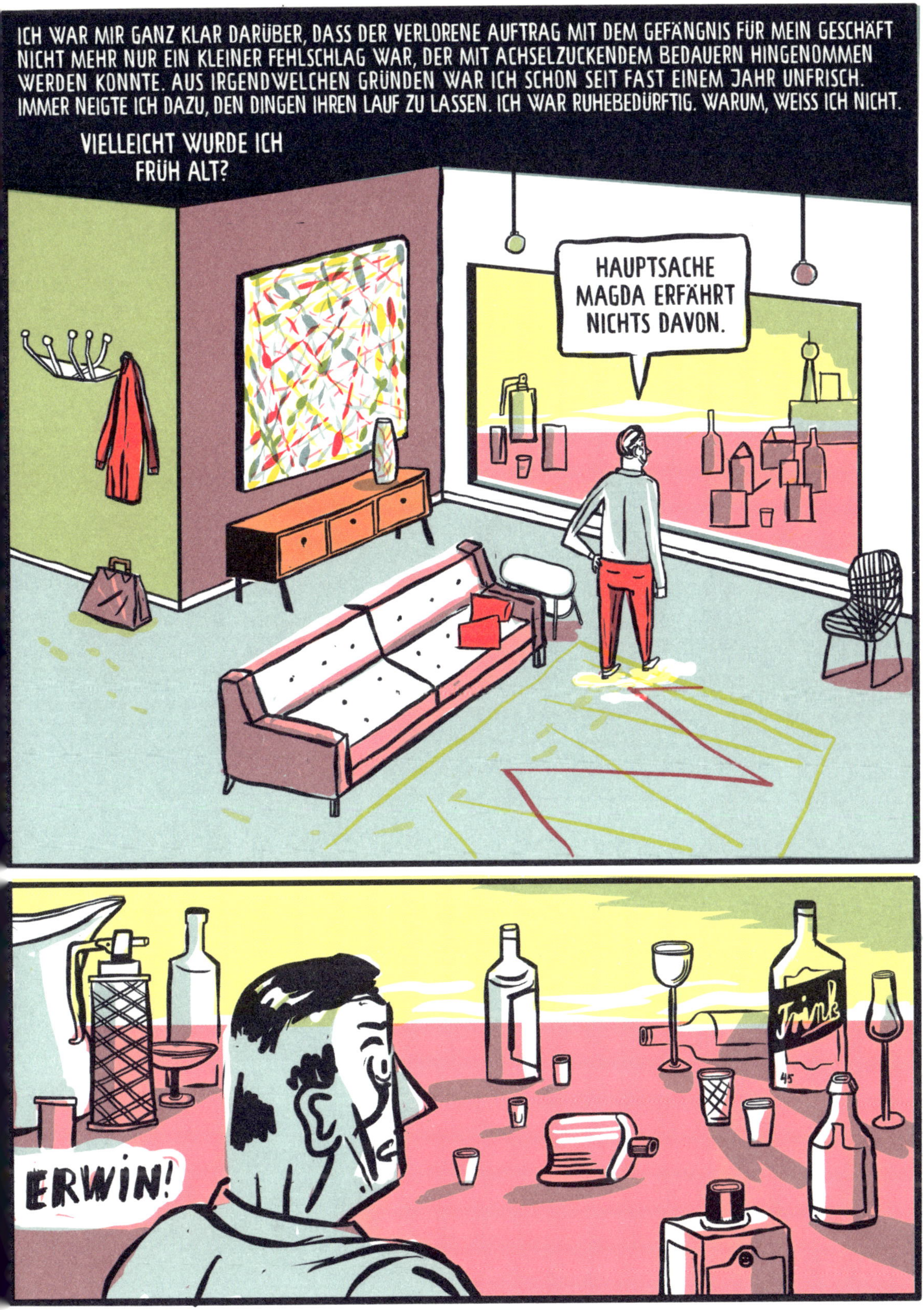
ICH WAR MIR GANZ KLAR DARÜBER, DASS DER VERLORENE AUFTRAG MIT DEM GEFÄNGNIS FÜR MEIN GESCHÄFT NICHT MEHR NUR EIN KLEINER FEHLSCHLAG WAR, DER MIT ACHSELZUCKENDEM BEDAUERN HINGENOMMEN WERDEN KONNTE. AUS IRGENDWELCHEN GRÜNDEN WAR ICH SCHON SEIT FAST EINEM JAHR UNFRISCH. IMMER NEIGTE ICH DAZU, DEN DINGEN IHREN LAUF ZU LASSEN. ICH WAR RUHEBEDÜRFTIG. WARUM, WEISS ICH NICHT.
VIELLEICHT WURDE ICH FRÜH ALT?
HAUPTSACHE MAGDA ERFÄHRT NICHTS DAVON.
Trink
45
ERWIN!

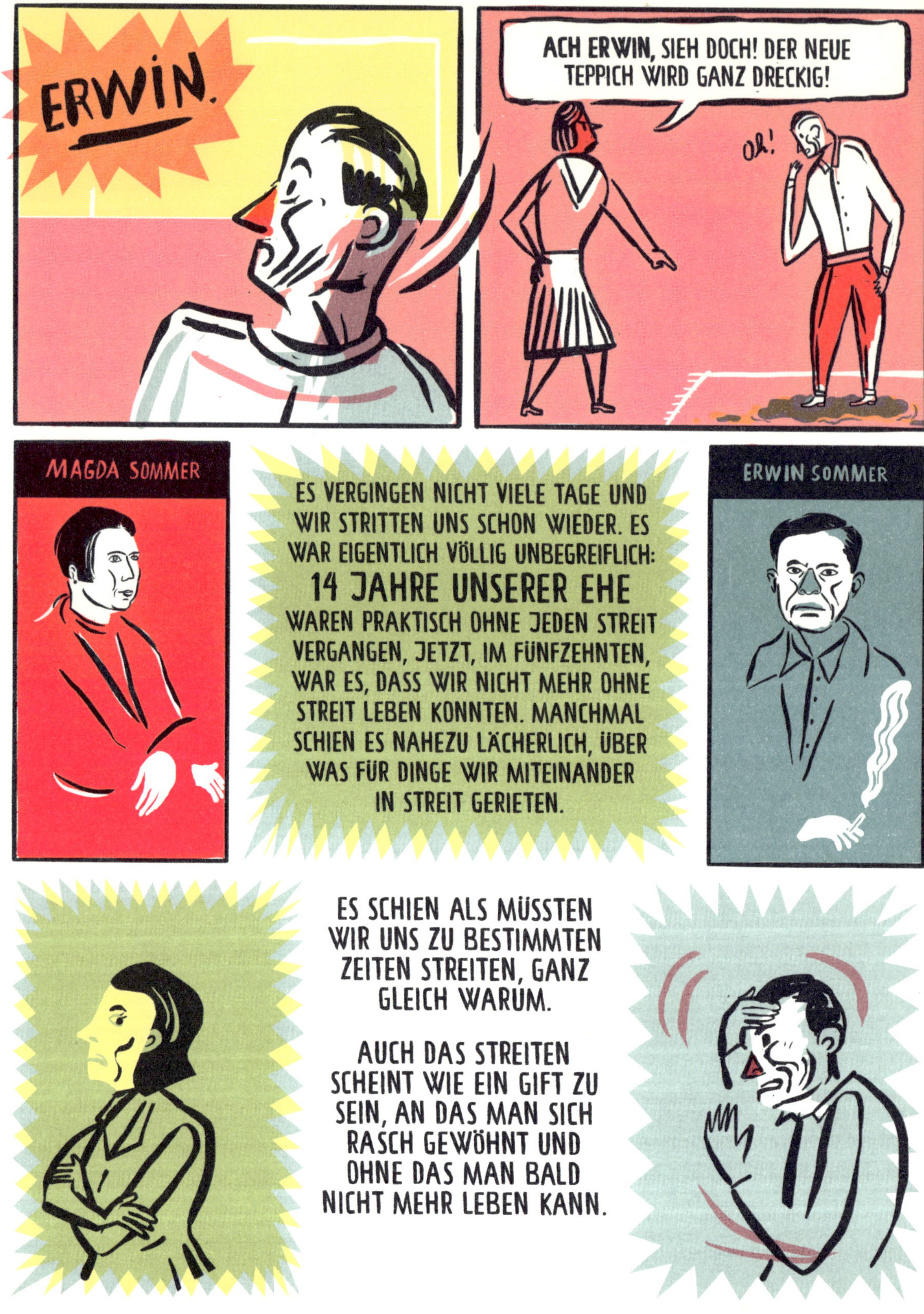
ERWIN.
ACH ERWIN, SIEH DOCH! DER NEUE TEPPICH WIRD GANZ DRECKIG!
Oh!
MAGDA SOMMER
ES VERGINGEN NICHT VIELE TAGE UND WIR STRITTEN UNS SCHON WIEDER. ES WAR EIGENTLICH VÖLLIG UNBEGREIFLICH: 14 JAHRE UNSERER EHE WAREN PRAKTISCH OHNE JEDEN STREIT VERGANGEN, JETZT, IM FÜNFZEHNTEN, WAR ES, DASS WIR NICHT MEHR OHNE STREIT LEBEN KONNTEN. MANCHMAL SCHIEN ES NAHEZU LÄCHERLICH, ÜBER WAS FÜR DINGE WIR MITEINANDER IN STREIT GERIETEN.
ERWIN SOMMER
ES SCHIEN ALS MÜSSTEN WIR UNS ZU BESTIMMTEN ZEITEN STREITEN, GANZ GLEICH WARUM.
AUCH DAS STREITEN SCHEINT WIE EIN GIFT ZU SEIN, AN DAS MAN SICH RASCH GEWÖHNT UND OHNE DAS MAN BALD NICHT MEHR LEBEN KANN.

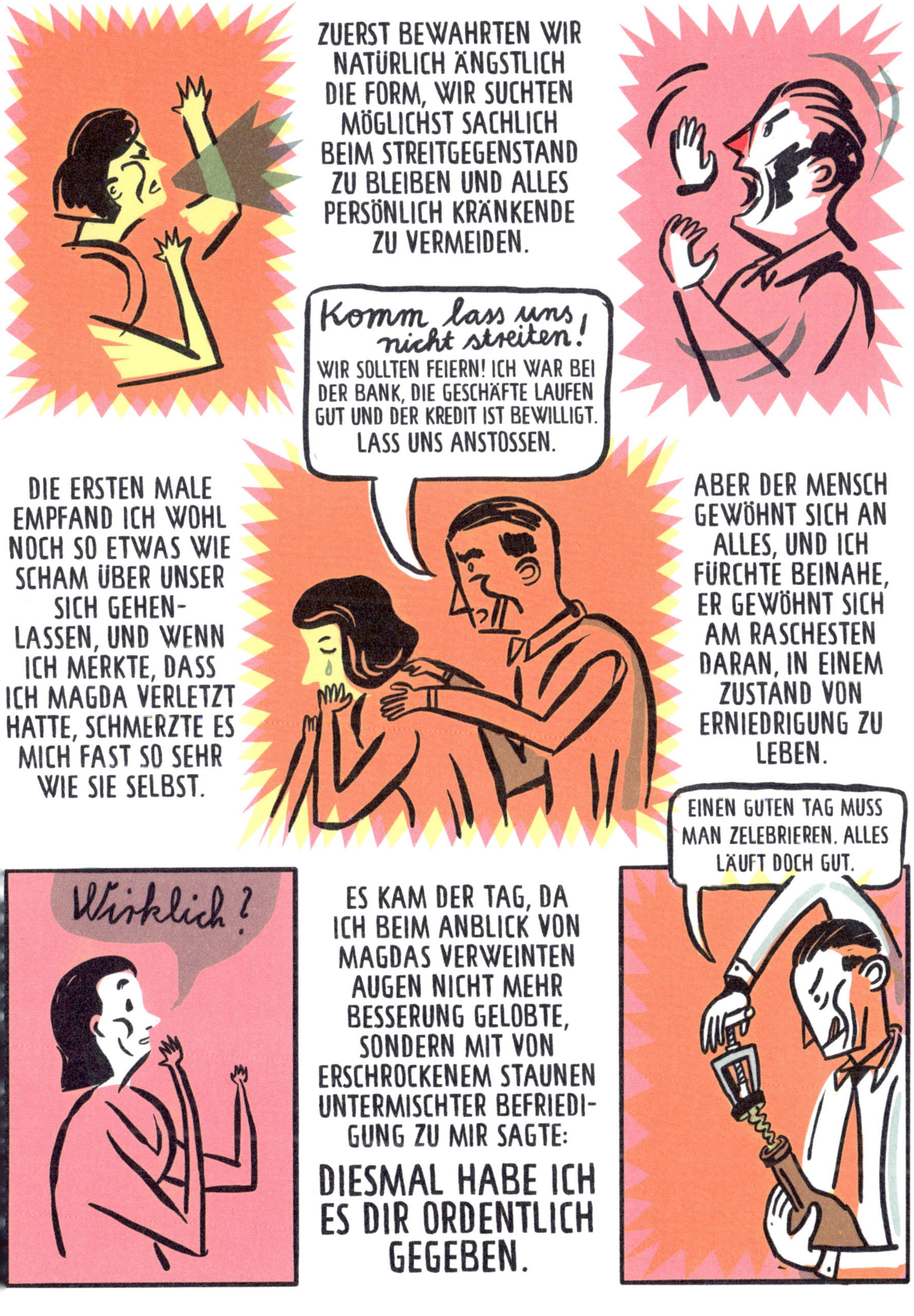
ZUERST BEWAHRTEN WIR NATÜRLICH ÄNGSTLICH DIE FORM, WIR SUCHTEN MÖGLICHST SACHLICH BEIM STREITGEGENSTAND ZU BLEIBEN UND ALLES PERSÖNLICH KRÄNKENDE ZU VERMEIDEN.
Komm lass uns nicht streiten! WIR SOLLTEN FEIERN! ICH WAR BEI DER BANK, DIE GESCHÄFTE LAUFEN GUT UND DER KREDIT IST BEWILLIGT. LASS UNS ANSTOSSEN.
DIE ERSTEN MALE EMPFAND ICH WOHL NOCH SO ETWAS WIE SCHAM ÜBER UNSER SICH GEHEN-LASSEN, UND WENN ICH MERKTE, DASS ICH MAGDA VERLETZT HATTE, SCHMERZTE ES MICH FAST SO SEHR WIE SIE SELBST.
ABER DER MENSCH GEWÖHNT SICH AN ALLES, UND ICH FÜRCHTE BEINAHE, ER GEWÖHNT SICH AM RASCHESTEN DARAN, IN EINEM ZUSTAND VON ERNIEDRIGUNG ZU LEBEN.
Wirklich?
ES KAM DER TAG, DA ICH BEIM ANBLICK VON MAGDAS VERWEINTEN AUGEN NICHT MEHR BESSERUNG GELOBTE, SONDERN MIT VON ERSCHROCKENEM STAUNEN UNTERMISCHTER BEFRIEDIGUNG ZU MIR SAGTE:
DIESMAL HABE ICH ES DIR ORDENTLICH GEGEBEN.
EINEN GUTEN TAG MUSS MAN ZELEBRIEREN. ALLES LÄUFT DOCH GUT.

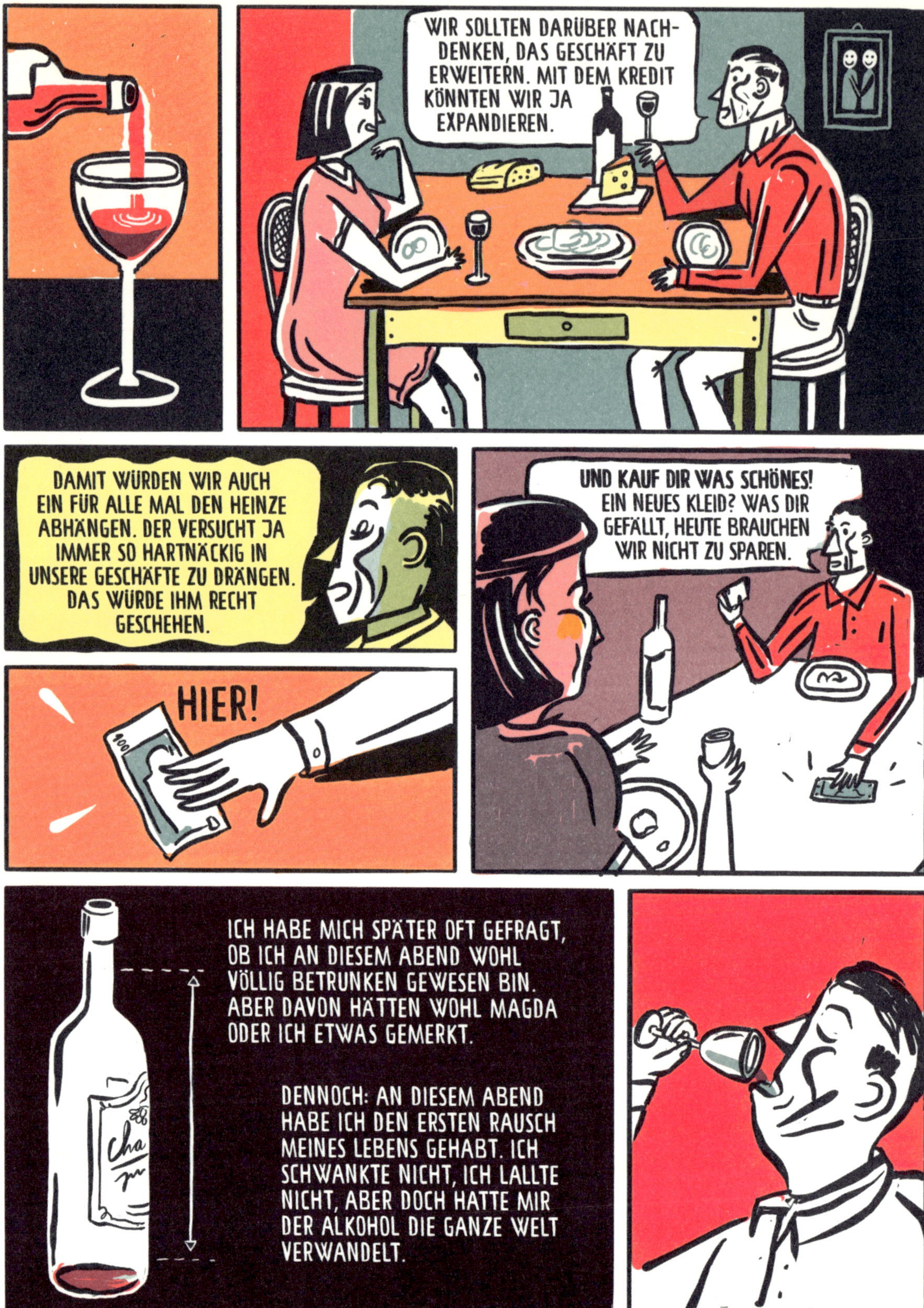
WIR SOLLTEN DARÜBER NACHDENKEN, DAS GESCHÄFT ZU ERWEITERN. MIT DEM KREDIT KÖNNTEN WIR JA EXPANDIEREN.
DAMIT WÜRDEN WIR AUCH EIN FÜR ALLE MAL DEN HEINZE ABHÄNGEN. DER VERSUCHT JA IMMER SO HARTNÄCKIG IN UNSERE GESCHÄFTE ZU DRÄNGEN. DAS WÜRDE IHM RECHT GESCHEHEN.
HIER!
UND KAUF DIR WAS SCHÖNES! EIN NEUES KLEID? WAS DIR GEFÄLLT, HEUTE BRAUCHEN WIR NICHT ZU SPAREN.
ICH HABE MICH SPÄTER OFT GEFRAGT, OB ICH AN DIESEM ABEND WOHL VÖLLIG BETRUNKEN GEWESEN BIN. ABER DAVON HÄTTEN WOHL MAGDA ODER ICH ETWAS GEMERKT.
DENNOCH: AN DIESEM ABEND HABE ICH DEN ERSTEN RAUSCH MEINES LEBENS GEHABT. ICH SCHWANKTE NICHT, ICH LALLTE NICHT, ABER DOCH HATTE MIR DER ALKOHOL DIE GANZE WELT VERWANDELT.

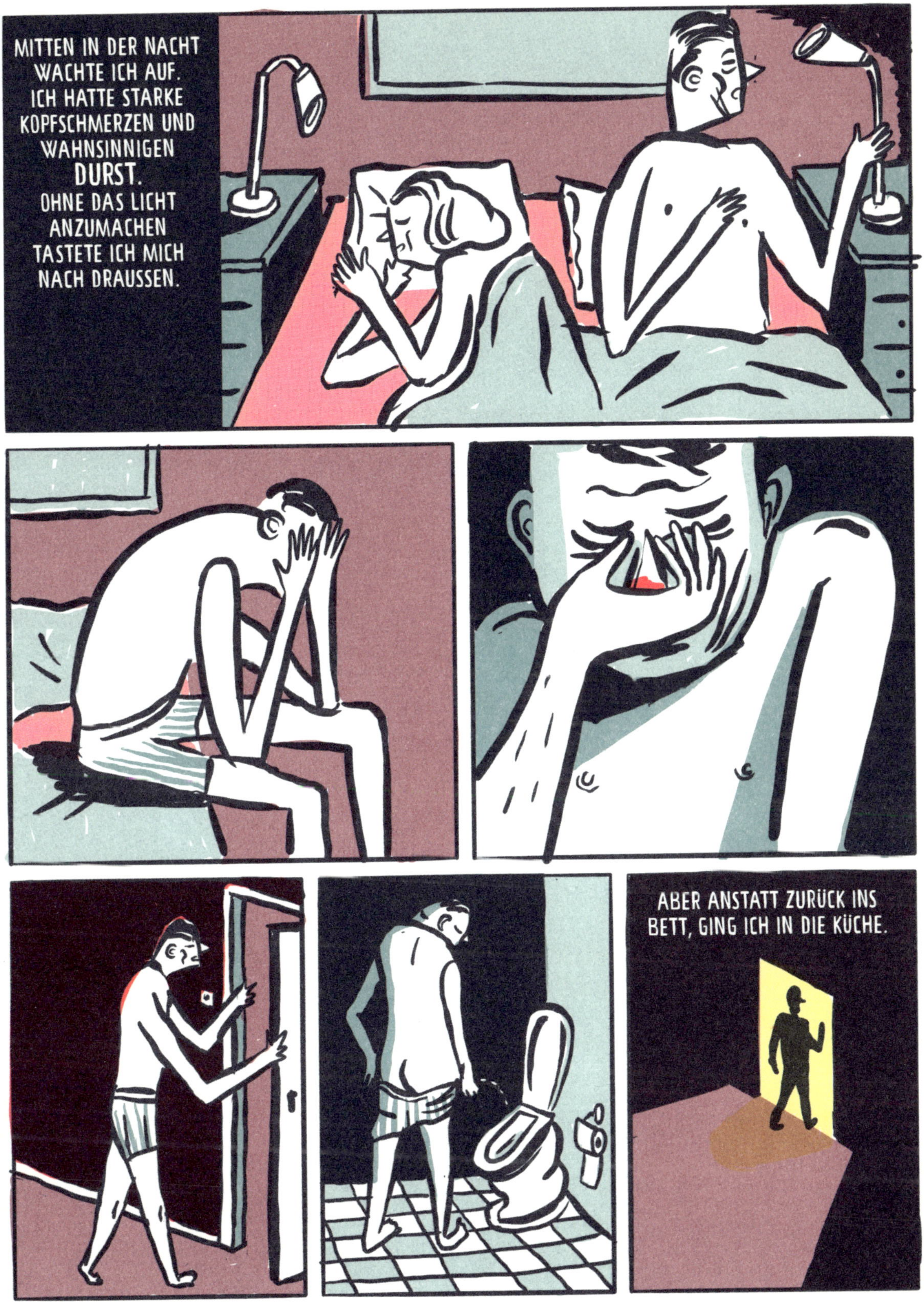
MITTEN IN DER NACHT WACHTE ICH AUF. ICH HATTE STARKE KOPFSCHMERZEN UND WAHNSINNIGEN **DURST.** OHNE DAS LICHT ANZUMACHEN TASTETE ICH MICH NACH DRAUSSEN.
ABER ANSTATT ZURÜCK INS BETT, GING ICH IN DIE KÜCHE.

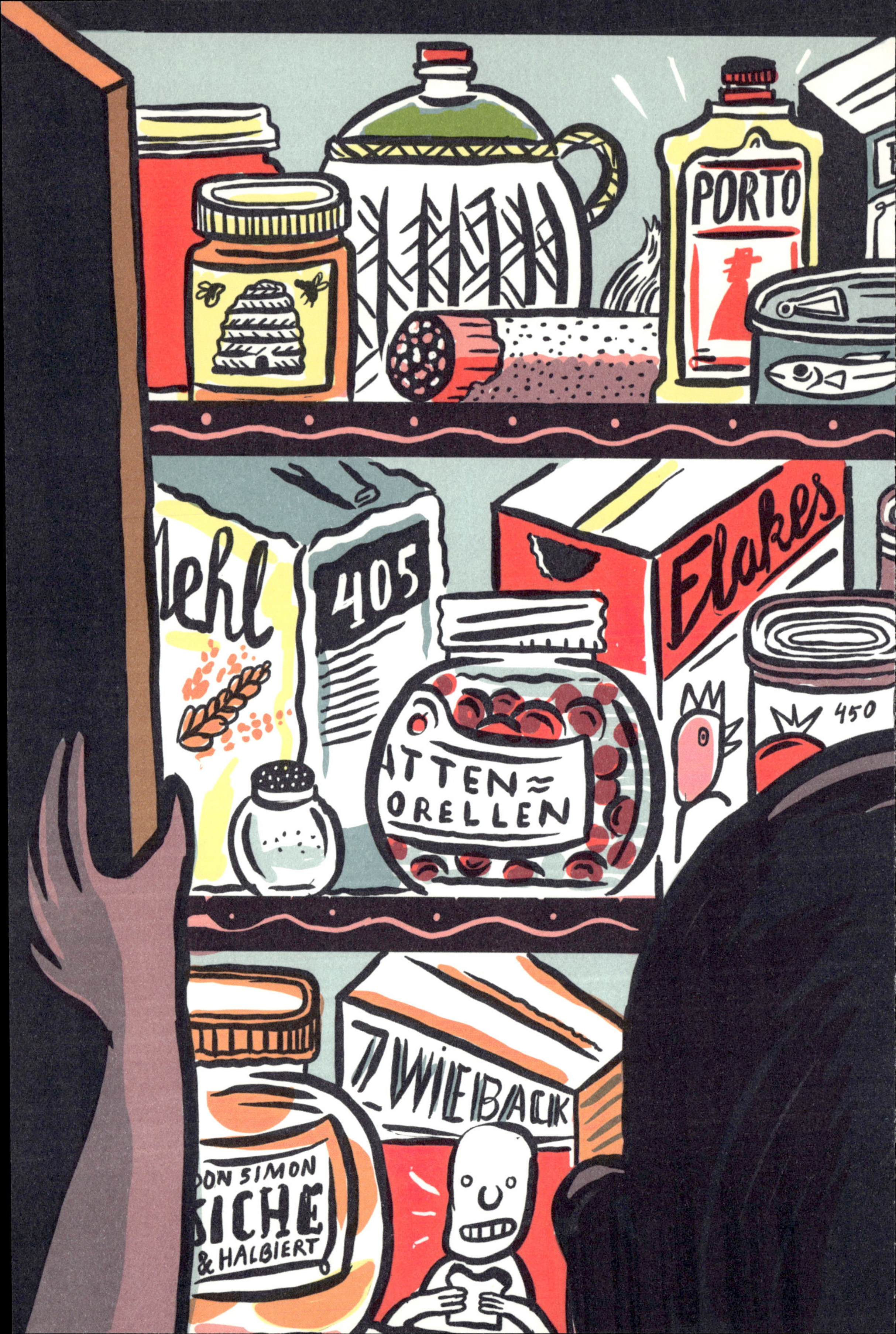
PORTO
Mehl
405
Flakes
TTEN
ORELLEN
450
ZWIEBACK
DON SIMON
SICHE
& HALBIERT

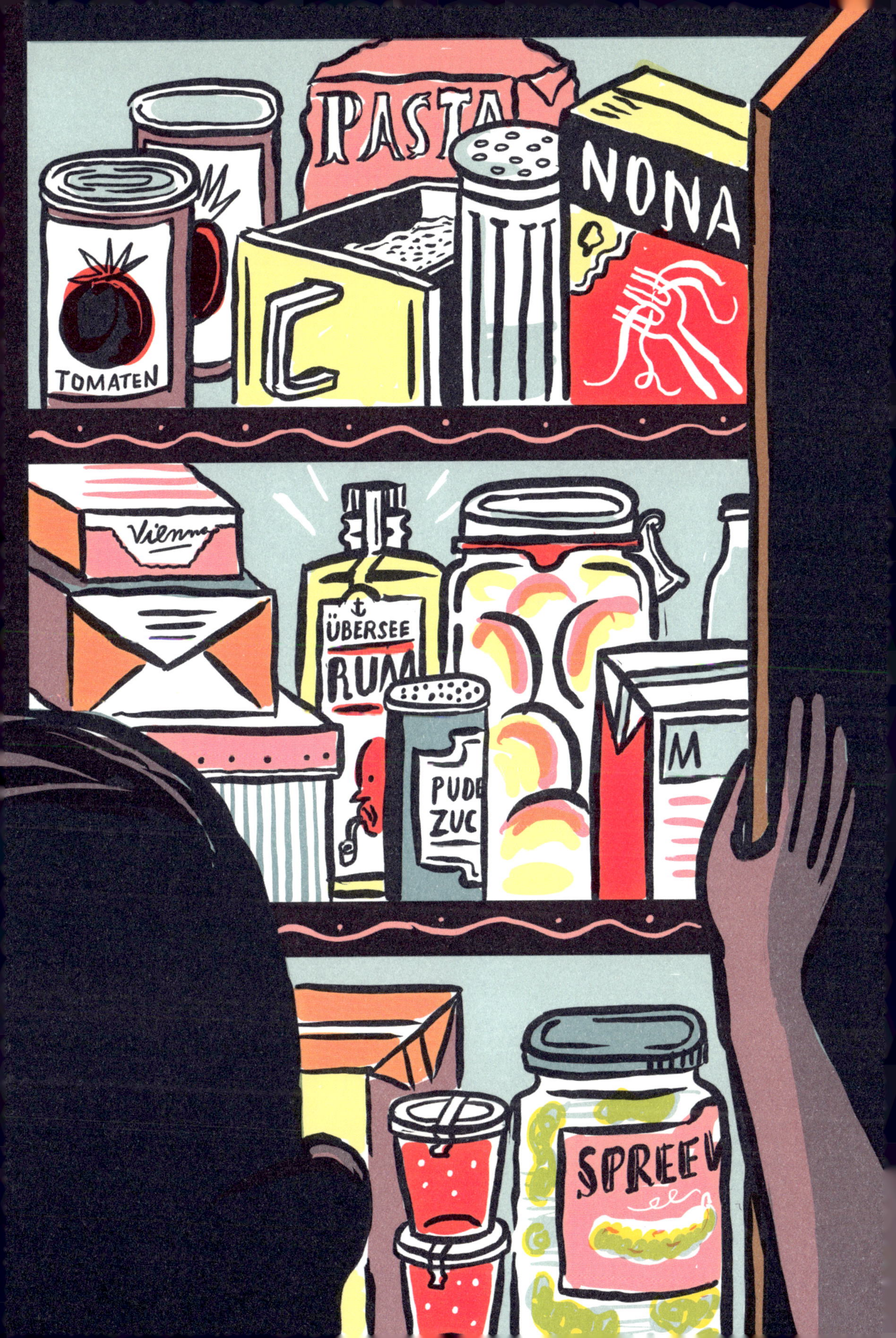
PASTA
NONA
TOMATEN
ÜBERSEE
RUM

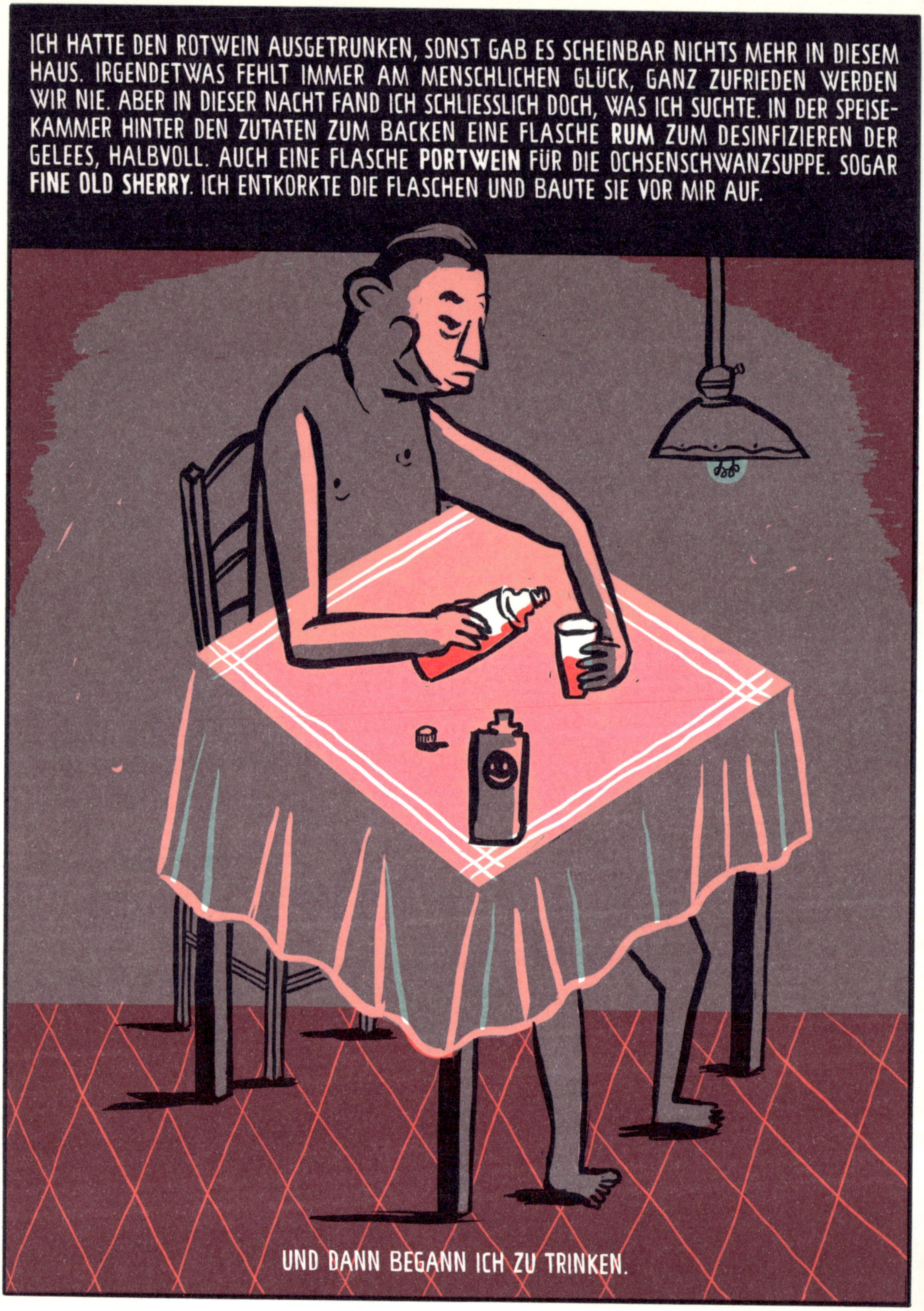
ICH HATTE DEN ROTWEIN AUSGETRUNKEN, SONST GAB ES SCHEINBAR NICHTS MEHR IN DIESEM HAUS. IRGENDETWAS FEHLT IMMER AM MENSCHLICHEN GLÜCK, GANZ ZUFRIEDEN WERDEN WIR NIE. ABER IN DIESER NACHT FAND ICH SCHLIESSLICH DOCH, WAS ICH SUCHTE. IN DER SPEISEKAMMER HINTER DEN ZUTATEN ZUM BACKEN EINE FLASCHE **RUM** ZUM DESINFIZIEREN DER GELEES, HALBVOLL. AUCH EINE FLASCHE **PORTWEIN** FÜR DIE OCHSENSCHWANZSUPPE. SOGAR **FINE OLD SHERRY**. ICH ENTKORKTE DIE FLASCHEN UND BAUTE SIE VOR MIR AUF.
UND DANN BEGANN ICH ZU TRINKEN.

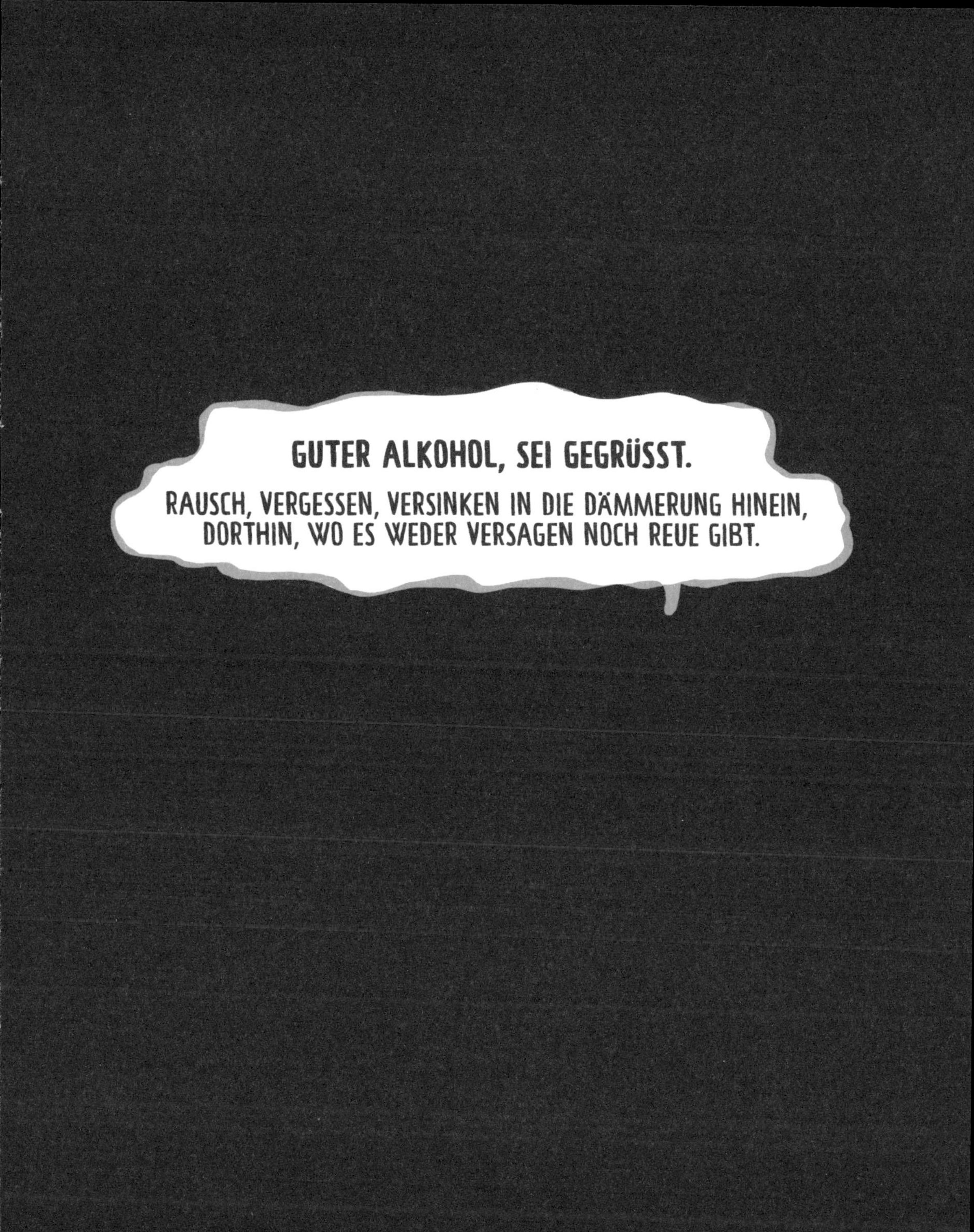
GUTER ALKOHOL, SEI GEGRÜSST.
RAUSCH, VERGESSEN, VERSINKEN IN DIE DÄMMERUNG HINEIN, DORTHIN, WO ES WEDER VERSAGEN NOCH REUE GIBT.

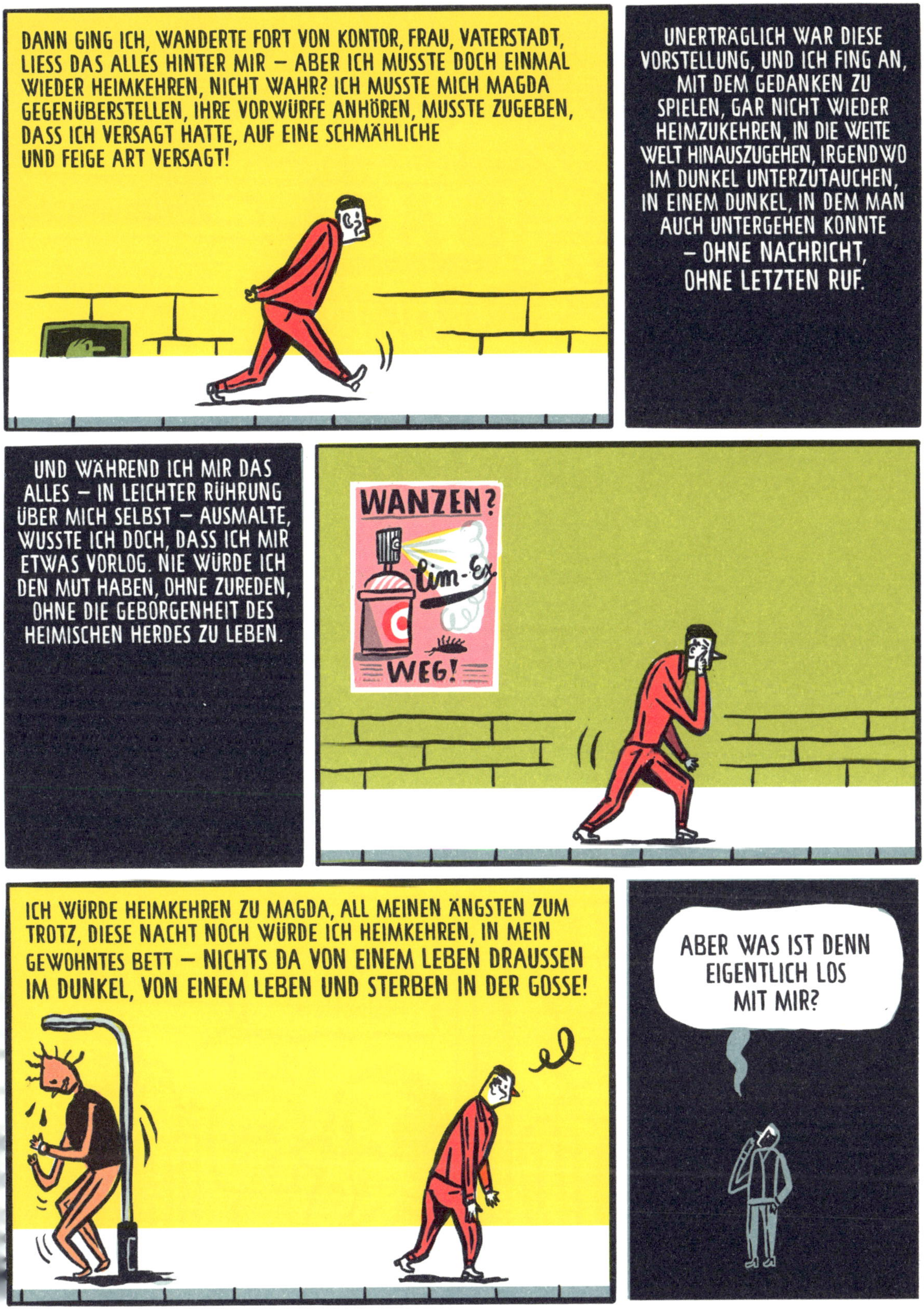
DANN GING ICH, WANDERTE FORT VON KONTOR, FRAU, VATERSTADT, LIESS DAS ALLES HINTER MIR – ABER ICH MUSSTE DOCH EINMAL WIEDER HEIMKEHREN, NICHT WAHR? ICH MUSSTE MICH MAGDA GEGENÜBERSTELLEN, IHRE VORWÜRFE ANHÖREN, MUSSTE ZUGEBEN, DASS ICH VERSAGT HATTE, AUF EINE SCHMÄHLICHE UND FEIGE ART VERSAGT!
UNERTRÄGLICH WAR DIESE VORSTELLUNG, UND ICH FING AN, MIT DEM GEDANKEN ZU SPIELEN, GAR NICHT WIEDER HEIMZUKEHREN, IN DIE WEITE WELT HINAUSZUGEHEN, IRGENDWO IM DUNKEL UNTERZUTAUCHEN, IN EINEM DUNKEL, IN DEM MAN AUCH UNTERGEHEN KONNTE – OHNE NACHRICHT, OHNE LETZTEN RUF.
UND WÄHREND ICH MIR DAS ALLES – IN LEICHTER RÜHRUNG ÜBER MICH SELBST – AUSMALTE, WUSSTE ICH DOCH, DASS ICH MIR ETWAS VORLOG. NIE WÜRDE ICH DEN MUT HABEN, OHNE ZUREDEN, OHNE DIE GEBORGENHEIT DES HEIMISCHEN HERDES ZU LEBEN.
WANZEN?
Lim-Ex
WEG!
ICH WÜRDE HEIMKEHREN ZU MAGDA, ALL MEINEN ÄNGSTEN ZUM TROTZ, DIESE NACHT NOCH WÜRDE ICH HEIMKEHREN, IN MEIN GEWOHNTES BETT – NICHTS DA VON EINEM LEBEN DRAUSSEN IM DUNKEL, VON EINEM LEBEN UND STERBEN IN DER GOSSE!
ABER WAS IST DENN EIGENTLICH LOS MIT MIR?

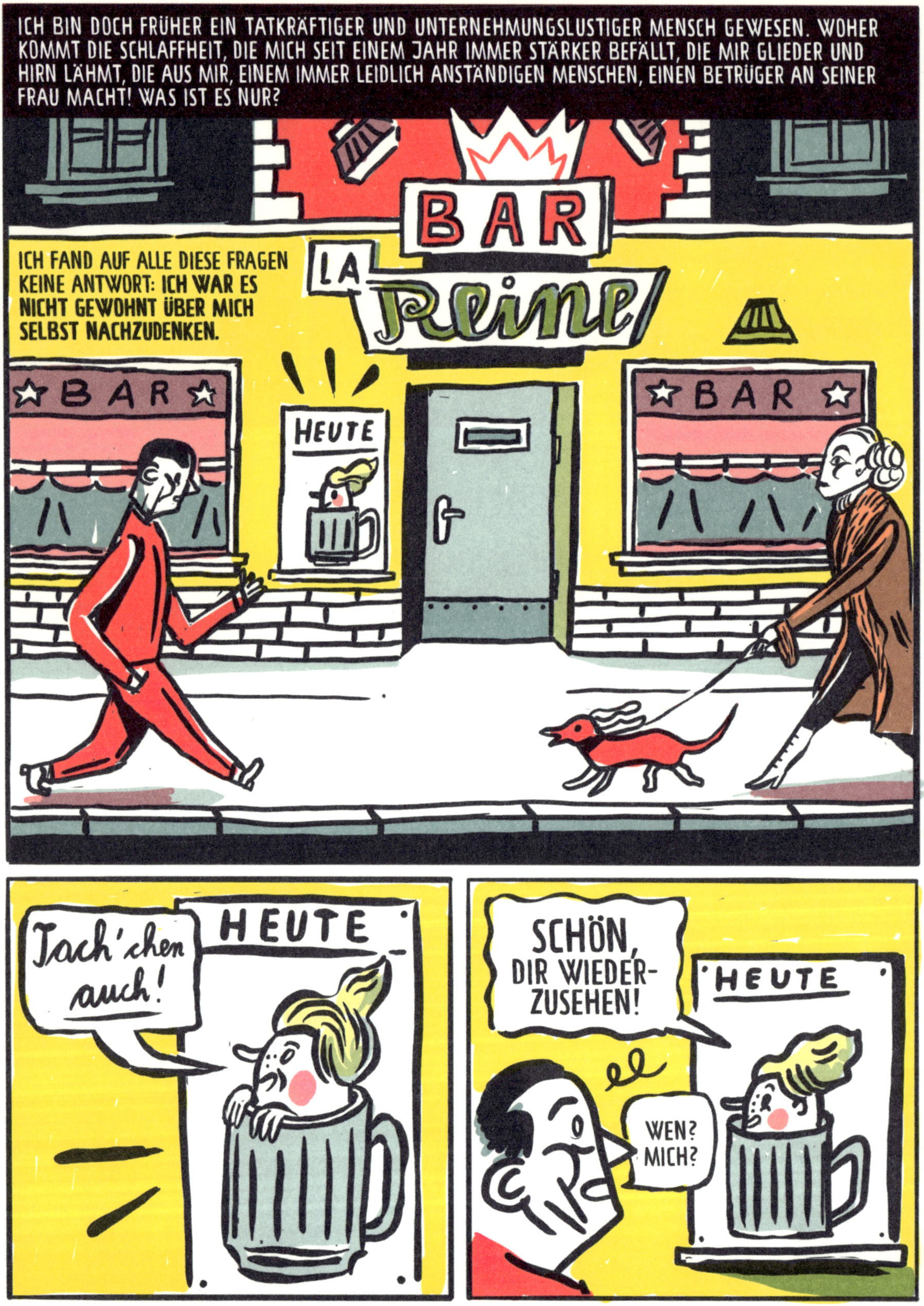
ICH BIN DOCH FRÜHER EIN TATKRÄFTIGER UND UNTERNEHMUNGSLUSTIGER MENSCH GEWESEN. WOHER KOMMT DIE SCHLAFFHEIT, DIE MICH SEIT EINEM JAHR IMMER STÄRKER BEFÄLLT, DIE MIR GLIEDER UND HIRN LÄHMT, DIE AUS MIR, EINEM IMMER LEIDLICH ANSTÄNDIGEN MENSCHEN, EINEN BETRÜGER AN SEINER FRAU MACHT! WAS IST ES NUR?
BAR
LA Reine
ICH FAND AUF ALLE DIESE FRAGEN KEINE ANTWORT: ICH WAR ES NICHT GEWOHNT ÜBER MICH SELBST NACHZUDENKEN.
BAR
HEUTE
BAR
HEUTE
Tach'chen auch!
SCHÖN, DIR WIEDERZUSEHEN!
HEUTE
WEN? MICH?

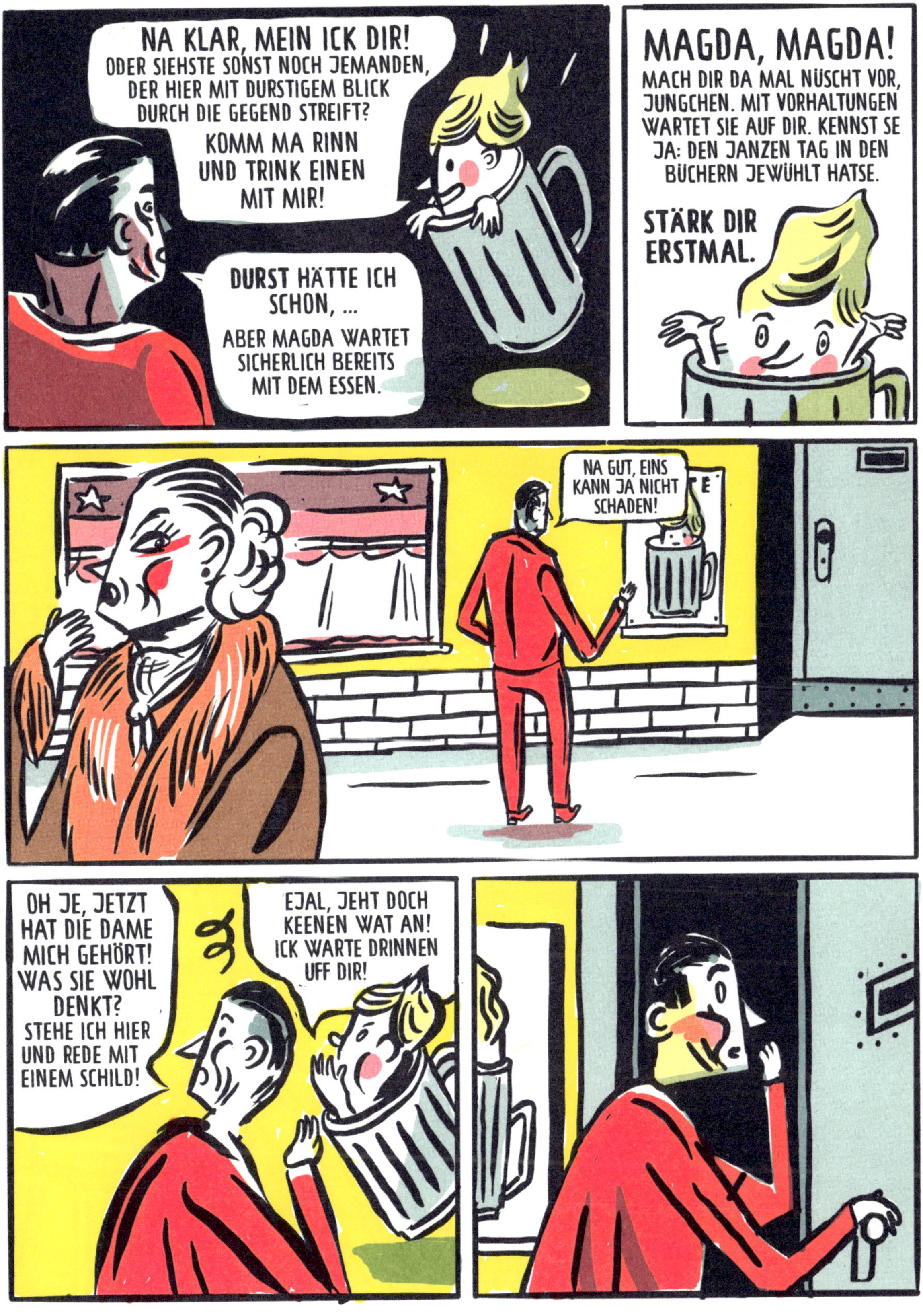
NA KLAR, MEIN ICK DIR! ODER SIEHSTE SONST NOCH JEMANDEN, DER HIER MIT DURSTIGEM BLICK DURCH DIE GEGEND STREIFT? KOMM MA RINN UND TRINK EINEN MIT MIR!
DURST HÄTTE ICH SCHON, … ABER MAGDA WARTET SICHERLICH BEREITS MIT DEM ESSEN.
MAGDA, MAGDA! MACH DIR DA MAL NÜSCHT VOR, JUNGCHEN. MIT VORHALTUNGEN WARTET SIE AUF DIR. KENNST SE JA: DEN JANZEN TAG IN DEN BÜCHERN JEWÜHLT HATSE.
STÄRK DIR ERSTMAL.
NA GUT, EINS KANN JA NICHT SCHADEN!
OH JE, JETZT HAT DIE DAME MICH GEHÖRT! WAS SIE WOHL DENKT? STEHE ICH HIER UND REDE MIT EINEM SCHILD!
EJAL, JEHT DOCH KEENEN WAT AN! ICK WARTE DRINNEN UFF DIR!

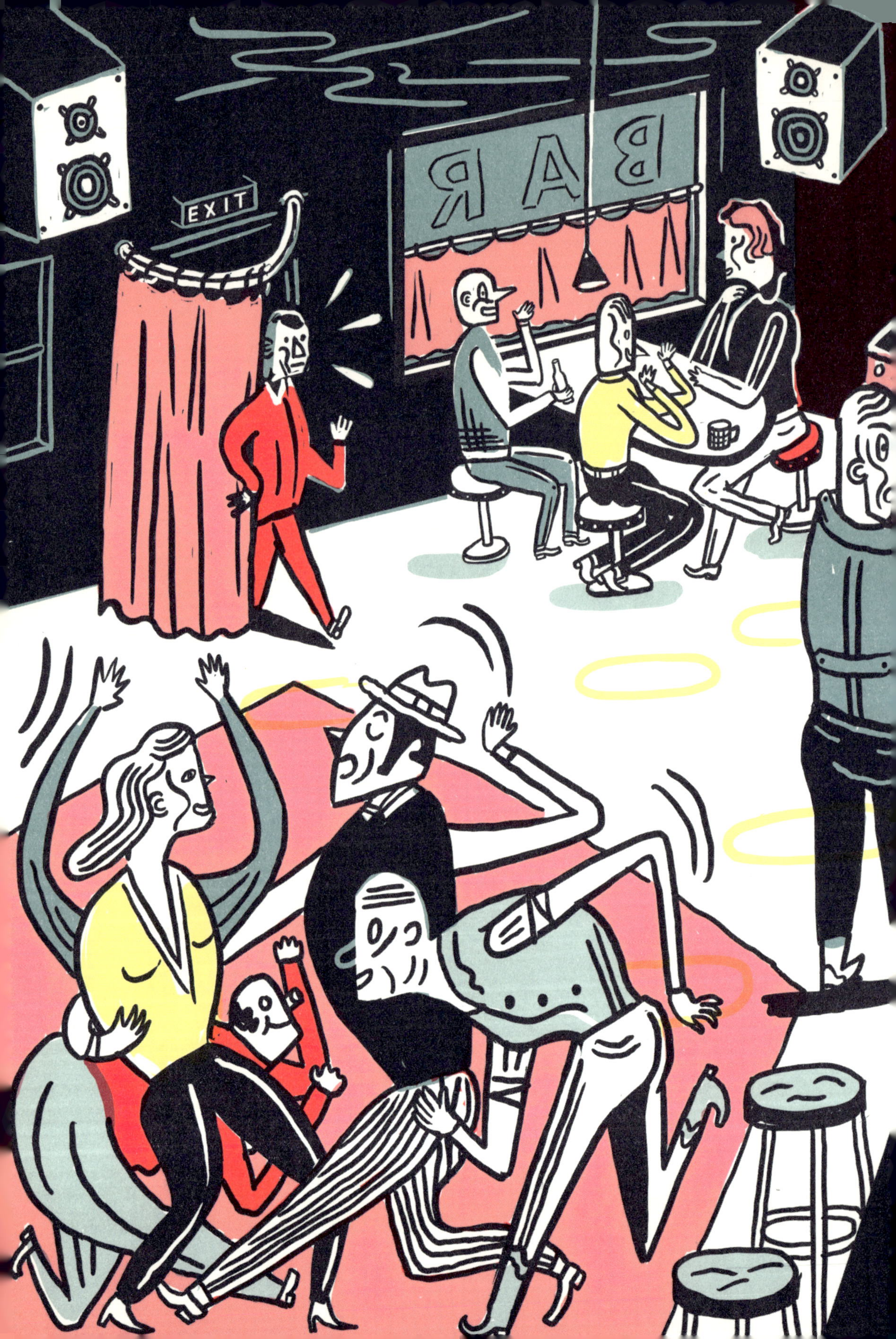
EXIT
BAR

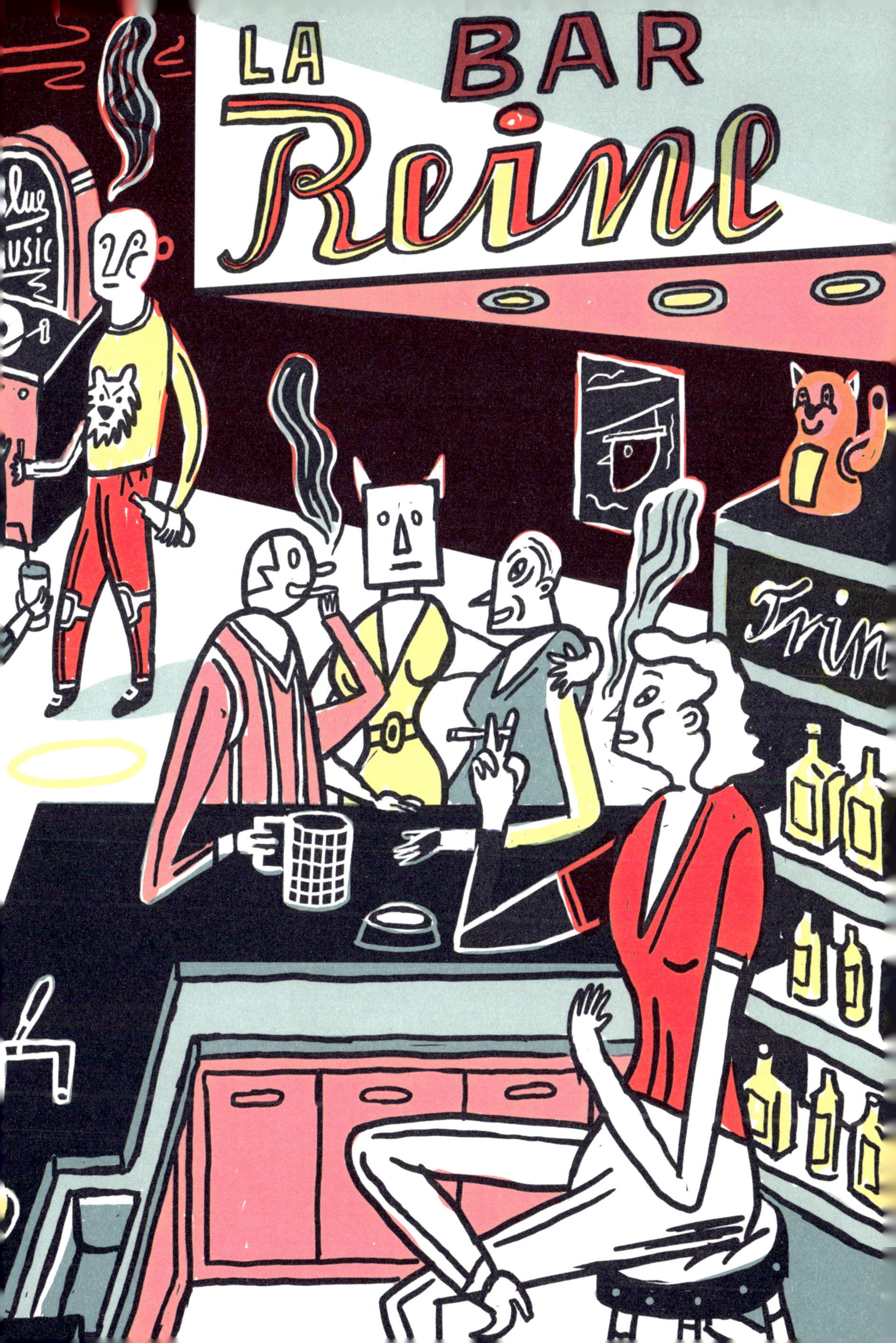

LA BAR
Reine
Blue
MUSIC
Trin

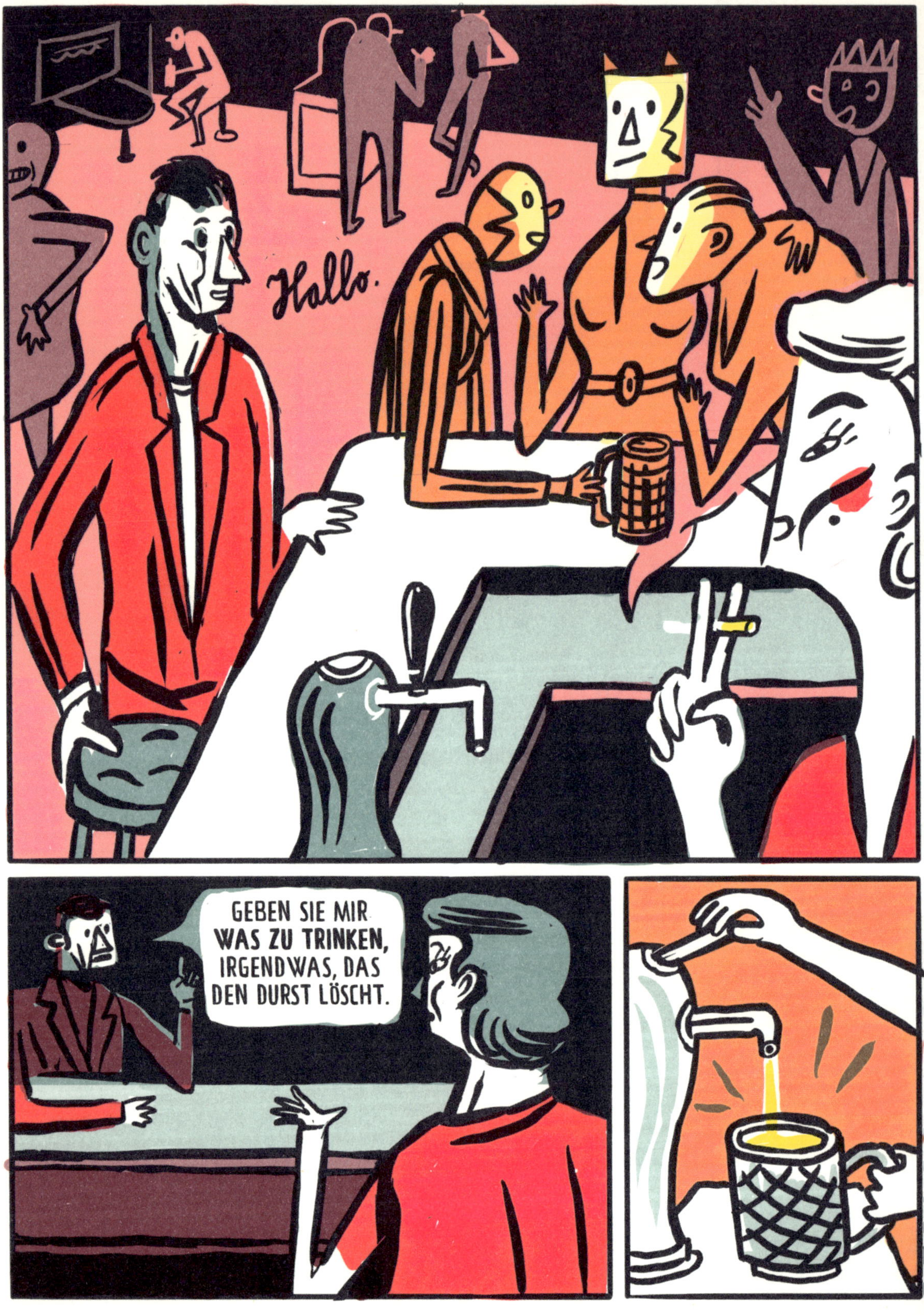
Hallo.
GEBEN SIE MIR **WAS ZU TRINKEN,** IRGENDWAS, DAS DEN DURST LÖSCHT.

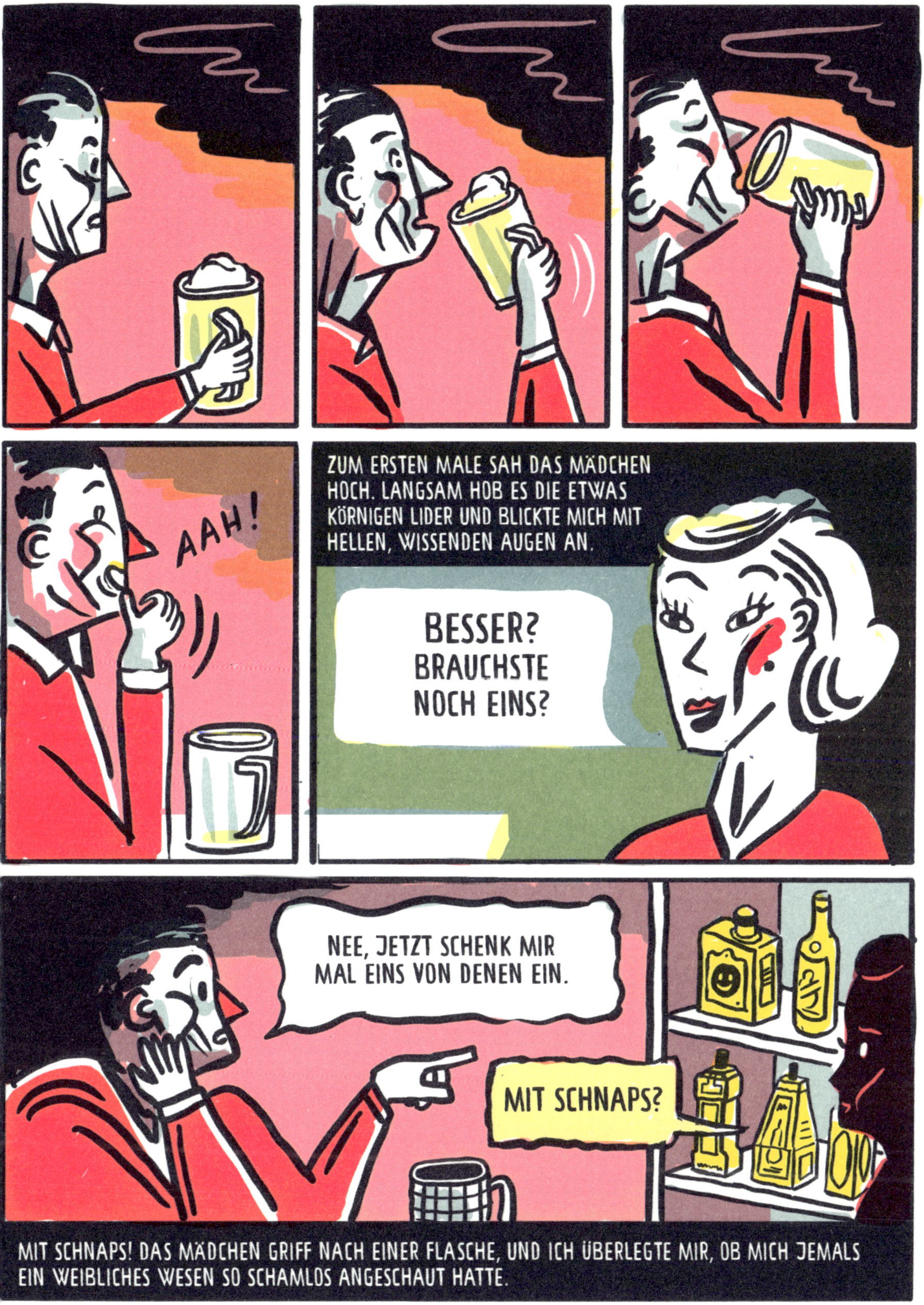
AAH!
ZUM ERSTEN MALE SAH DAS MÄDCHEN HOCH. LANGSAM HOB ES DIE ETWAS KÖRNIGEN LIDER UND BLICKTE MICH MIT HELLEN, WISSENDEN AUGEN AN.
BESSER? BRAUCHSTE NOCH EINS?
NEE, JETZT SCHENK MIR MAL EINS VON DENEN EIN.
MIT SCHNAPS?
MIT SCHNAPS! DAS MÄDCHEN GRIFF NACH EINER FLASCHE, UND ICH ÜBERLEGTE MIR, OB MICH JEMALS EIN WEIBLICHES WESEN SO SCHAMLOS ANGESCHAUT HATTE.

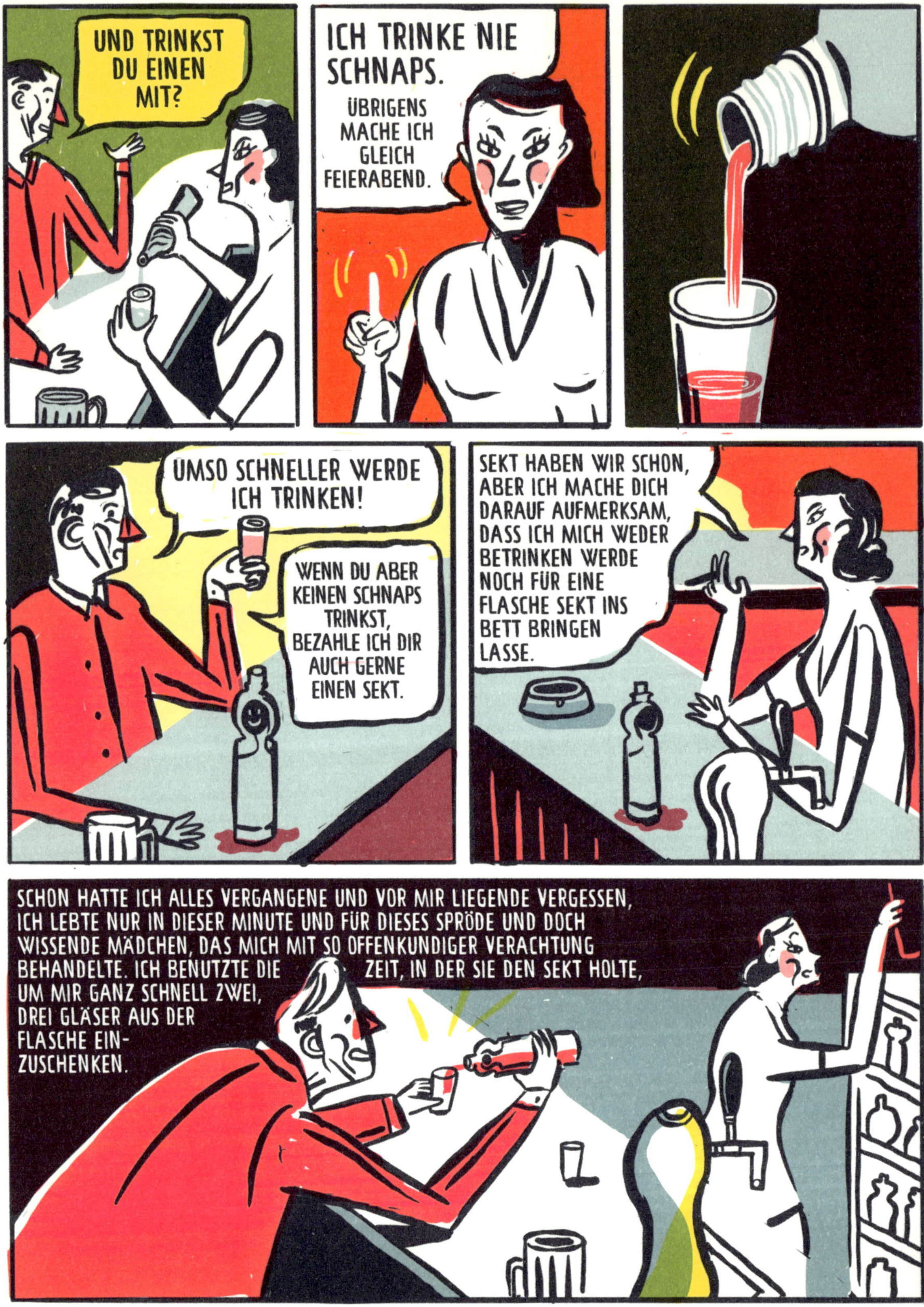
UND TRINKST DU EINEN MIT?
ICH TRINKE NIE SCHNAPS.
ÜBRIGENS MACHE ICH GLEICH FEIERABEND.
UMSO SCHNELLER WERDE ICH TRINKEN!
WENN DU ABER KEINEN SCHNAPS TRINKST, BEZAHLE ICH DIR AUCH GERNE EINEN SEKT.
SEKT HABEN WIR SCHON, ABER ICH MACHE DICH DARAUF AUFMERKSAM, DASS ICH MICH WEDER BETRINKEN WERDE NOCH FÜR EINE FLASCHE SEKT INS BETT BRINGEN LASSE.
SCHON HATTE ICH ALLES VERGANGENE UND VOR MIR LIEGENDE VERGESSEN, ICH LEBTE NUR IN DIESER MINUTE UND FÜR DIESES SPRÖDE UND DOCH WISSENDE MÄDCHEN, DAS MICH MIT SO OFFENKUNDIGER VERACHTUNG BEHANDELTE. ICH BENUTZTE DIE ZEIT, IN DER SIE DEN SEKT HOLTE, UM MIR GANZ SCHNELL ZWEI, DREI GLÄSER AUS DER FLASCHE EINZUSCHENKEN.

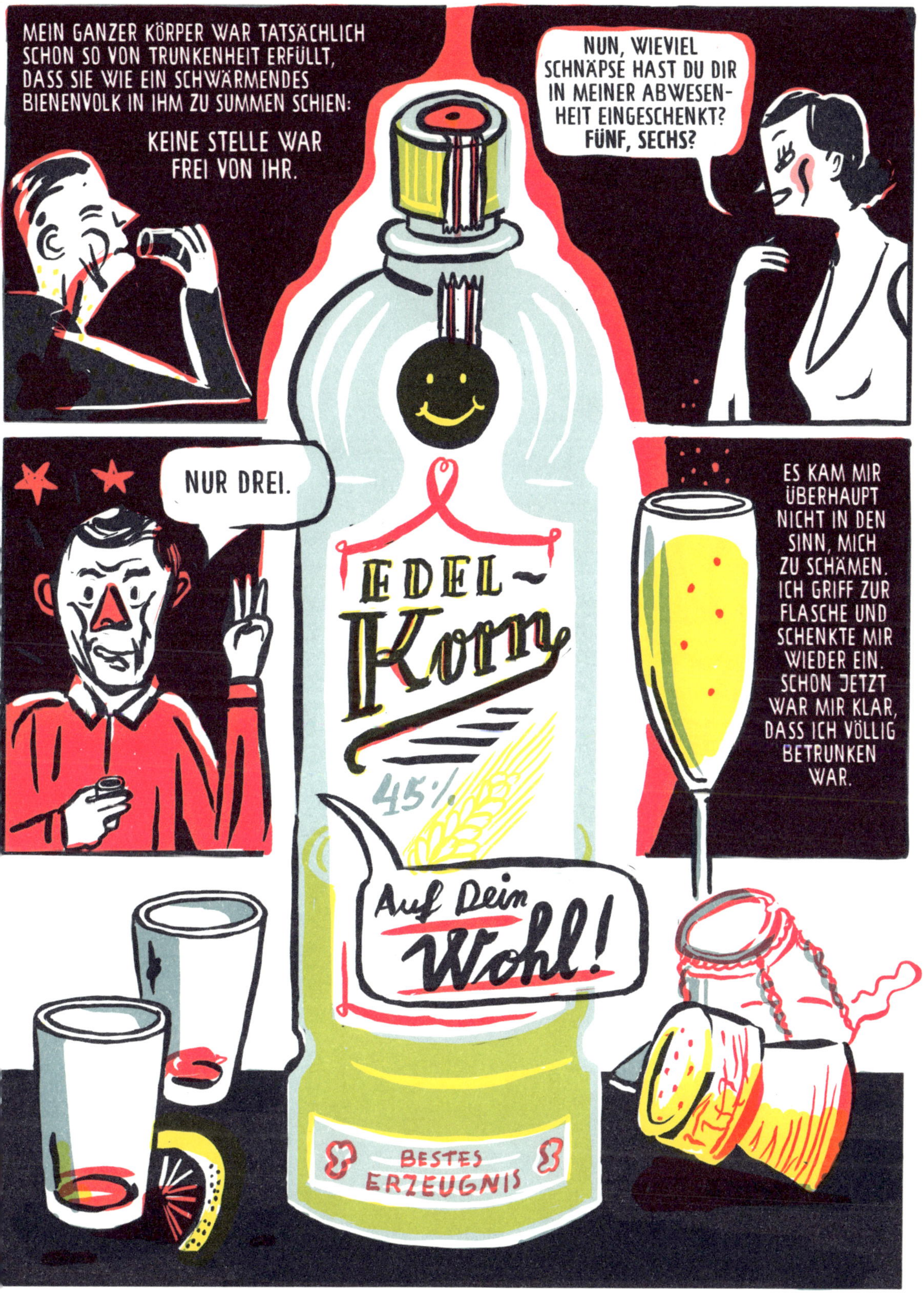

MEIN GANZER KÖRPER WAR TATSÄCHLICH SCHON SO VON TRUNKENHEIT ERFÜLLT, DASS SIE WIE EIN SCHWÄRMENDES BIENENVOLK IN IHM ZU SUMMEN SCHIEN:
KEINE STELLE WAR FREI VON IHR.
NUN, WIEVIEL SCHNÄPSE HAST DU DIR IN MEINER ABWESENHEIT EINGESCHENKT? FÜNF, SECHS?
NUR DREI.
EDEL-Korn
45%
Auf Dein Wohl!
BESTES ERZEUGNIS
ES KAM MIR ÜBERHAUPT NICHT IN DEN SINN, MICH ZU SCHÄMEN. ICH GRIFF ZUR FLASCHE UND SCHENKTE MIR WIEDER EIN. SCHON JETZT WAR MIR KLAR, DASS ICH VÖLLIG BETRUNKEN WAR.

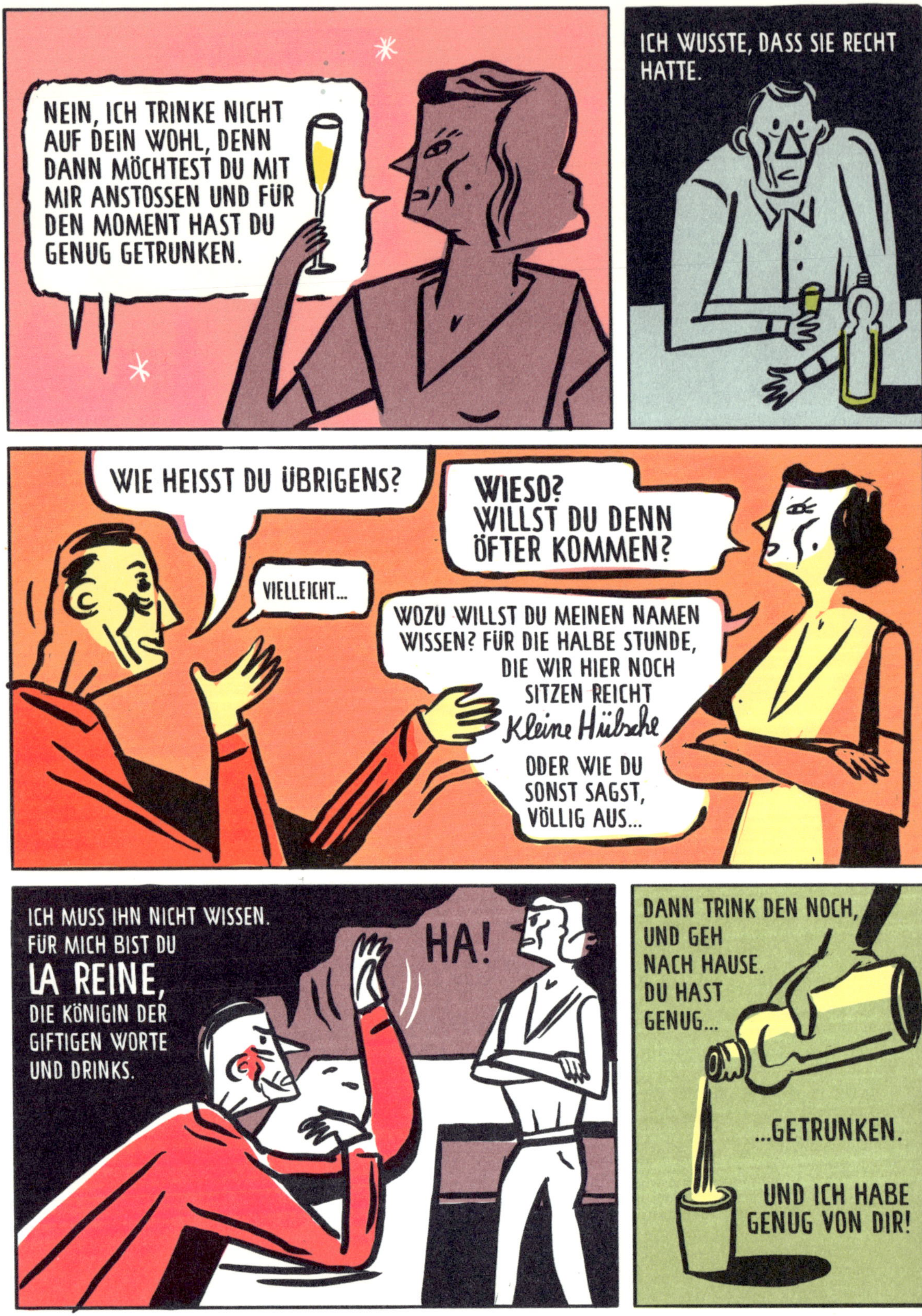
NEIN, ICH TRINKE NICHT AUF DEIN WOHL, DENN DANN MÖCHTEST DU MIT MIR ANSTOSSEN UND FÜR DEN MOMENT HAST DU GENUG GETRUNKEN.
ICH WUSSTE, DASS SIE RECHT HATTE.
WIE HEISST DU ÜBRIGENS?
WIESO? WILLST DU DENN ÖFTER KOMMEN?
VIELLEICHT...
WOZU WILLST DU MEINEN NAMEN WISSEN? FÜR DIE HALBE STUNDE, DIE WIR HIER NOCH SITZEN REICHT Kleine Hübsche ODER WIE DU SONST SAGST, VÖLLIG AUS...
ICH MUSS IHN NICHT WISSEN. FÜR MICH BIST DU LA REINE, DIE KÖNIGIN DER GIFTIGEN WORTE UND DRINKS.
HA!
DANN TRINK DEN NOCH, UND GEH NACH HAUSE. DU HAST GENUG...
...GETRUNKEN.
UND ICH HABE GENUG VON DIR!

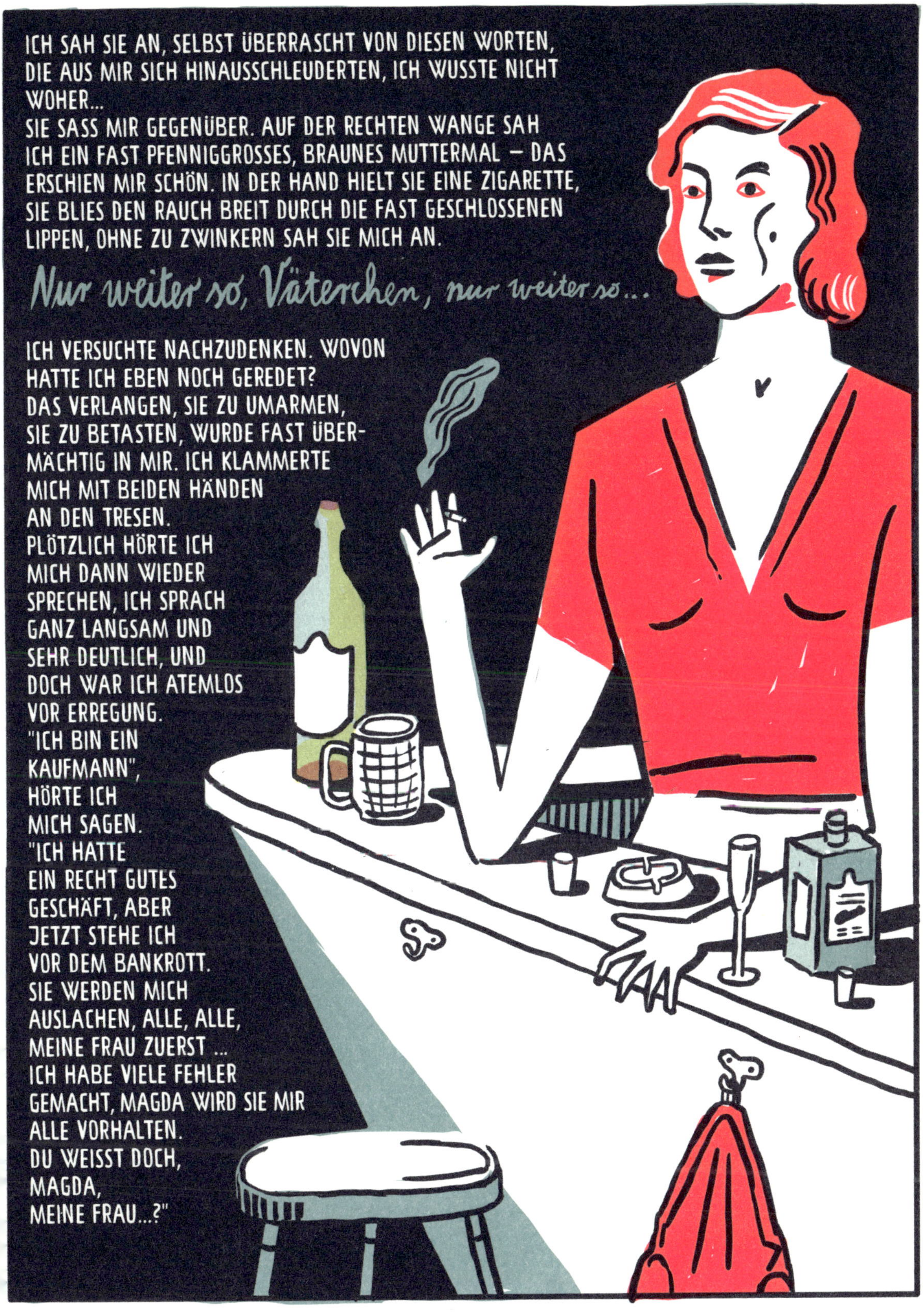
ICH SAH SIE AN, SELBST ÜBERRASCHT VON DIESEN WORTEN, DIE AUS MIR SICH HINAUSSCHLEUDERTEN, ICH WUSSTE NICHT WOHER...
SIE SASS MIR GEGENÜBER. AUF DER RECHTEN WANGE SAH ICH EIN FAST PFENNIGGROSSES, BRAUNES MUTTERMAL – DAS ERSCHIEN MIR SCHÖN. IN DER HAND HIELT SIE EINE ZIGARETTE, SIE BLIES DEN RAUCH BREIT DURCH DIE FAST GESCHLOSSENEN LIPPEN, OHNE ZU ZWINKERN SAH SIE MICH AN.
Nur weiter so, Väterchen, nur weiter so...
ICH VERSUCHTE NACHZUDENKEN. WOVON HATTE ICH EBEN NOCH GEREDET? DAS VERLANGEN, SIE ZU UMARMEN, SIE ZU BETASTEN, WURDE FAST ÜBERMÄCHTIG IN MIR. ICH KLAMMERTE MICH MIT BEIDEN HÄNDEN AN DEN TRESEN.
PLÖTZLICH HÖRTE ICH MICH DANN WIEDER SPRECHEN, ICH SPRACH GANZ LANGSAM UND SEHR DEUTLICH, UND DOCH WAR ICH ATEMLOS VOR ERREGUNG.
"ICH BIN EIN KAUFMANN", HÖRTE ICH MICH SAGEN. "ICH HATTE EIN RECHT GUTES GESCHÄFT, ABER JETZT STEHE ICH VOR DEM BANKROTT. SIE WERDEN MICH AUSLACHEN, ALLE, ALLE, MEINE FRAU ZUERST ... ICH HABE VIELE FEHLER GEMACHT, MAGDA WIRD SIE MIR ALLE VORHALTEN. DU WEISST DOCH, MAGDA, MEINE FRAU...?"

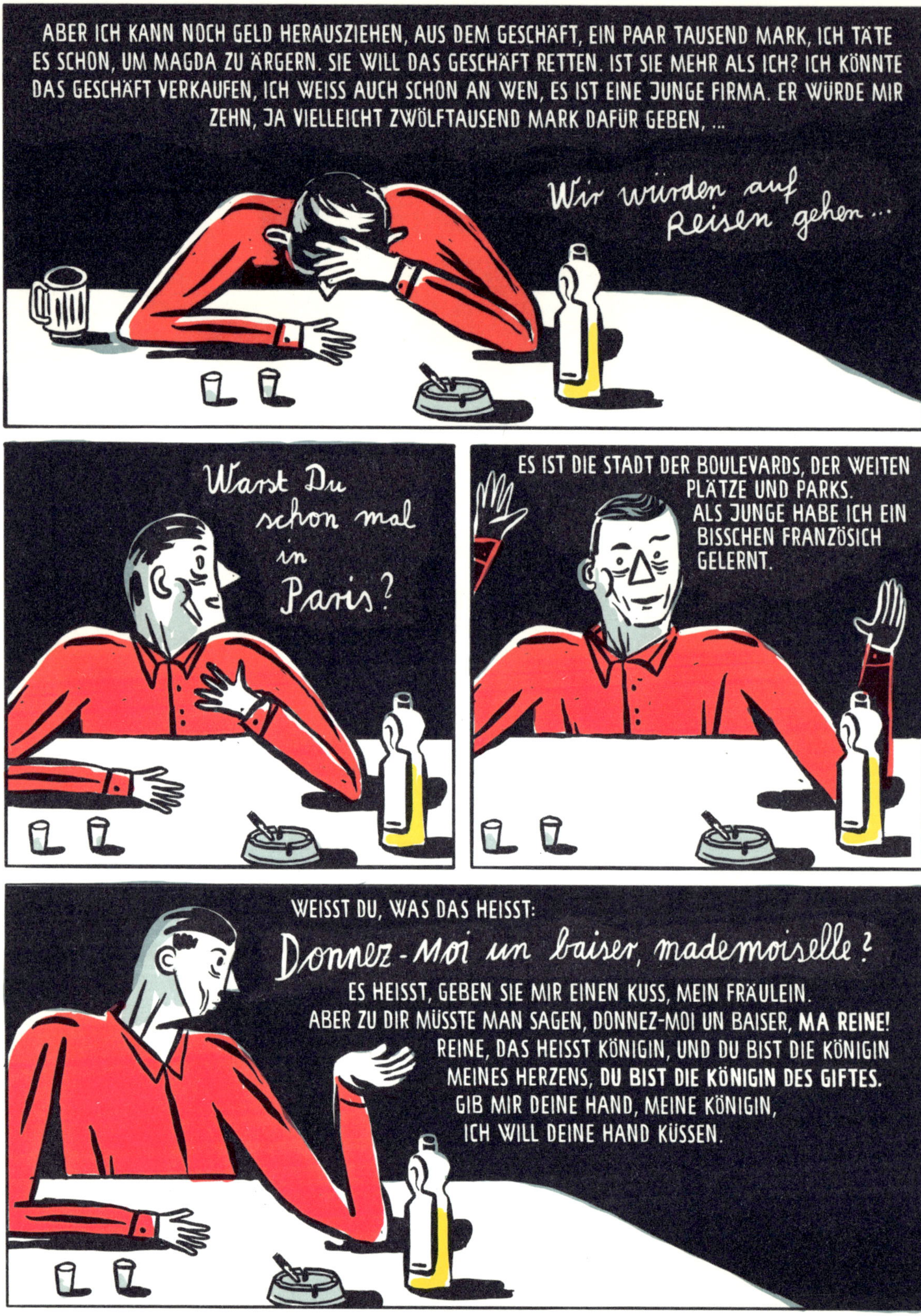
ABER ICH KANN NOCH GELD HERAUSZIEHEN, AUS DEM GESCHÄFT, EIN PAAR TAUSEND MARK, ICH TÄTE ES SCHON, UM MAGDA ZU ÄRGERN. SIE WILL DAS GESCHÄFT RETTEN. IST SIE MEHR ALS ICH? ICH KÖNNTE DAS GESCHÄFT VERKAUFEN, ICH WEISS AUCH SCHON AN WEN, ES IST EINE JUNGE FIRMA. ER WÜRDE MIR ZEHN, JA VIELLEICHT ZWÖLFTAUSEND MARK DAFÜR GEBEN, ...
Wir würden auf Reisen gehen ...
Warst Du schon mal in Paris?
ES IST DIE STADT DER BOULEVARDS, DER WEITEN PLÄTZE UND PARKS.
ALS JUNGE HABE ICH EIN BISSCHEN FRANZÖSICH GELERNT.
WEISST DU, WAS DAS HEISST:
Donnez-Moi un baiser, mademoiselle?
ES HEISST, GEBEN SIE MIR EINEN KUSS, MEIN FRÄULEIN.
ABER ZU DIR MÜSSTE MAN SAGEN, DONNEZ-MOI UN BAISER, MA REINE!
REINE, DAS HEISST KÖNIGIN, UND DU BIST DIE KÖNIGIN MEINES HERZENS, DU BIST DIE KÖNIGIN DES GIFTES.
GIB MIR DEINE HAND, MEINE KÖNIGIN, ICH WILL DEINE HAND KÜSSEN.

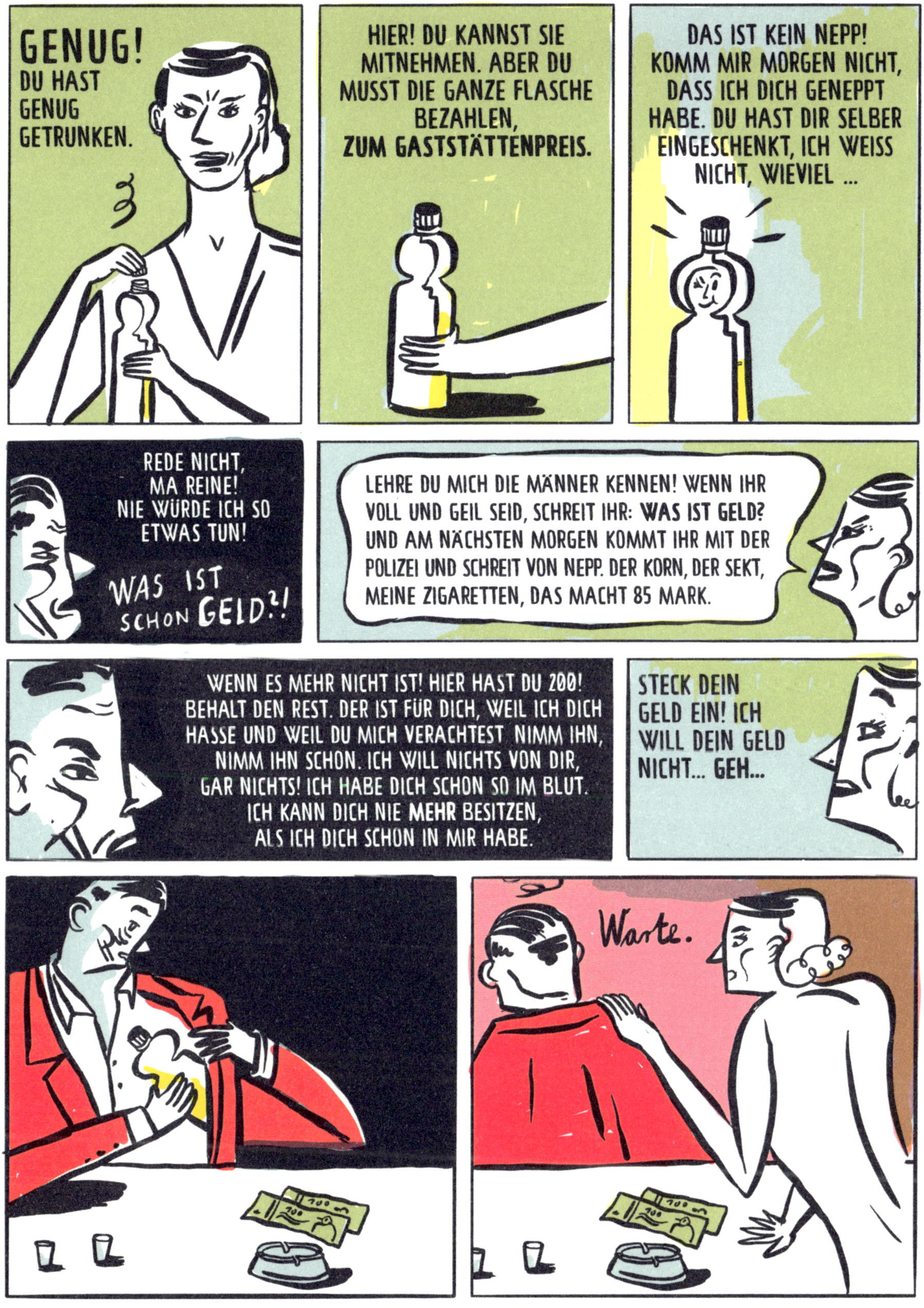
GENUG! DU HAST GENUG GETRUNKEN.
HIER! DU KANNST SIE MITNEHMEN. ABER DU MUSST DIE GANZE FLASCHE BEZAHLEN, **ZUM GASTSTÄTTENPREIS.**
DAS IST KEIN NEPP! KOMM MIR MORGEN NICHT, DASS ICH DICH GENEPPT HABE. DU HAST DIR SELBER EINGESCHENKT, ICH WEISS NICHT, WIEVIEL …
REDE NICHT, MA REINE! NIE WÜRDE ICH SO ETWAS TUN!
WAS IST SCHON GELD?!
LEHRE DU MICH DIE MÄNNER KENNEN! WENN IHR VOLL UND GEIL SEID, SCHREIT IHR: **WAS IST GELD?** UND AM NÄCHSTEN MORGEN KOMMT IHR MIT DER POLIZEI UND SCHREIT VON NEPP. DER KORN, DER SEKT, MEINE ZIGARETTEN, DAS MACHT 85 MARK.
WENN ES MEHR NICHT IST! HIER HAST DU 200! BEHALT DEN REST. DER IST FÜR DICH, WEIL ICH DICH HASSE UND WEIL DU MICH VERACHTEST. NIMM IHN, NIMM IHN SCHON. ICH WILL NICHTS VON DIR, GAR NICHTS! ICH HABE DICH SCHON SO IM BLUT. ICH KANN DICH NIE **MEHR** BESITZEN, ALS ICH DICH SCHON IN MIR HABE.
STECK DEIN GELD EIN! ICH WILL DEIN GELD NICHT… **GEH…**
Warte.

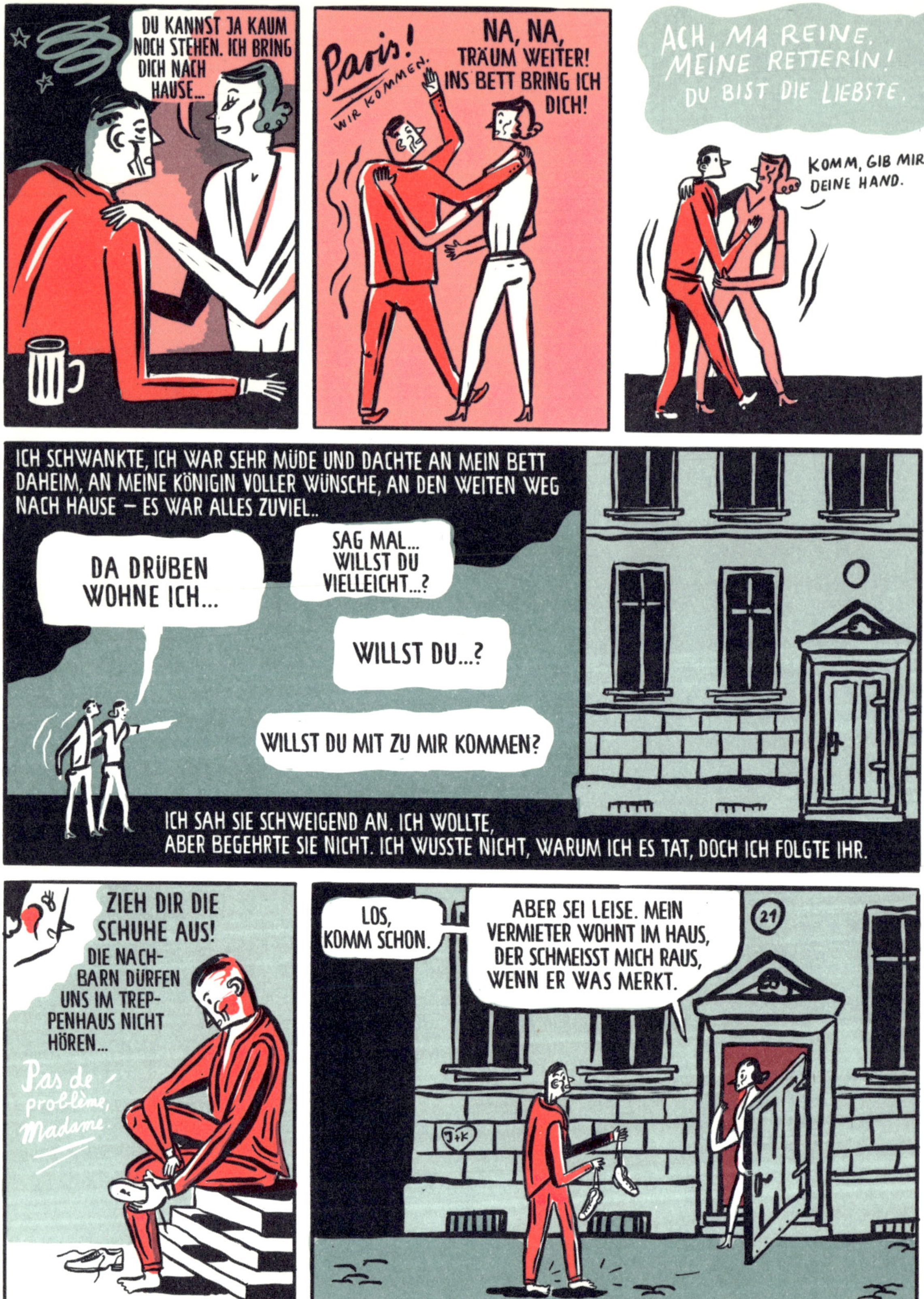
DU KANNST JA KAUM NOCH STEHEN. ICH BRING DICH NACH HAUSE...
Paris! WIR KOMMEN.
NA, NA, TRÄUM WEITER! INS BETT BRING ICH DICH!
ACH, MA REINE. MEINE RETTERIN! DU BIST DIE LIEBSTE.
KOMM, GIB MIR DEINE HAND.
ICH SCHWANKTE, ICH WAR SEHR MÜDE UND DACHTE AN MEIN BETT DAHEIM, AN MEINE KÖNIGIN VOLLER WÜNSCHE, AN DEN WEITEN WEG NACH HAUSE – ES WAR ALLES ZUVIEL..
DA DRÜBEN WOHNE ICH...
SAG MAL... WILLST DU VIELLEICHT...?
WILLST DU...?
WILLST DU MIT ZU MIR KOMMEN?
ICH SAH SIE SCHWEIGEND AN. ICH WOLLTE, ABER BEGEHRTE SIE NICHT. ICH WUSSTE NICHT, WARUM ICH ES TAT, DOCH ICH FOLGTE IHR.
ZIEH DIR DIE SCHUHE AUS!
DIE NACHBARN DÜRFEN UNS IM TREPPENHAUS NICHT HÖREN...
Pas de problème, Madame.
LOS, KOMM SCHON.
ABER SEI LEISE. MEIN VERMIETER WOHNT IM HAUS, DER SCHMEISST MICH RAUS, WENN ER WAS MERKT.
21
J+K

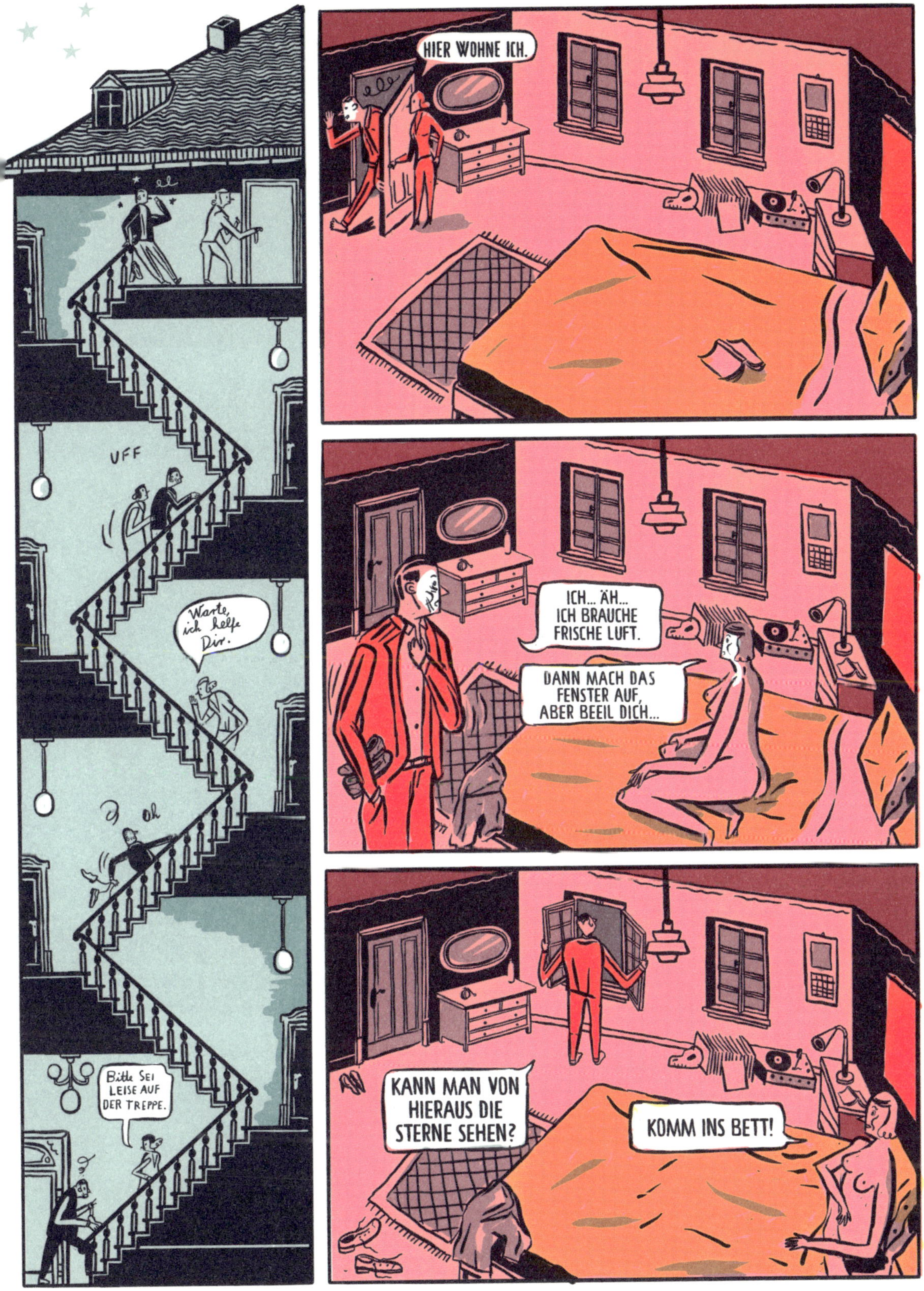
Bitte sei leise auf der Treppe.
oh
Warte, ich helfe Dir.
UFF
HIER WOHNE ICH.
ICH... ÄH... ICH BRAUCHE FRISCHE LUFT.
DANN MACH DAS FENSTER AUF, ABER BEEIL DICH...
KANN MAN VON HIERAUS DIE STERNE SEHEN?
KOMM INS BETT!

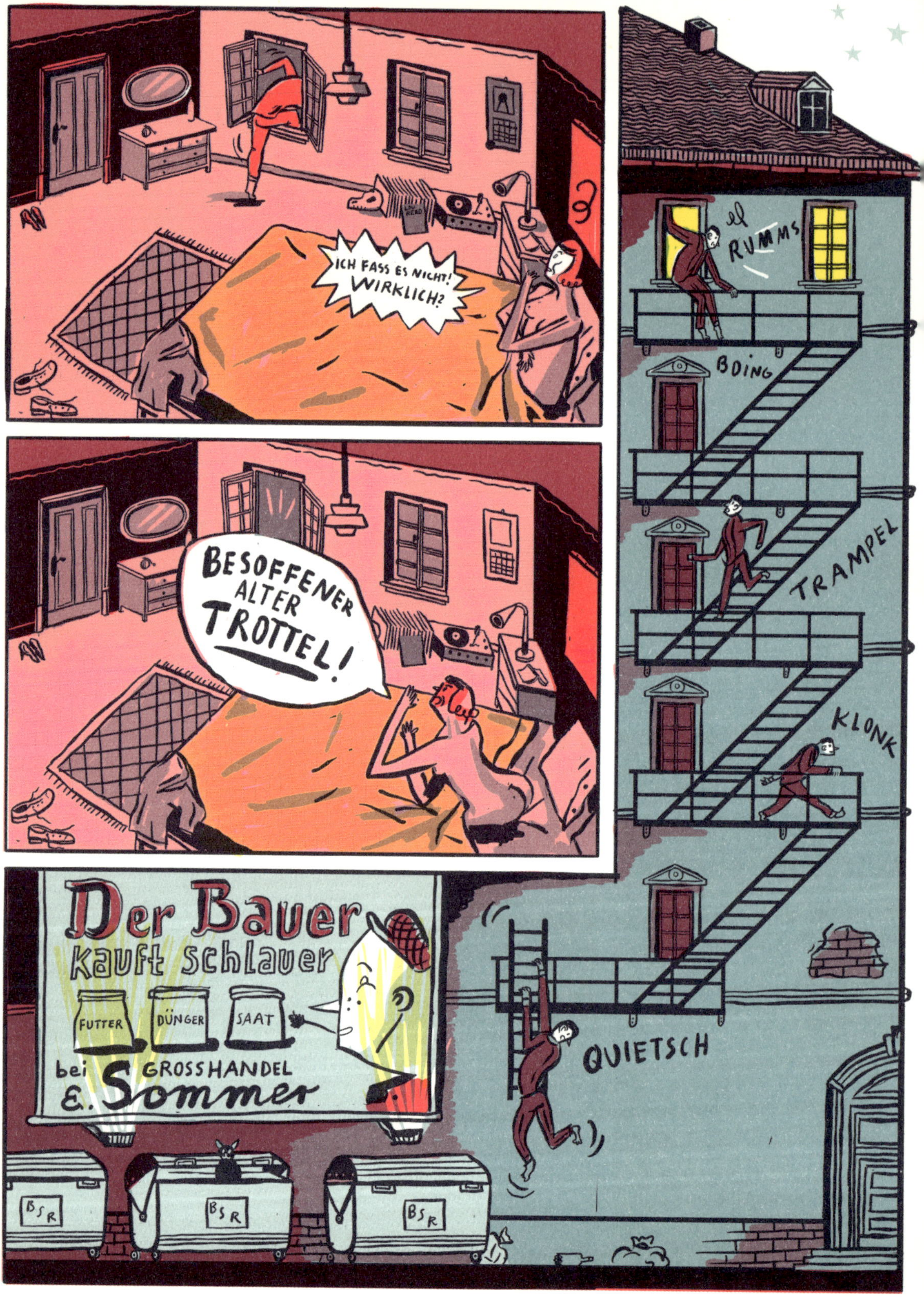
ICH FASS ES NICHT! WIRKLICH?
RUMMS
BOING
BESOFFENER ALTER TROTTEL!
TRAMPEL
KLONK
Der Bauer kauft schlauer
FUTTER
DÜNGER
SAAT
bei GROSSHANDEL E. Sommer
QUIETSCH
BSR
BSR
BSR

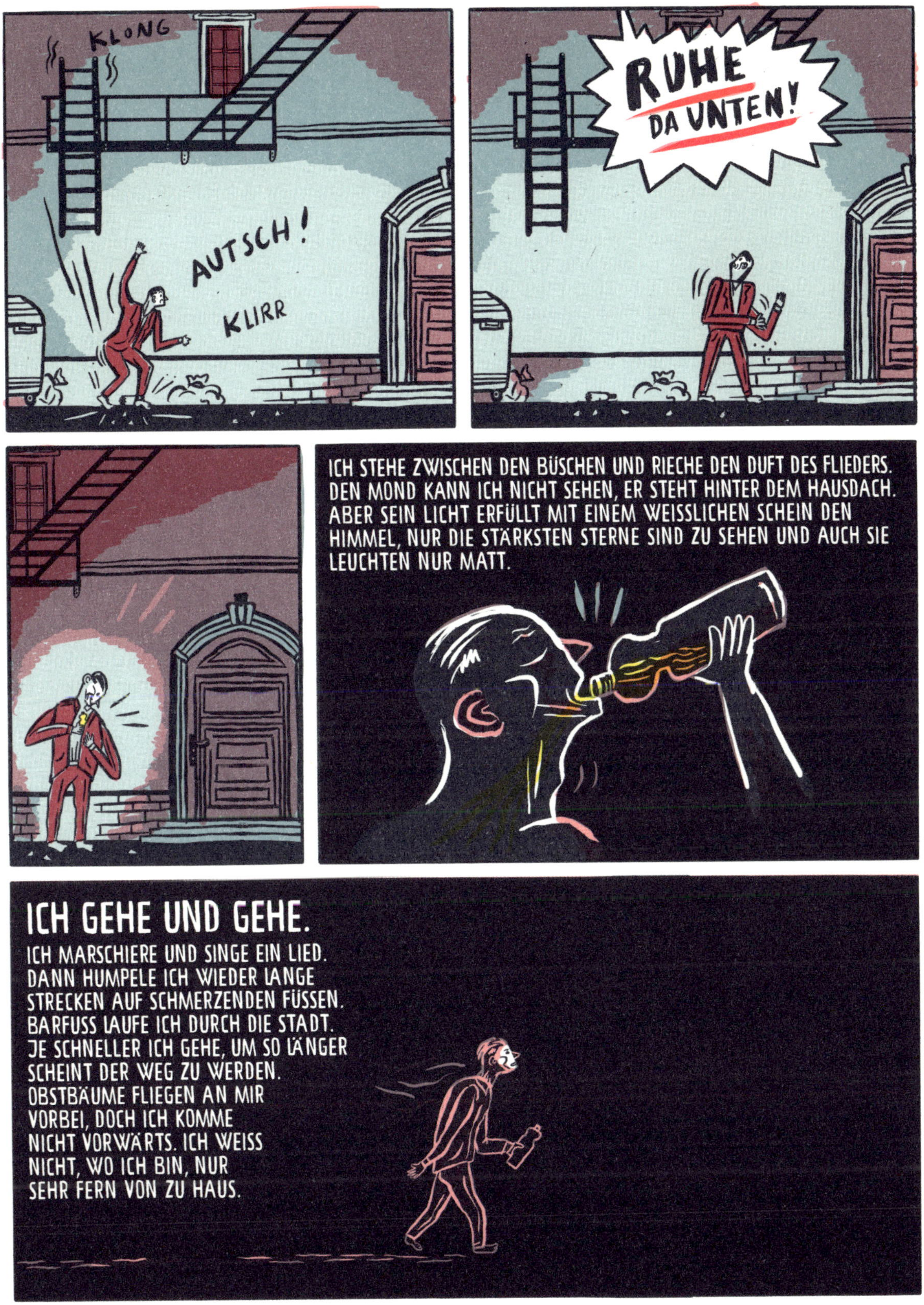
KLONG
AUTSCH!
KLIRR
RUHE DA UNTEN!
ICH STEHE ZWISCHEN DEN BÜSCHEN UND RIECHE DEN DUFT DES FLIEDERS. DEN MOND KANN ICH NICHT SEHEN, ER STEHT HINTER DEM HAUSDACH. ABER SEIN LICHT ERFÜLLT MIT EINEM WEISSLICHEN SCHEIN DEN HIMMEL, NUR DIE STÄRKSTEN STERNE SIND ZU SEHEN UND AUCH SIE LEUCHTEN NUR MATT.
ICH GEHE UND GEHE.
ICH MARSCHIERE UND SINGE EIN LIED. DANN HUMPELE ICH WIEDER LANGE STRECKEN AUF SCHMERZENDEN FÜSSEN. BARFUSS LAUFE ICH DURCH DIE STADT. JE SCHNELLER ICH GEHE, UM SO LÄNGER SCHEINT DER WEG ZU WERDEN. OBSTBÄUME FLIEGEN AN MIR VORBEI, DOCH ICH KOMME NICHT VORWÄRTS. ICH WEISS NICHT, WO ICH BIN, NUR SEHR FERN VON ZU HAUS.

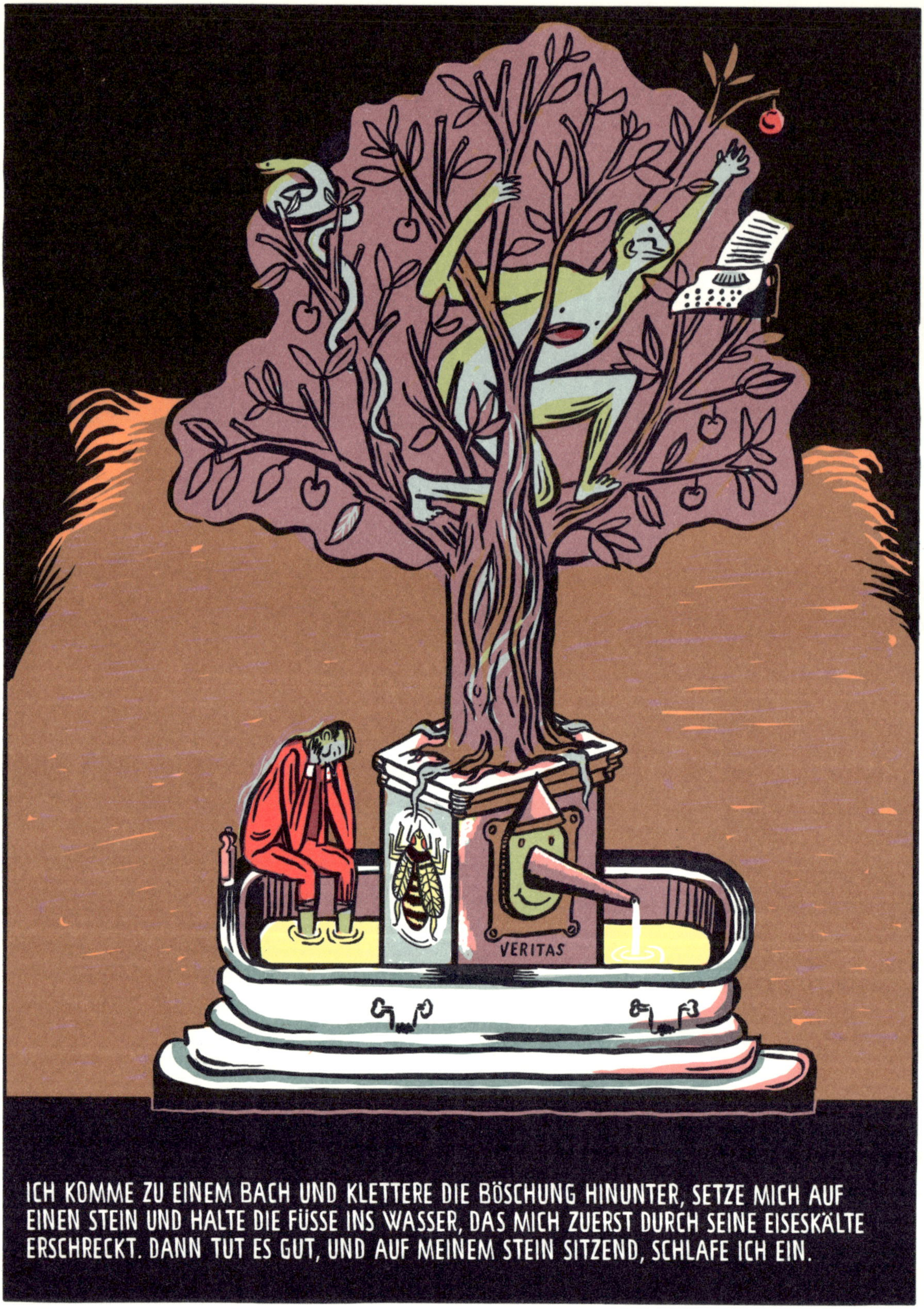


ICH KOMME ZU EINEM BACH UND KLETTERE DIE BÖSCHUNG HINUNTER, SETZE MICH AUF EINEN STEIN UND HALTE DIE FÜSSE INS WASSER, DAS MICH ZUERST DURCH SEINE EISESKÄLTE ERSCHRECKT. DANN TUT ES GUT, UND AUF MEINEM STEIN SITZEND, SCHLAFE ICH EIN.

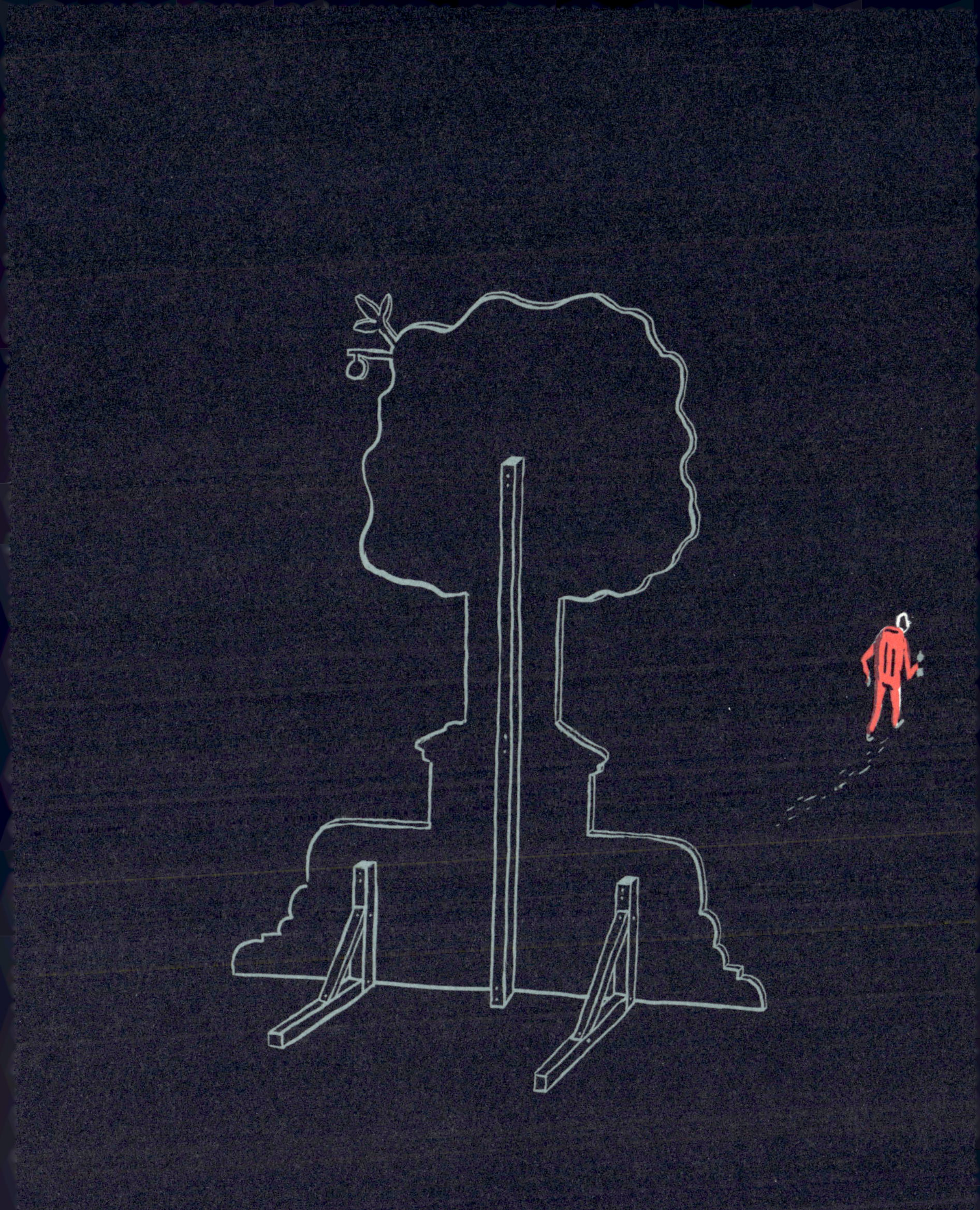

ICH WANDERE WEITER. ICH WEISS NICHT, WIE SPÄT ES IST, ABER ES IST NOCH NACHT.
ICH WANDERE DURCH EIN SCHLAFENDES DORF. ALLE SCHLAFEN, NUR ICH BIN NOCH UNTERWEGS,
ICH ERWIN SOMMER INHABER EINES LANDESPRODUKTENGESCHÄFTES EN GROS

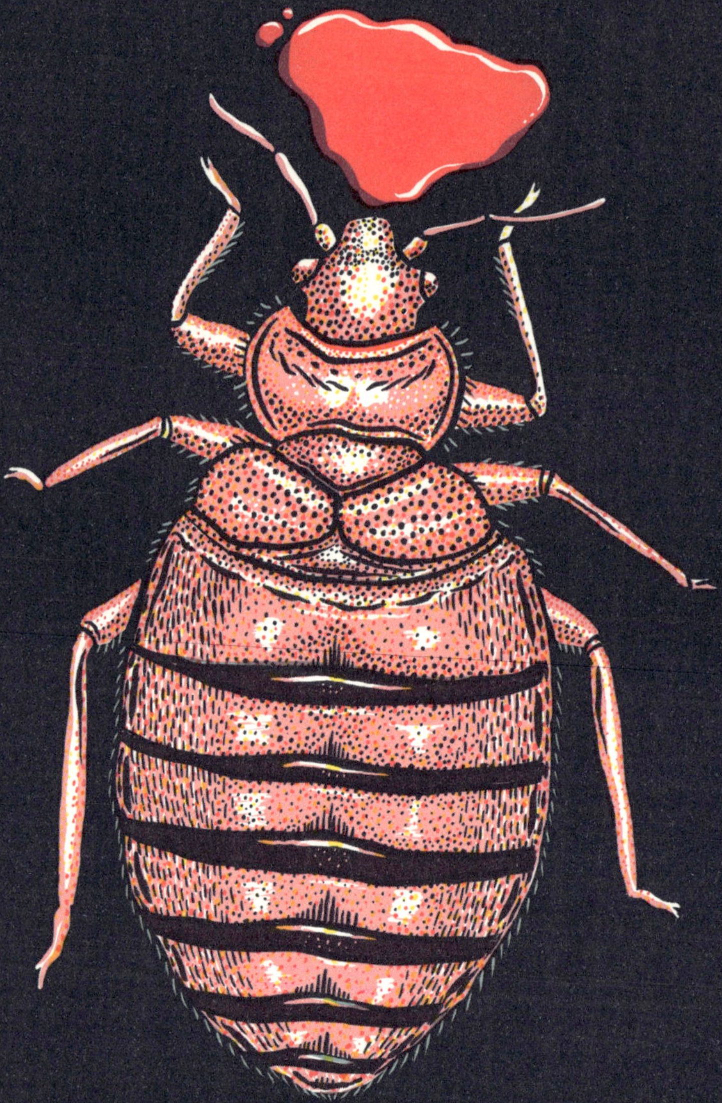

## BETTWANZE

Die Bettwanze (*Cimex lectularius*) ist eine Wanze aus der Familie der Plattwanzen. Diese sind darauf spezialisiert, in den Schlafplätzen von gleichwarmen Lebewesen, vor allem Menschen, zu leben und sich von deren Blut zu ernähren. Bettwanzen sind Zivilisationsfolger und gelten als klassische Parasiten.

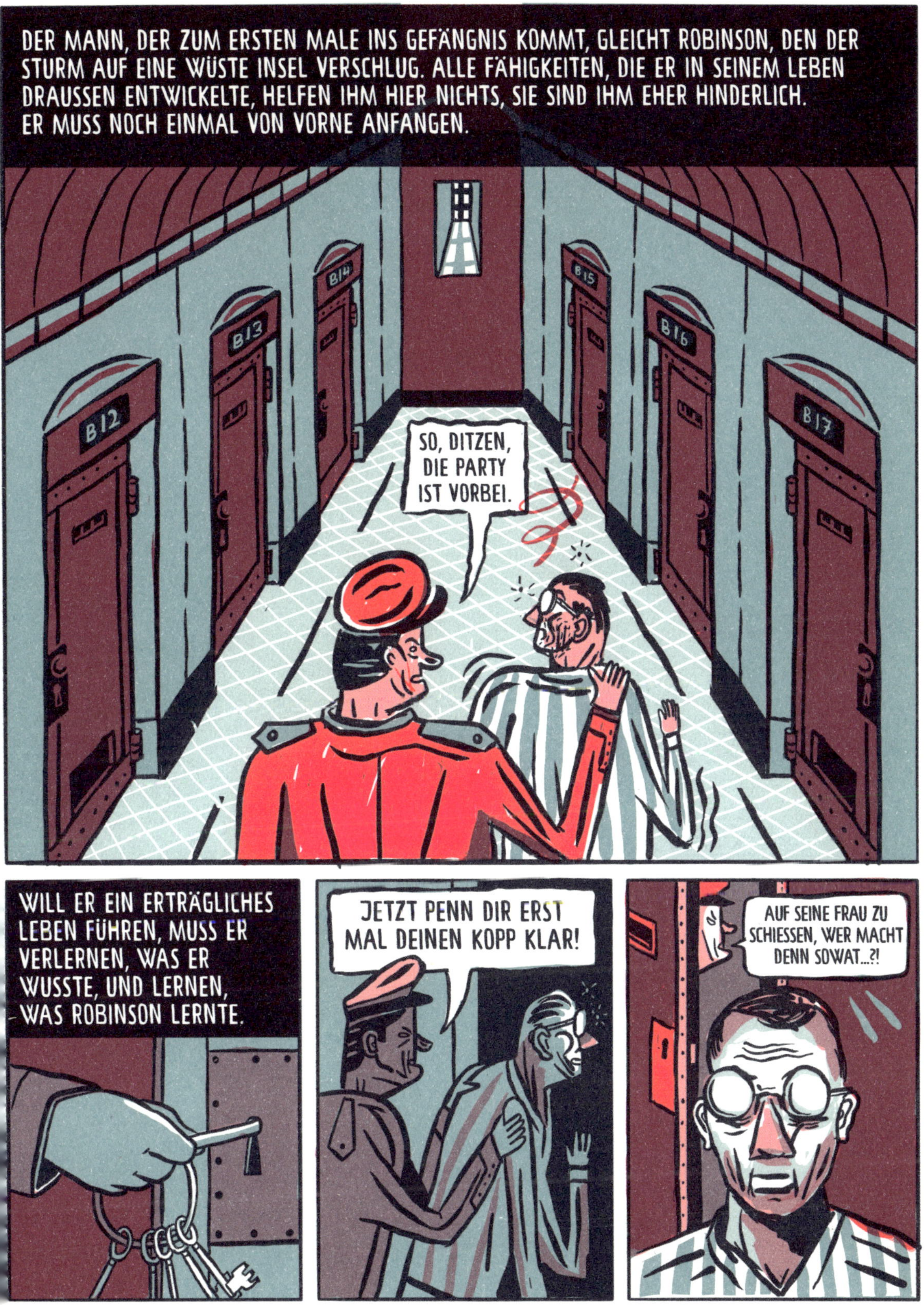
DER MANN, DER ZUM ERSTEN MALE INS GEFÄNGNIS KOMMT, GLEICHT ROBINSON, DEN DER STURM AUF EINE WÜSTE INSEL VERSCHLUG. ALLE FÄHIGKEITEN, DIE ER IN SEINEM LEBEN DRAUSSEN ENTWICKELTE, HELFEN IHM HIER NICHTS, SIE SIND IHM EHER HINDERLICH. ER MUSS NOCH EINMAL VON VORNE ANFANGEN.
B12
B13
B14
B15
B16
B17
SO, DITZEN, DIE PARTY IST VORBEI.
WILL ER EIN ERTRÄGLICHES LEBEN FÜHREN, MUSS ER VERLERNEN, WAS ER WUSSTE, UND LERNEN, WAS ROBINSON LERNTE.
JETZT PENN DIR ERST MAL DEINEN KOPP KLAR!
AUF SEINE FRAU ZU SCHIESSEN, WER MACHT DENN SOWAT...?!

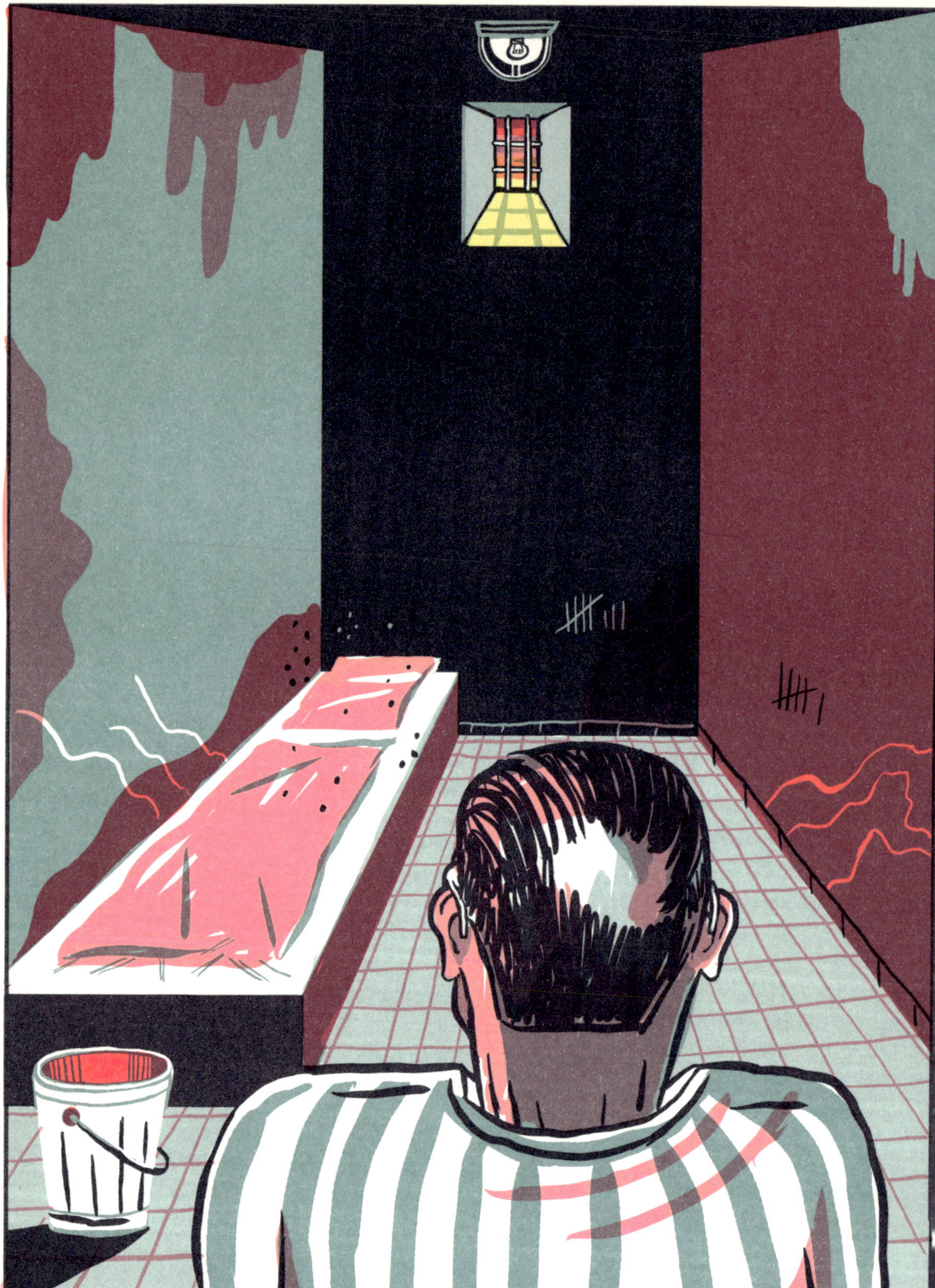

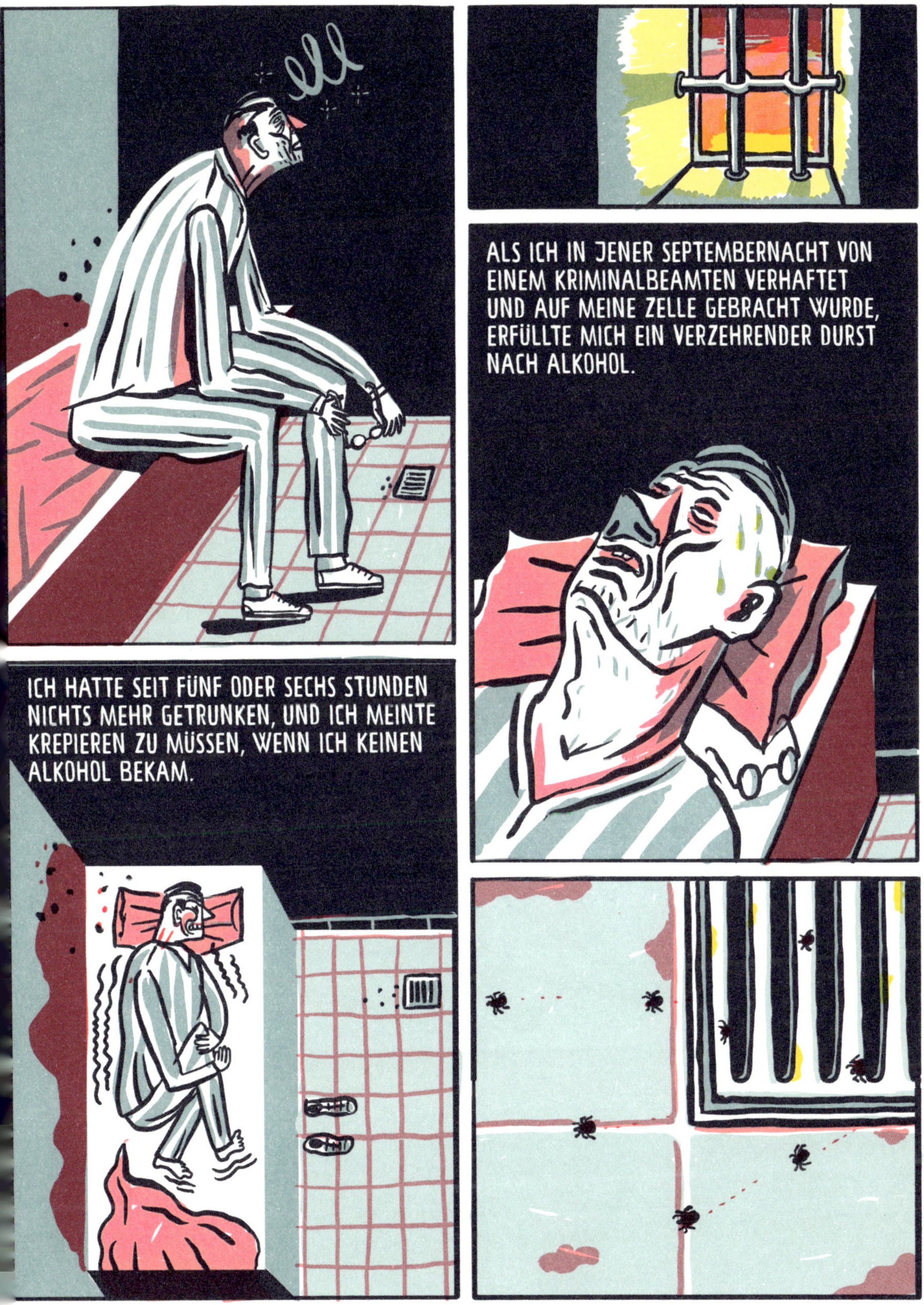
ALS ICH IN JENER SEPTEMBERNACHT VON EINEM KRIMINALBEAMTEN VERHAFTET UND AUF MEINE ZELLE GEBRACHT WURDE, ERFÜLLTE MICH EIN VERZEHRENDER DURST NACH ALKOHOL.
ICH HATTE SEIT FÜNF ODER SECHS STUNDEN NICHTS MEHR GETRUNKEN, UND ICH MEINTE KREPIEREN ZU MÜSSEN, WENN ICH KEINEN ALKOHOL BEKAM.

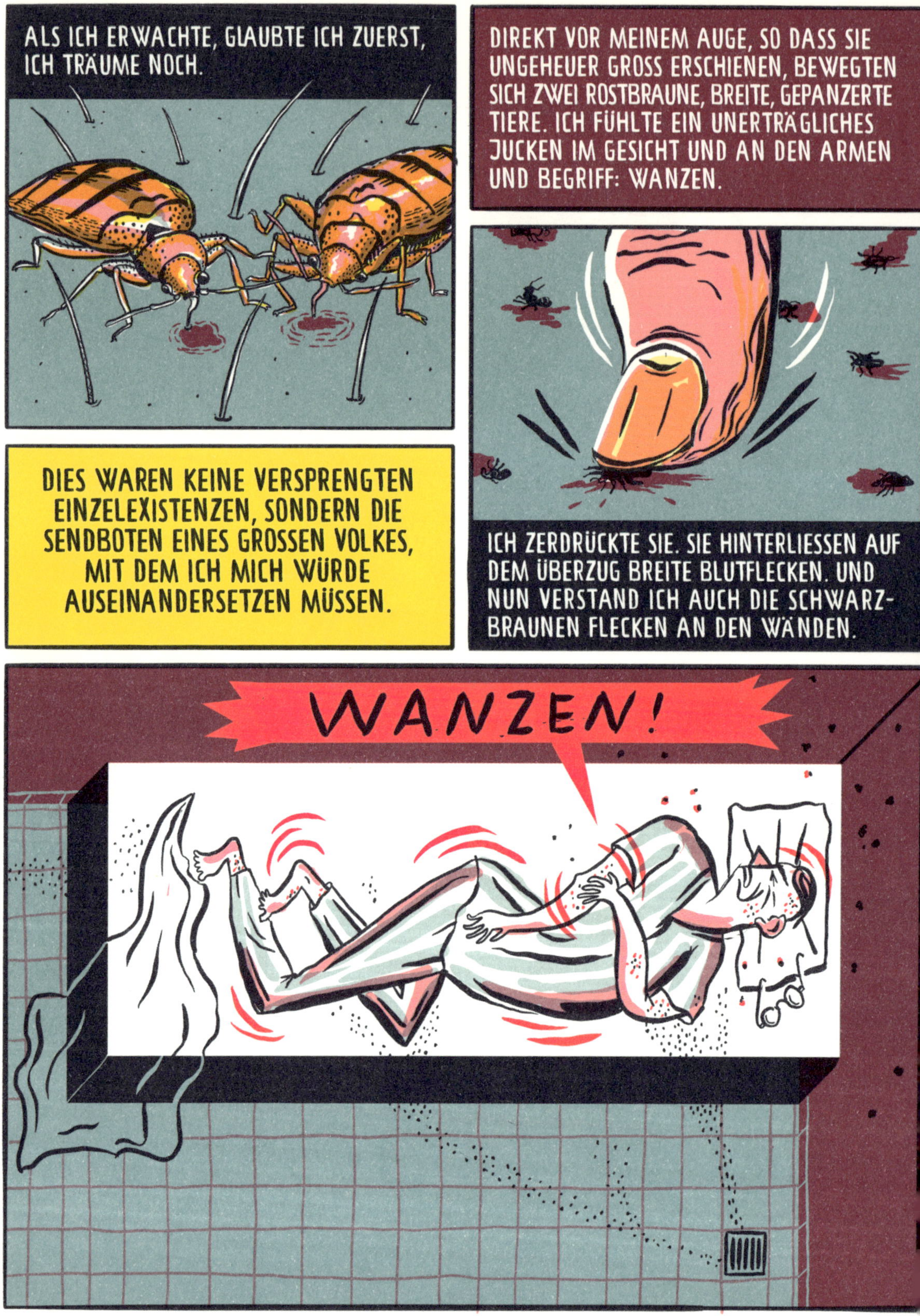
ALS ICH ERWACHTE, GLAUBTE ICH ZUERST, ICH TRÄUME NOCH.
DIREKT VOR MEINEM AUGE, SO DASS SIE UNGEHEUER GROSS ERSCHIENEN, BEWEGTEN SICH ZWEI ROSTBRAUNE, BREITE, GEPANZERTE TIERE. ICH FÜHLTE EIN UNERTRÄGLICHES JUCKEN IM GESICHT UND AN DEN ARMEN UND BEGRIFF: WANZEN.
DIES WAREN KEINE VERSPRENGTEN EINZELEXISTENZEN, SONDERN DIE SENDBOTEN EINES GROSSEN VOLKES, MIT DEM ICH MICH WÜRDE AUSEINANDERSETZEN MÜSSEN.
ICH ZERDRÜCKTE SIE. SIE HINTERLIESSEN AUF DEM ÜBERZUG BREITE BLUTFLECKEN. UND NUN VERSTAND ICH AUCH DIE SCHWARZBRAUNEN FLECKEN AN DEN WÄNDEN.
WANZEN!

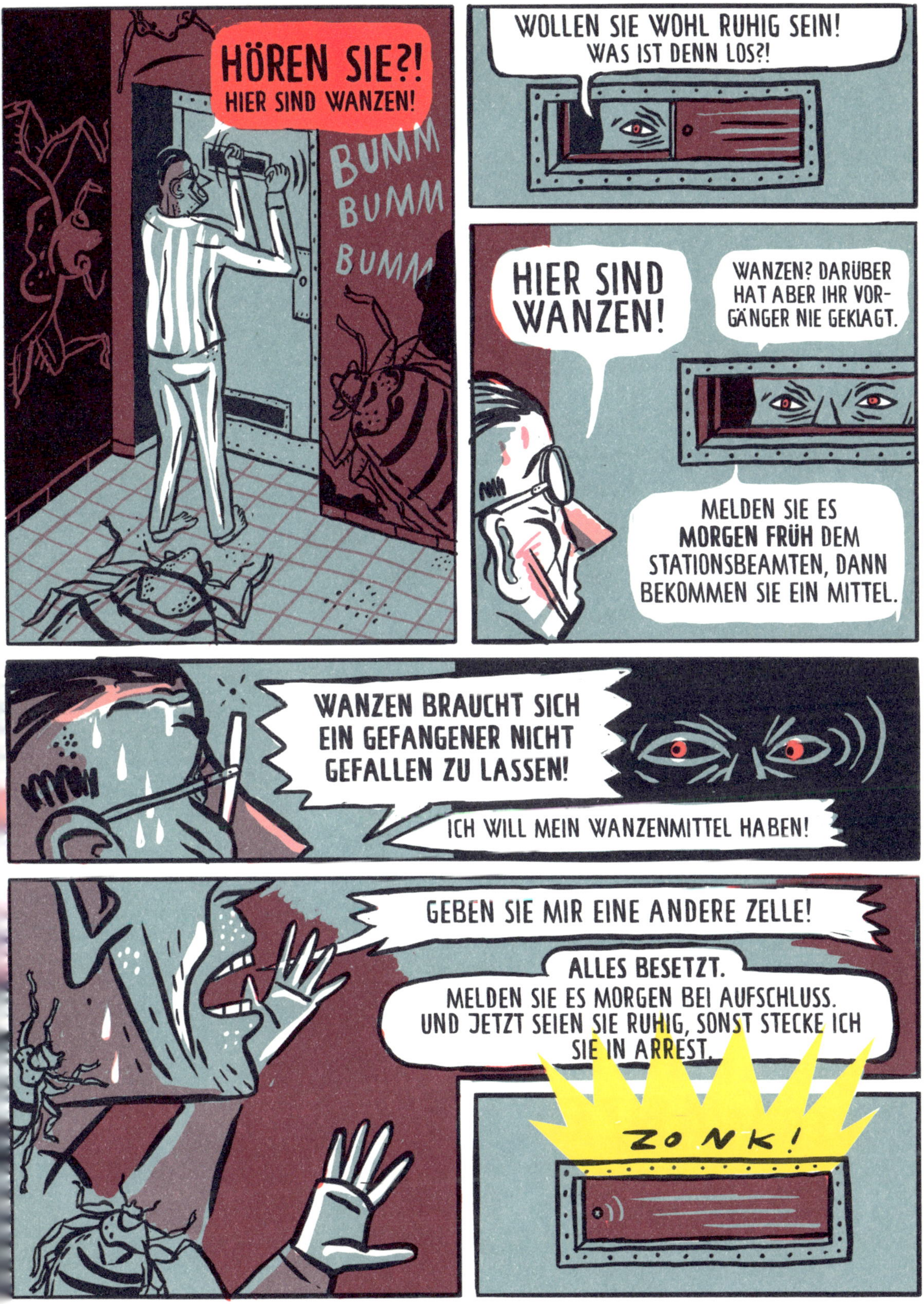
HÖREN SIE?!
HIER SIND WANZEN!
BUMM
BUMM
BUMM
WOLLEN SIE WOHL RUHIG SEIN!
WAS IST DENN LOS?!
HIER SIND WANZEN!
WANZEN? DARÜBER HAT ABER IHR VORGÄNGER NIE GEKLAGT.
MELDEN SIE ES MORGEN FRÜH DEM STATIONSBEAMTEN, DANN BEKOMMEN SIE EIN MITTEL.
WANZEN BRAUCHT SICH EIN GEFANGENER NICHT GEFALLEN ZU LASSEN!
ICH WILL MEIN WANZENMITTEL HABEN!
GEBEN SIE MIR EINE ANDERE ZELLE!
ALLES BESETZT.
MELDEN SIE ES MORGEN BEI AUFSCHLUSS.
UND JETZT SEIEN SIE RUHIG, SONST STECKE ICH SIE IN ARREST.
ZONK!

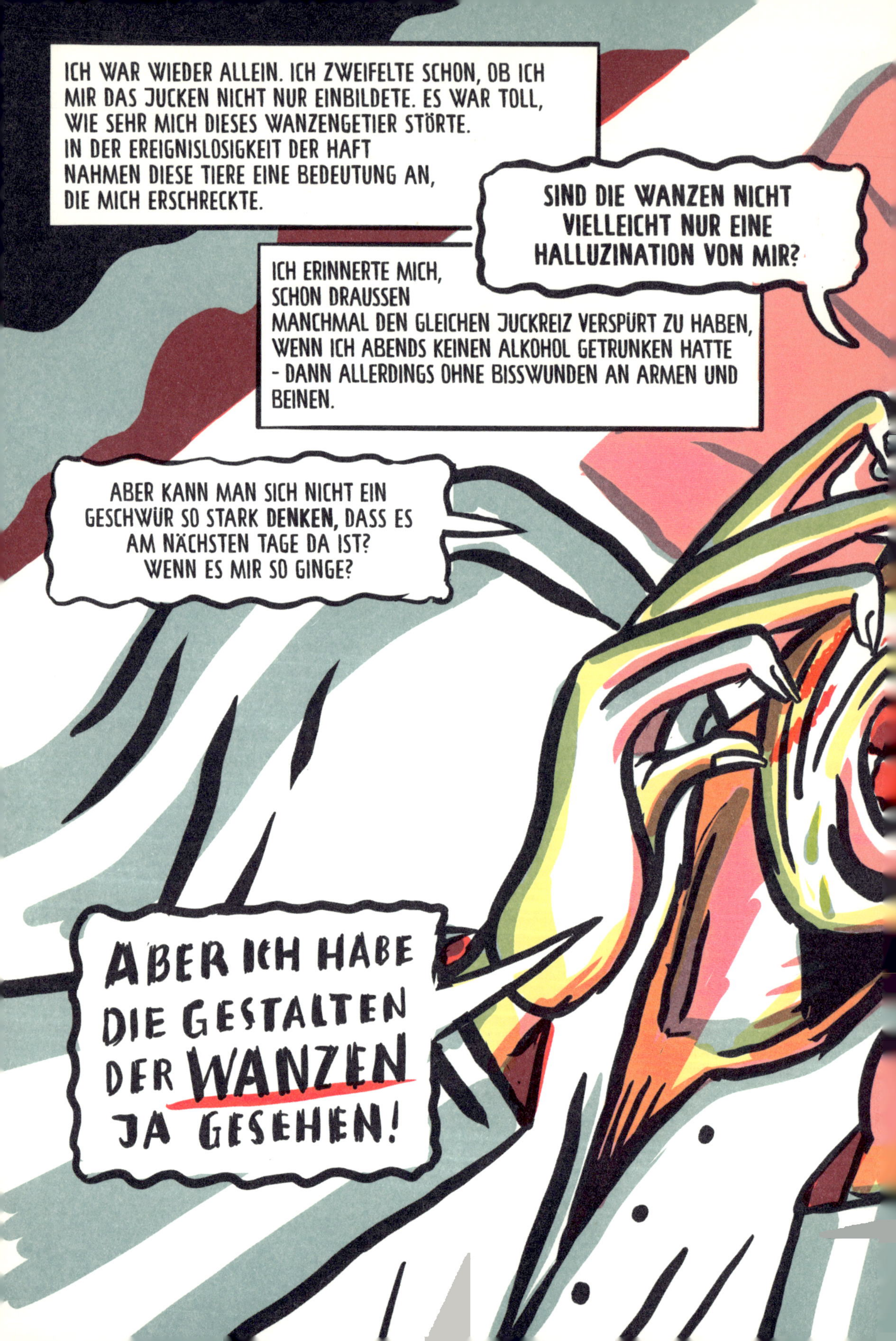
ICH WAR WIEDER ALLEIN. ICH ZWEIFELTE SCHON, OB ICH MIR DAS JUCKEN NICHT NUR EINBILDETE. ES WAR TOLL, WIE SEHR MICH DIESES WANZENGETIER STÖRTE. IN DER EREIGNISLOSIGKEIT DER HAFT NAHMEN DIESE TIERE EINE BEDEUTUNG AN, DIE MICH ERSCHRECKTE.
SIND DIE WANZEN NICHT VIELLEICHT NUR EINE HALLUZINATION VON MIR?
ICH ERINNERTE MICH, SCHON DRAUSSEN MANCHMAL DEN GLEICHEN JUCKREIZ VERSPÜRT ZU HABEN, WENN ICH ABENDS KEINEN ALKOHOL GETRUNKEN HATTE - DANN ALLERDINGS OHNE BISSWUNDEN AN ARMEN UND BEINEN.
ABER KANN MAN SICH NICHT EIN GESCHWÜR SO STARK **DENKEN**, DASS ES AM NÄCHSTEN TAGE DA IST? WENN ES MIR SO GINGE?
ABER ICH HABE DIE GESTALTEN DER WANZEN JA GESEHEN!

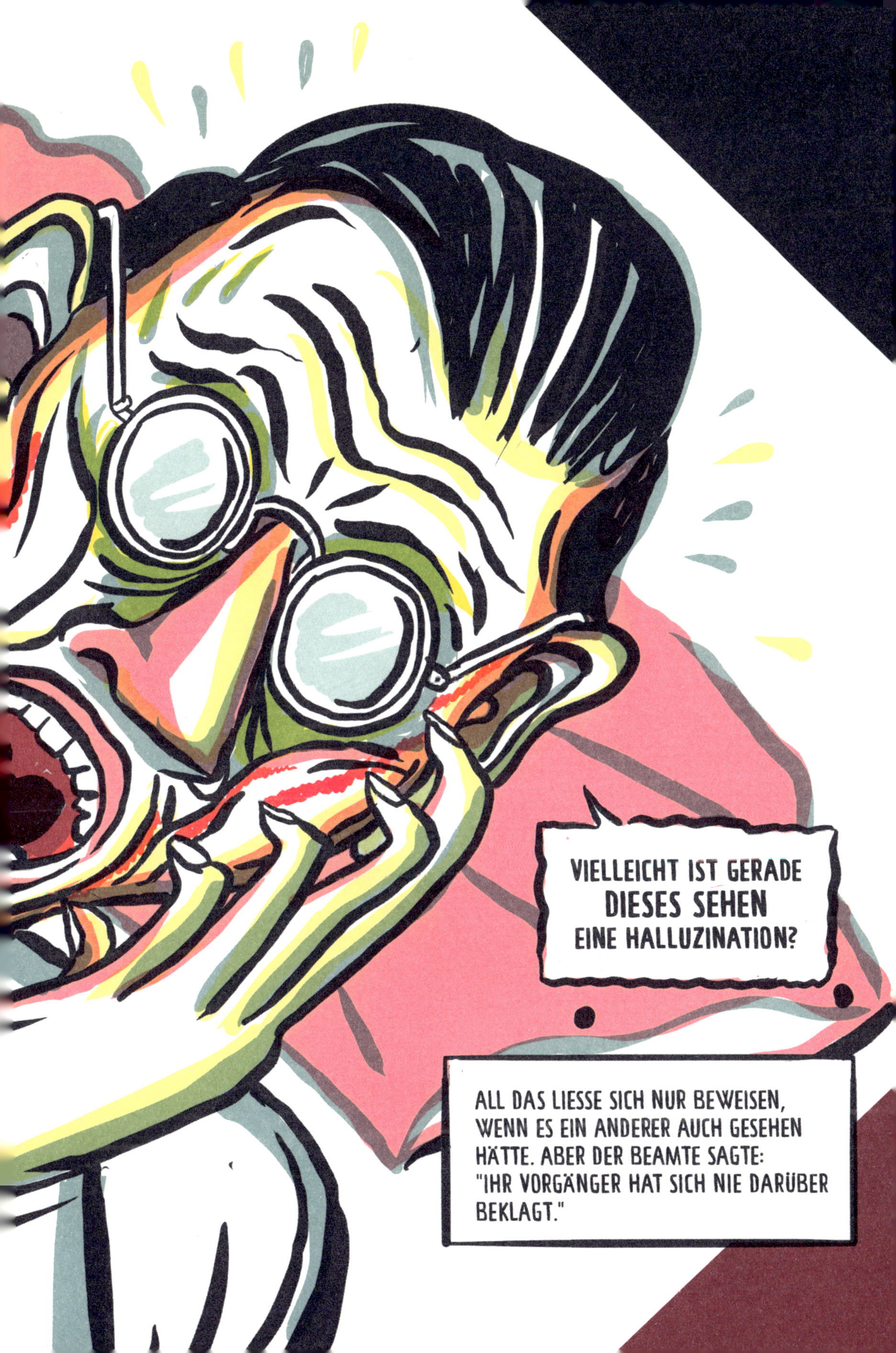
VIELLEICHT IST GERADE DIESES SEHEN EINE HALLUZINATION?
ALL DAS LIESSE SICH NUR BEWEISEN, WENN ES EIN ANDERER AUCH GESEHEN HÄTTE. ABER DER BEAMTE SAGTE: "IHR VORGÄNGER HAT SICH NIE DARÜBER BEKLAGT."

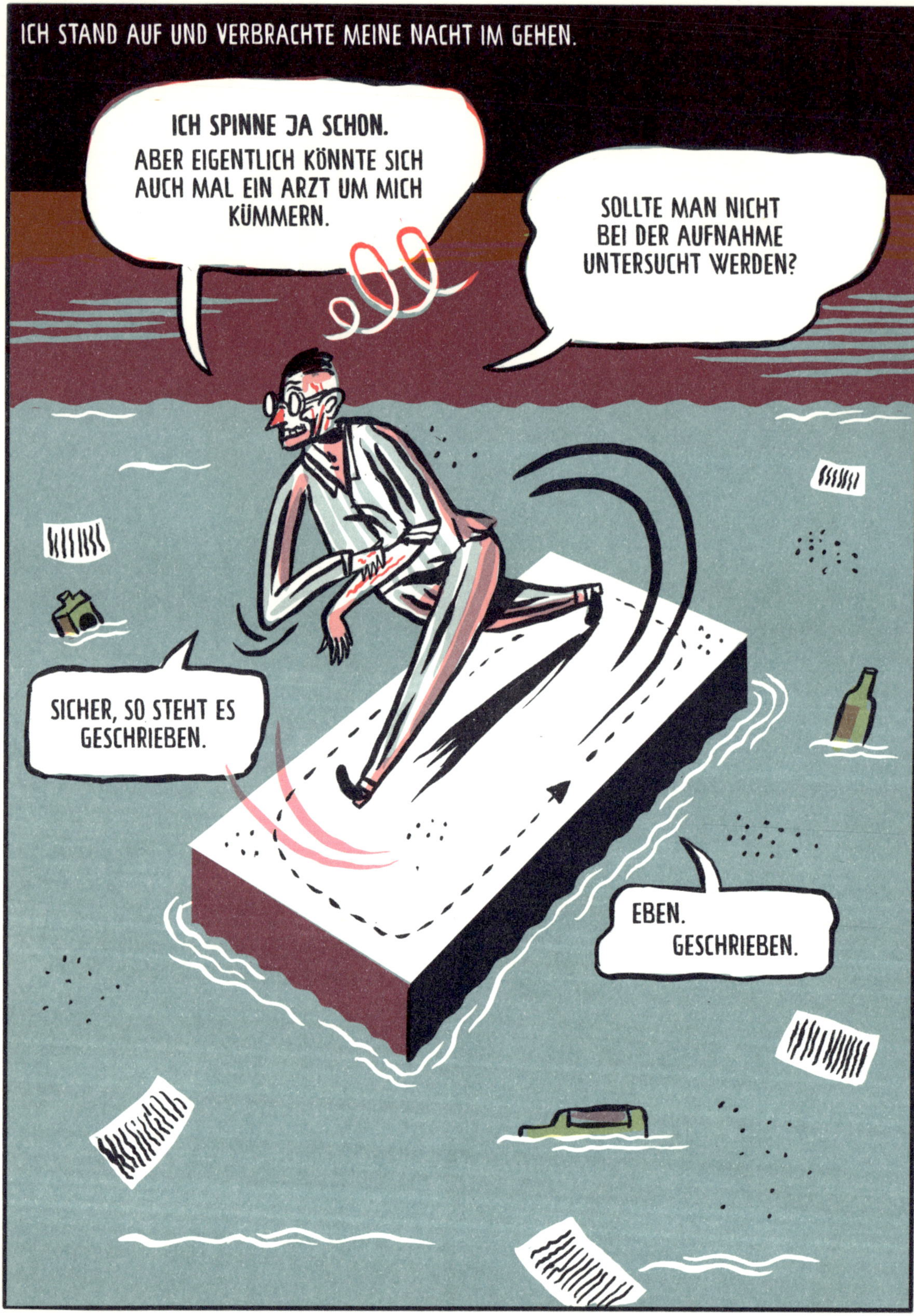
ICH STAND AUF UND VERBRACHTE MEINE NACHT IM GEHEN.
ICH SPINNE JA SCHON. ABER EIGENTLICH KÖNNTE SICH AUCH MAL EIN ARZT UM MICH KÜMMERN.
SOLLTE MAN NICHT BEI DER AUFNAHME UNTERSUCHT WERDEN?
SICHER, SO STEHT ES GESCHRIEBEN.
EBEN. GESCHRIEBEN.

WER KOMMT, WER STÖRT
MICH SCHON WIEDER?

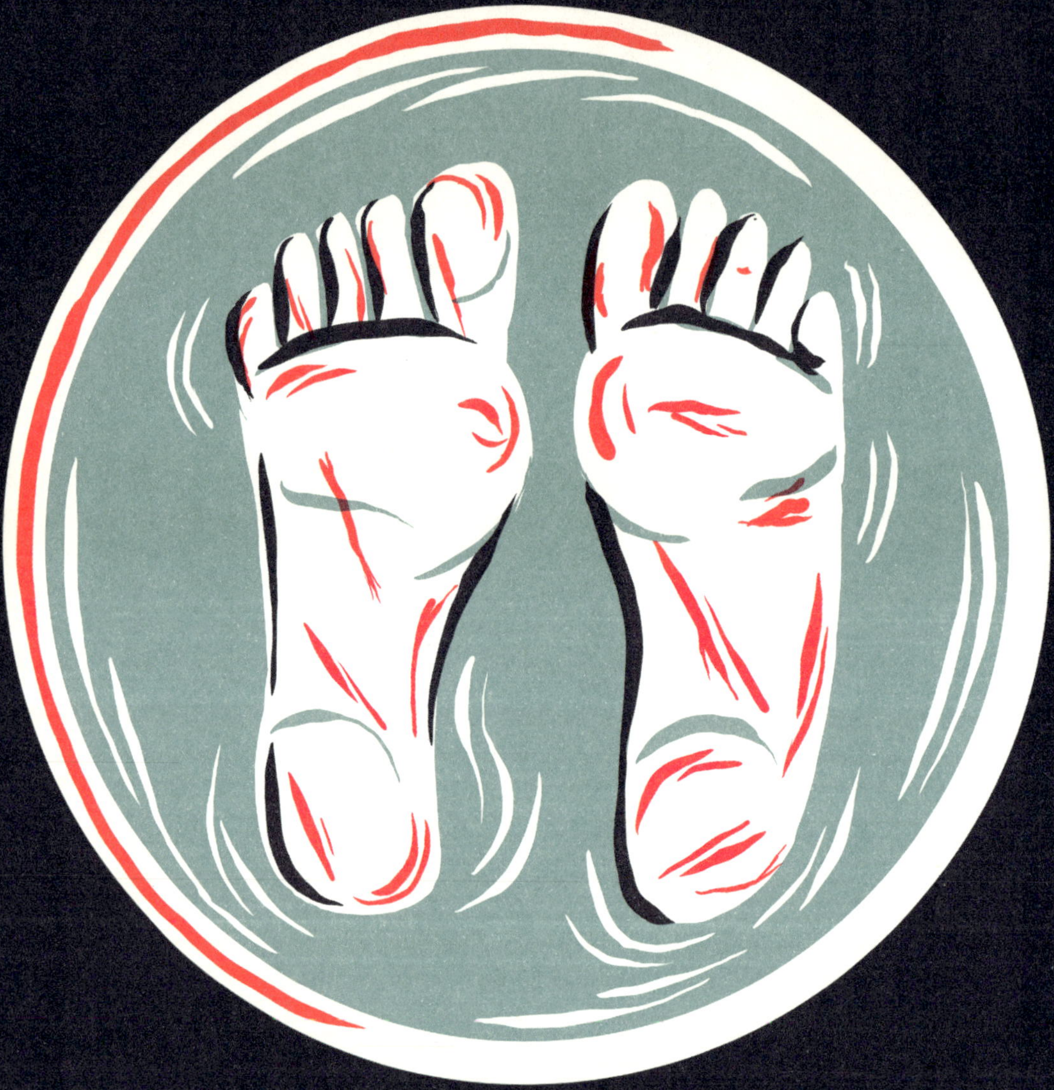

ACH, ES IST NUR MAGDA,
DIE TÜCHTIGE MAGDA.

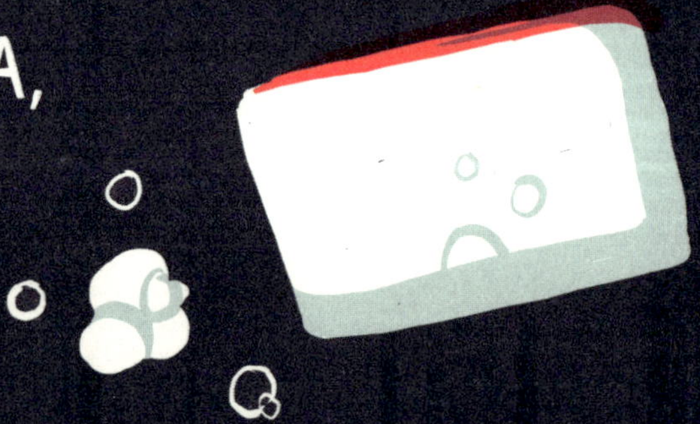

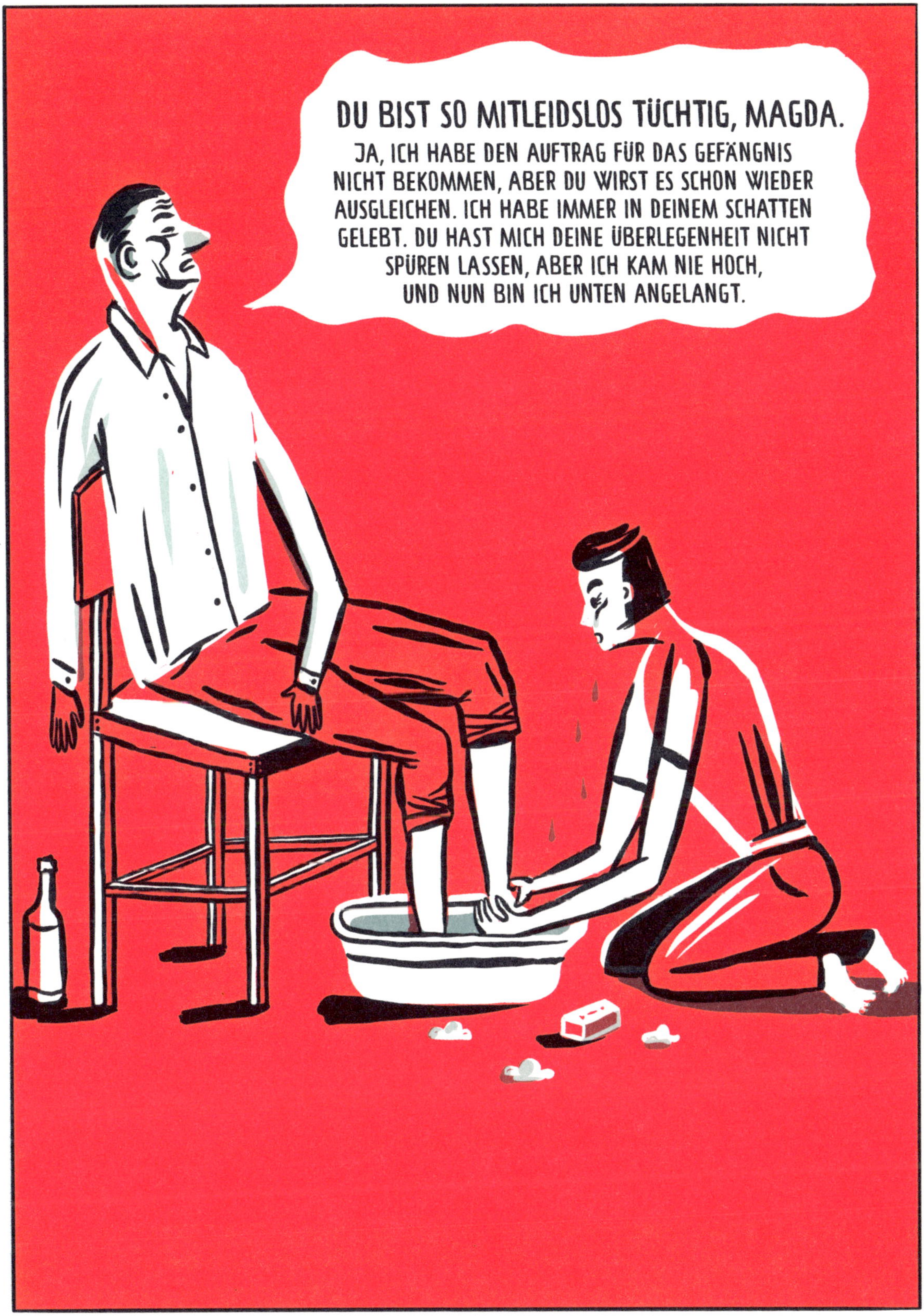
DU BIST SO MITLEIDSLOS TÜCHTIG, MAGDA.
JA, ICH HABE DEN AUFTRAG FÜR DAS GEFÄNGNIS NICHT BEKOMMEN, ABER DU WIRST ES SCHON WIEDER AUSGLEICHEN. ICH HABE IMMER IN DEINEM SCHATTEN GELEBT. DU HAST MICH DEINE ÜBERLEGENHEIT NICHT SPÜREN LASSEN, ABER ICH KAM NIE HOCH, UND NUN BIN ICH UNTEN ANGELANGT.

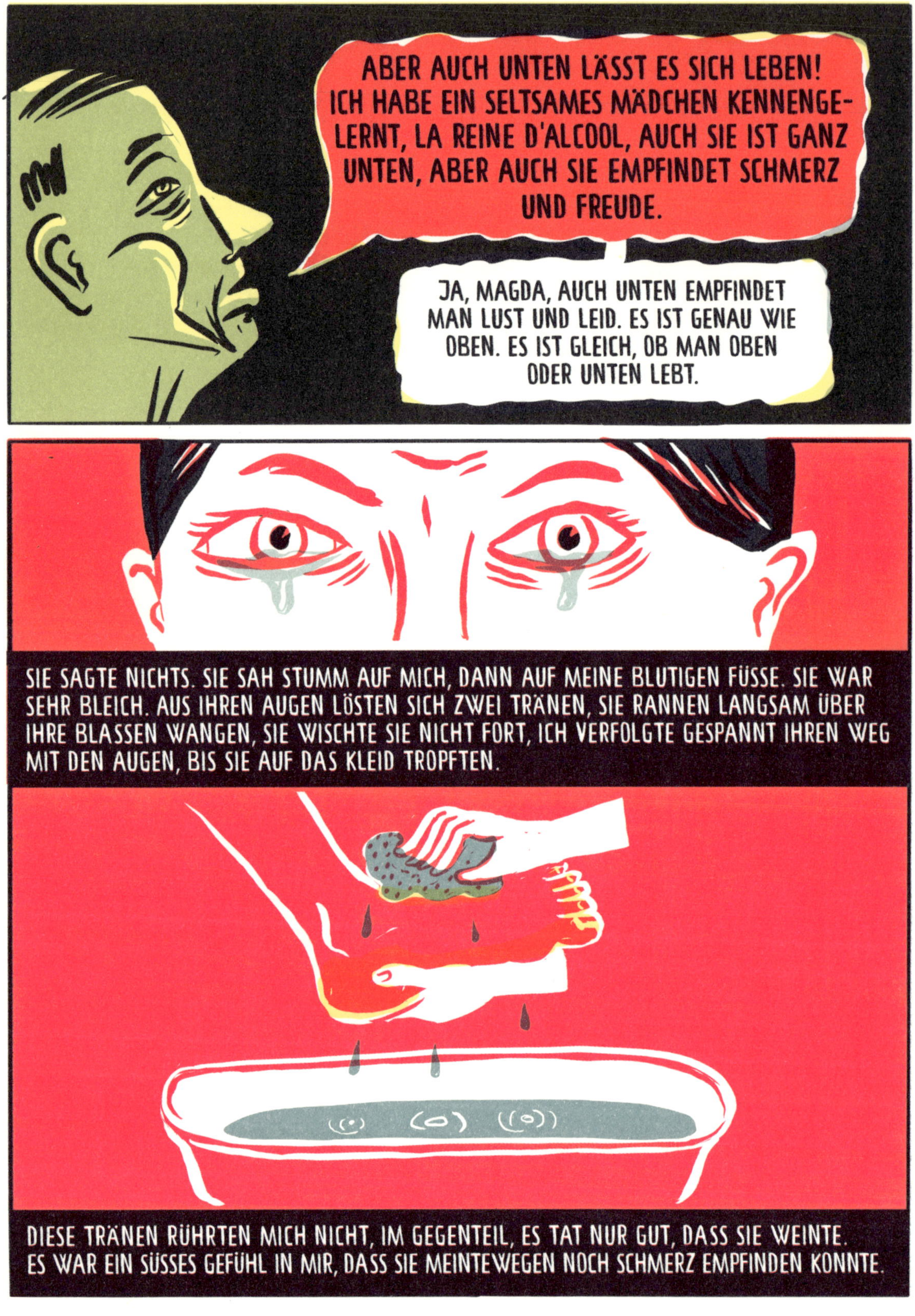
ABER AUCH UNTEN LÄSST ES SICH LEBEN! ICH HABE EIN SELTSAMES MÄDCHEN KENNENGELERNT, LA REINE D'ALCOOL, AUCH SIE IST GANZ UNTEN, ABER AUCH SIE EMPFINDET SCHMERZ UND FREUDE.
JA, MAGDA, AUCH UNTEN EMPFINDET MAN LUST UND LEID. ES IST GENAU WIE OBEN. ES IST GLEICH, OB MAN OBEN ODER UNTEN LEBT.
SIE SAGTE NICHTS. SIE SAH STUMM AUF MICH, DANN AUF MEINE BLUTIGEN FÜSSE. SIE WAR SEHR BLEICH. AUS IHREN AUGEN LÖSTEN SICH ZWEI TRÄNEN, SIE RANNEN LANGSAM ÜBER IHRE BLASSEN WANGEN, SIE WISCHTE SIE NICHT FORT, ICH VERFOLGTE GESPANNT IHREN WEG MIT DEN AUGEN, BIS SIE AUF DAS KLEID TROPFTEN.
DIESE TRÄNEN RÜHRTEN MICH NICHT, IM GEGENTEIL, ES TAT NUR GUT, DASS SIE WEINTE. ES WAR EIN SÜSSES GEFÜHL IN MIR, DASS SIE MEINTEWEGEN NOCH SCHMERZ EMPFINDEN KONNTE.

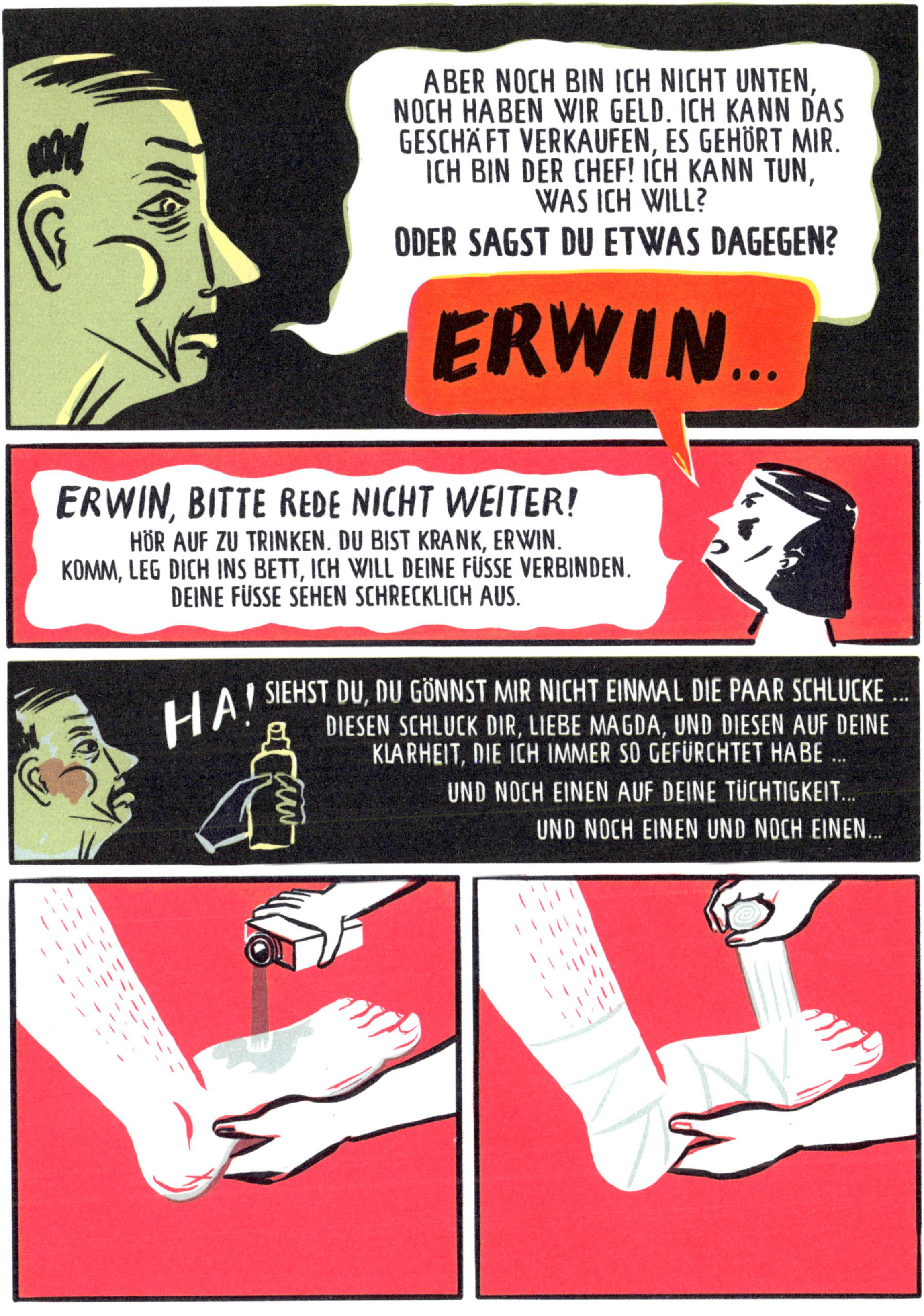
ABER NOCH BIN ICH NICHT UNTEN, NOCH HABEN WIR GELD. ICH KANN DAS GESCHÄFT VERKAUFEN, ES GEHÖRT MIR. ICH BIN DER CHEF! ICH KANN TUN, WAS ICH WILL?
ODER SAGST DU ETWAS DAGEGEN?
ERWIN...
ERWIN, BITTE REDE NICHT WEITER!
HÖR AUF ZU TRINKEN. DU BIST KRANK, ERWIN. KOMM, LEG DICH INS BETT, ICH WILL DEINE FÜSSE VERBINDEN. DEINE FÜSSE SEHEN SCHRECKLICH AUS.
HA!
SIEHST DU, DU GÖNNST MIR NICHT EINMAL DIE PAAR SCHLUCKE ... DIESEN SCHLUCK DIR, LIEBE MAGDA, UND DIESEN AUF DEINE KLARHEIT, DIE ICH IMMER SO GEFÜRCHTET HABE ...
UND NOCH EINEN AUF DEINE TÜCHTIGKEIT...
UND NOCH EINEN UND NOCH EINEN...

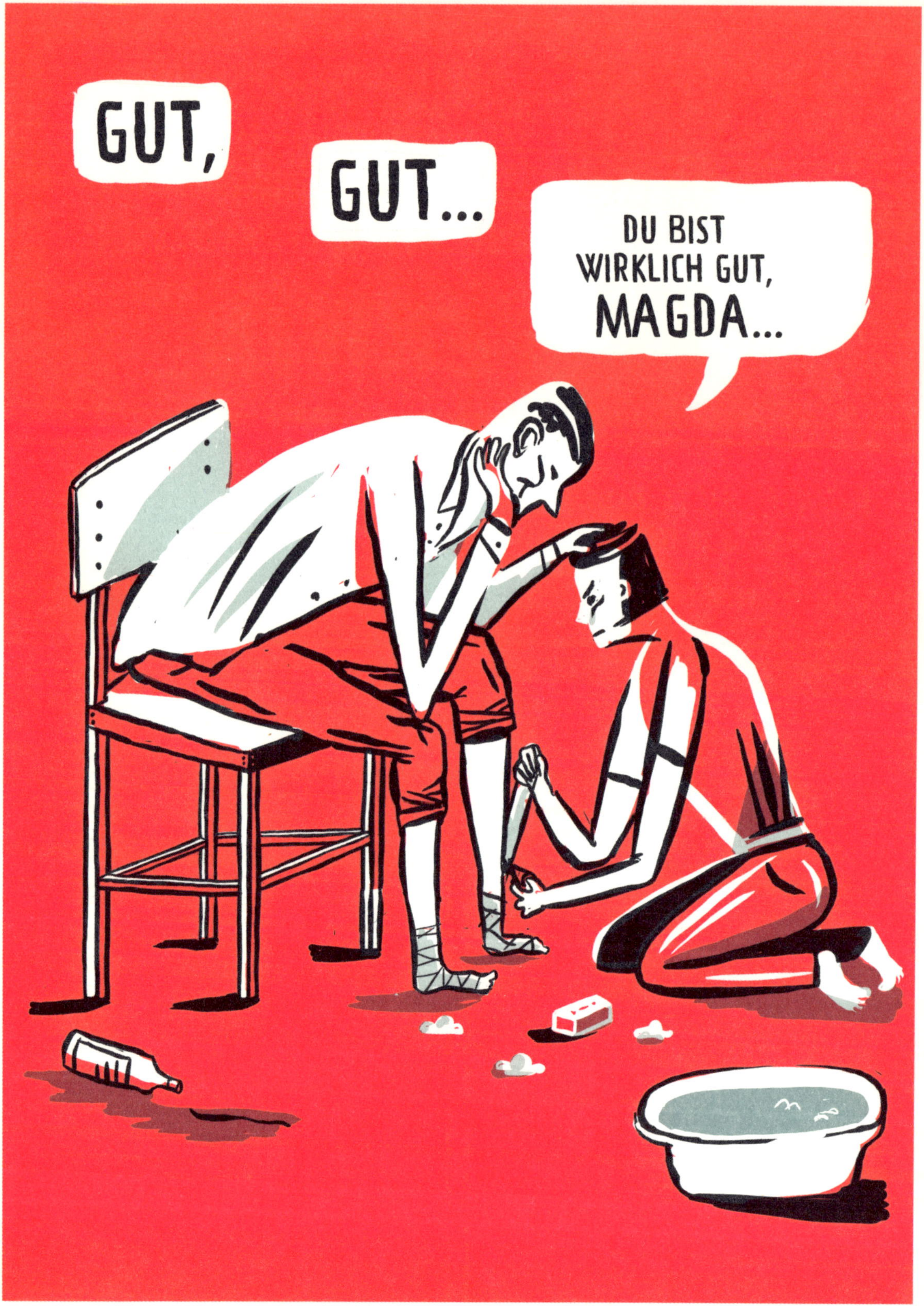
GUT,
GUT...
DU BIST WIRKLICH GUT, MAGDA...

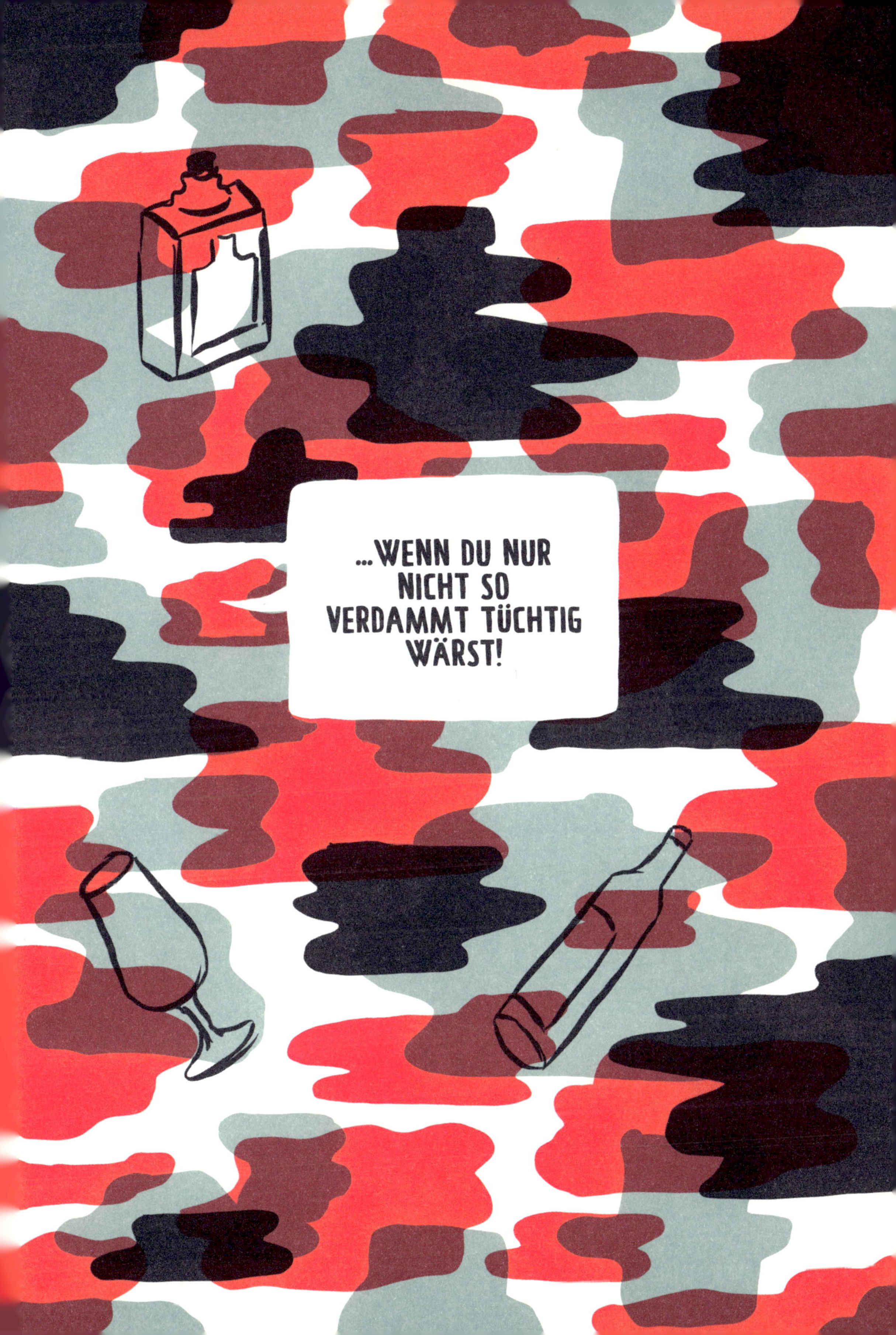
...WENN DU NUR NICHT SO VERDAMMT TÜCHTIG WÄRST!

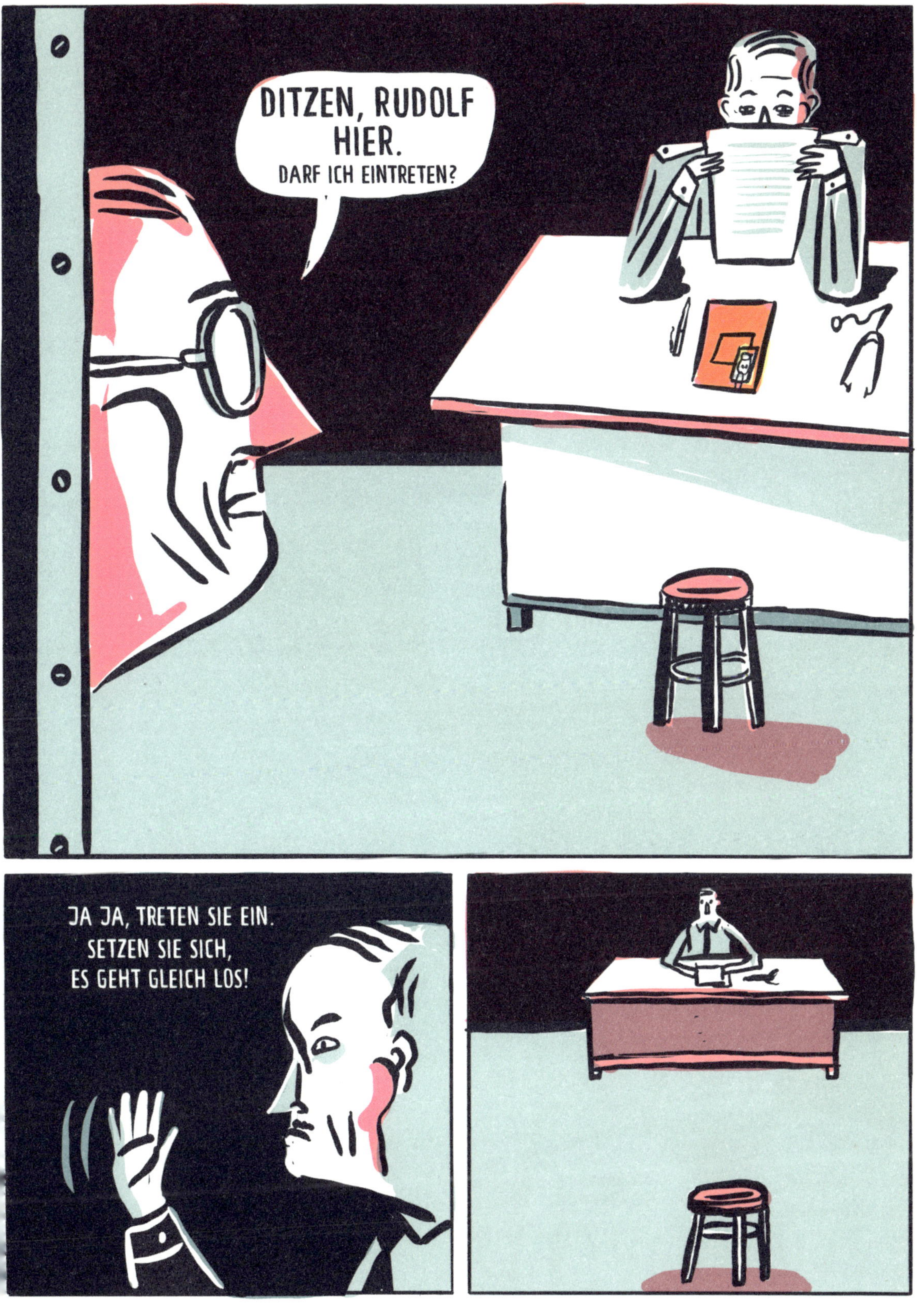
DITZEN, RUDOLF HIER.
DARF ICH EINTRETEN?
JA JA, TRETEN SIE EIN. SETZEN SIE SICH, ES GEHT GLEICH LOS!

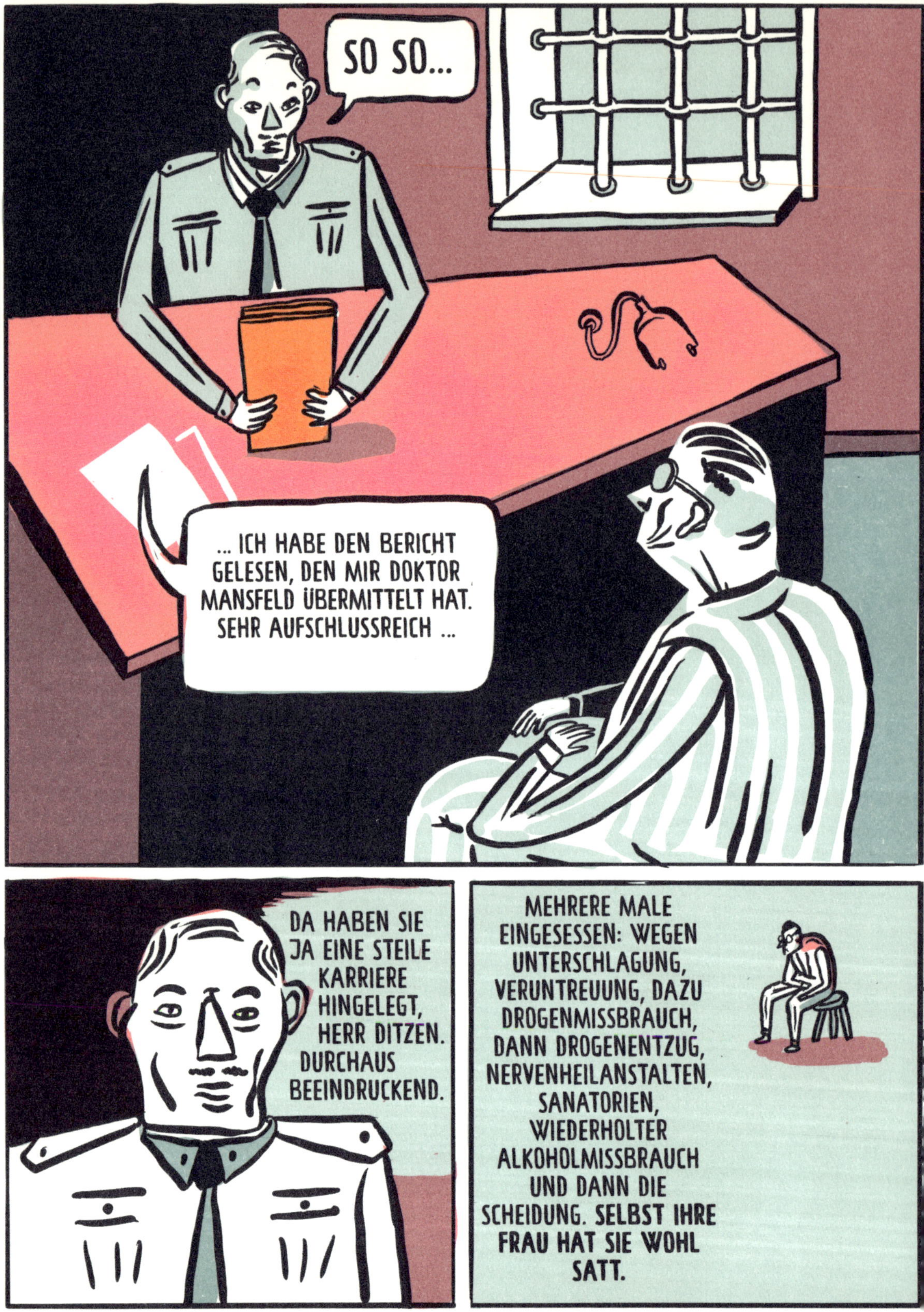
SO SO...
... ICH HABE DEN BERICHT GELESEN, DEN MIR DOKTOR MANSFELD ÜBERMITTELT HAT. SEHR AUFSCHLUSSREICH ...
DA HABEN SIE JA EINE STEILE KARRIERE HINGELEGT, HERR DITZEN. DURCHAUS BEEINDRUCKEND.
MEHRERE MALE EINGESESSEN: WEGEN UNTERSCHLAGUNG, VERUNTREUUNG, DAZU DROGENMISSBRAUCH, DANN DROGENENTZUG, NERVENHEILANSTALTEN, SANATORIEN, WIEDERHOLTER ALKOHOLMISSBRAUCH UND DANN DIE SCHEIDUNG. SELBST IHRE FRAU HAT SIE WOHL SATT.

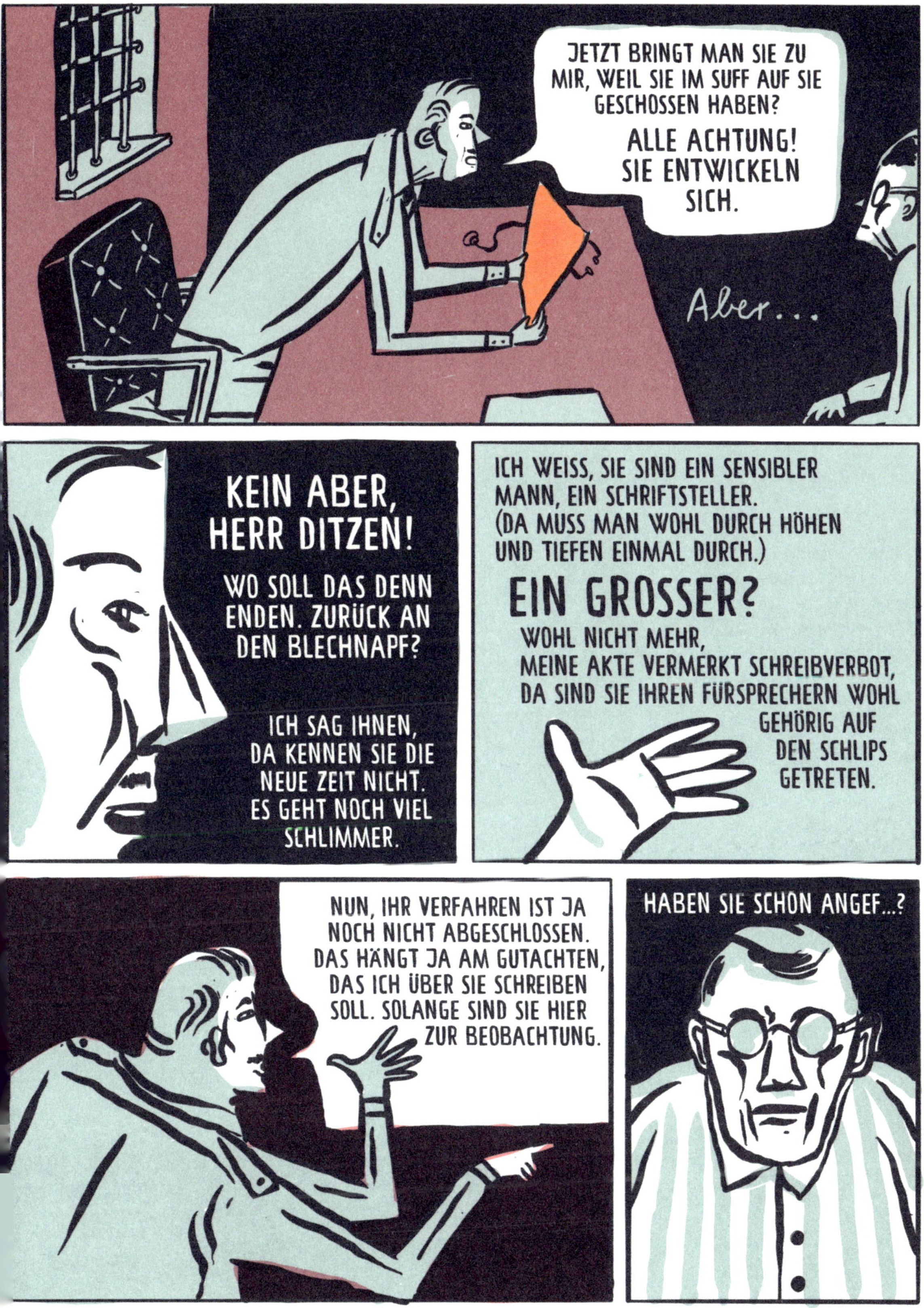

JETZT BRINGT MAN SIE ZU MIR, WEIL SIE IM SUFF AUF SIE GESCHOSSEN HABEN?
ALLE ACHTUNG! SIE ENTWICKELN SICH.
Aber...
KEIN ABER, HERR DITZEN!
WO SOLL DAS DENN ENDEN. ZURÜCK AN DEN BLECHNAPF?
ICH SAG IHNEN, DA KENNEN SIE DIE NEUE ZEIT NICHT. ES GEHT NOCH VIEL SCHLIMMER.
ICH WEISS, SIE SIND EIN SENSIBLER MANN, EIN SCHRIFTSTELLER. (DA MUSS MAN WOHL DURCH HÖHEN UND TIEFEN EINMAL DURCH.)
EIN GROSSER?
WOHL NICHT MEHR, MEINE AKTE VERMERKT SCHREIBVERBOT, DA SIND SIE IHREN FÜRSPRECHERN WOHL GEHÖRIG AUF DEN SCHLIPS GETRETEN.
NUN, IHR VERFAHREN IST JA NOCH NICHT ABGESCHLOSSEN. DAS HÄNGT JA AM GUTACHTEN, DAS ICH ÜBER SIE SCHREIBEN SOLL. SOLANGE SIND SIE HIER ZUR BEOBACHTUNG.
HABEN SIE SCHON ANGEF...?

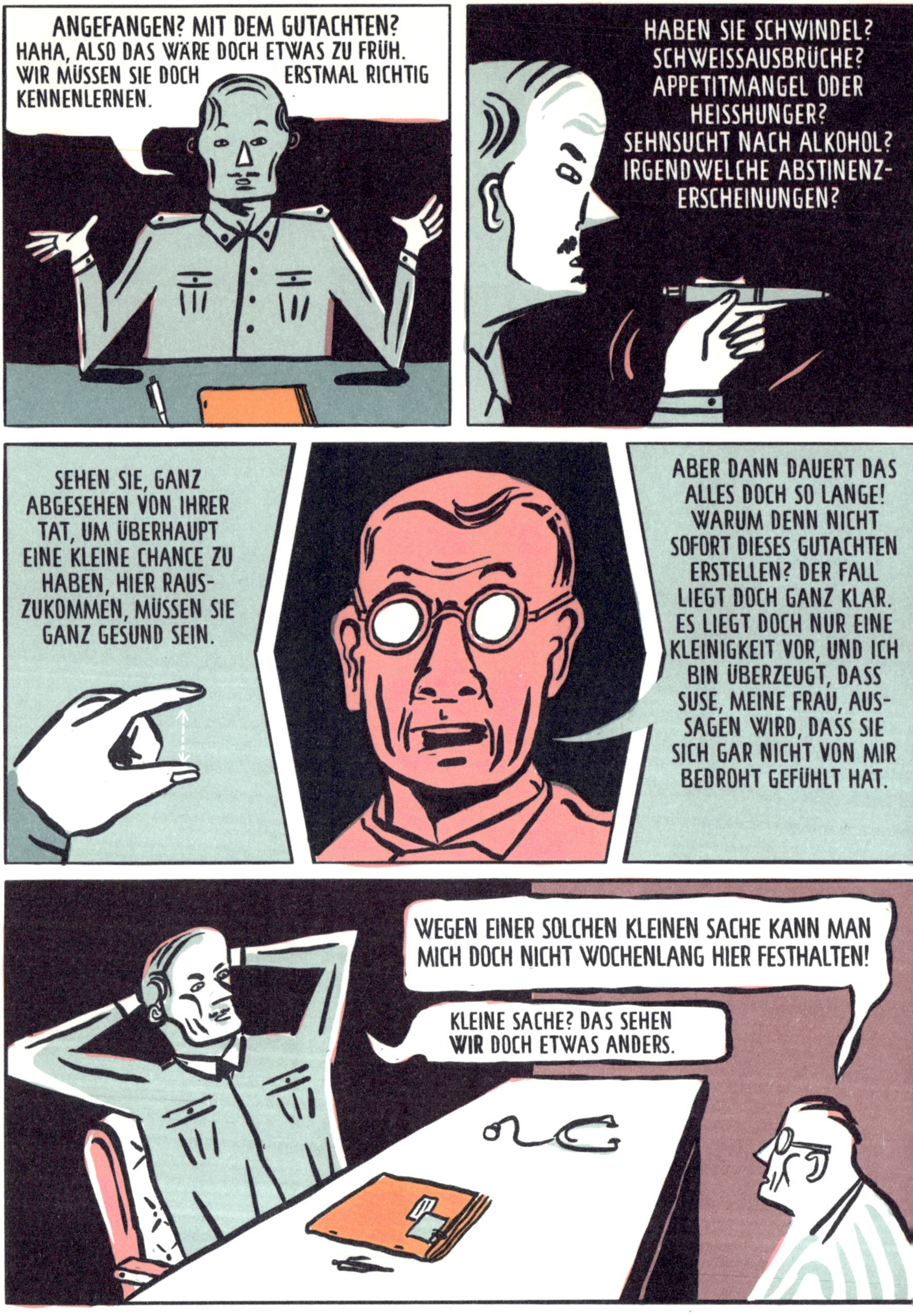
ANGEFANGEN? MIT DEM GUTACHTEN? HAHA, ALSO DAS WÄRE DOCH ETWAS ZU FRÜH. WIR MÜSSEN SIE DOCH ERSTMAL RICHTIG KENNENLERNEN.
HABEN SIE SCHWINDEL? SCHWEISSAUSBRÜCHE? APPETITMANGEL ODER HEISSHUNGER? SEHNSUCHT NACH ALKOHOL? IRGENDWELCHE ABSTINENZ-ERSCHEINUNGEN?
SEHEN SIE, GANZ ABGESEHEN VON IHRER TAT, UM ÜBERHAUPT EINE KLEINE CHANCE ZU HABEN, HIER RAUS-ZUKOMMEN, MÜSSEN SIE GANZ GESUND SEIN.
ABER DANN DAUERT DAS ALLES DOCH SO LANGE! WARUM DENN NICHT SOFORT DIESES GUTACHTEN ERSTELLEN? DER FALL LIEGT DOCH GANZ KLAR. ES LIEGT DOCH NUR EINE KLEINIGKEIT VOR, UND ICH BIN ÜBERZEUGT, DASS SUSE, MEINE FRAU, AUS-SAGEN WIRD, DASS SIE SICH GAR NICHT VON MIR BEDROHT GEFÜHLT HAT.
WEGEN EINER SOLCHEN KLEINEN SACHE KANN MAN MICH DOCH NICHT WOCHENLANG HIER FESTHALTEN!
KLEINE SACHE? DAS SEHEN **WIR** DOCH ETWAS ANDERS.

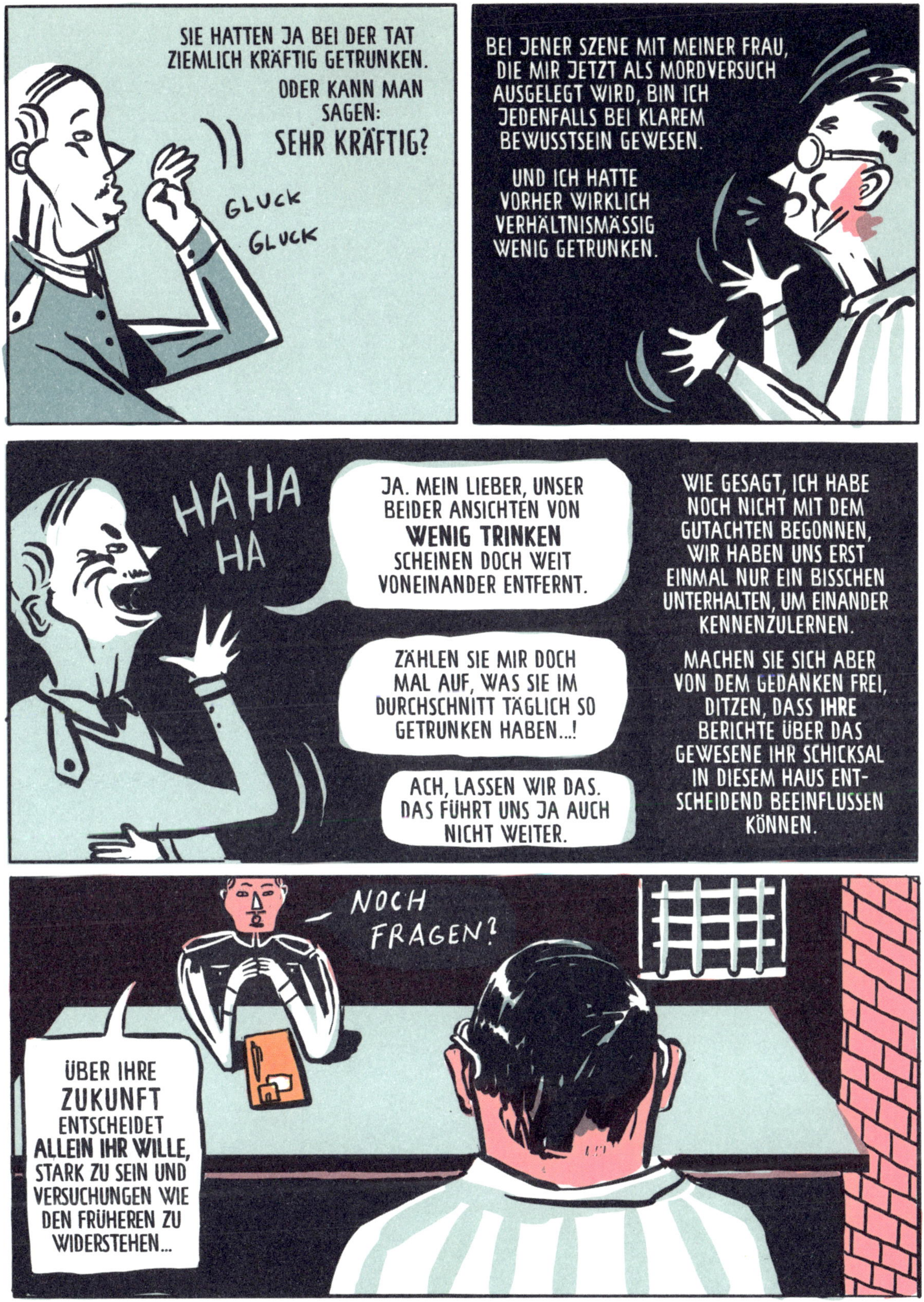
SIE HATTEN JA BEI DER TAT ZIEMLICH KRÄFTIG GETRUNKEN.
ODER KANN MAN SAGEN: SEHR KRÄFTIG?
GLUCK GLUCK
BEI JENER SZENE MIT MEINER FRAU, DIE MIR JETZT ALS MORDVERSUCH AUSGELEGT WIRD, BIN ICH JEDENFALLS BEI KLAREM BEWUSSTSEIN GEWESEN.
UND ICH HATTE VORHER WIRKLICH VERHÄLTNISMÄSSIG WENIG GETRUNKEN.
HA HA HA
JA. MEIN LIEBER, UNSER BEIDER ANSICHTEN VON WENIG TRINKEN SCHEINEN DOCH WEIT VONEINANDER ENTFERNT.
ZÄHLEN SIE MIR DOCH MAL AUF, WAS SIE IM DURCHSCHNITT TÄGLICH SO GETRUNKEN HABEN...!
ACH, LASSEN WIR DAS. DAS FÜHRT UNS JA AUCH NICHT WEITER.
WIE GESAGT, ICH HABE NOCH NICHT MIT DEM GUTACHTEN BEGONNEN, WIR HABEN UNS ERST EINMAL NUR EIN BISSCHEN UNTERHALTEN, UM EINANDER KENNENZULERNEN.
MACHEN SIE SICH ABER VON DEM GEDANKEN FREI, DITZEN, DASS IHRE BERICHTE ÜBER DAS GEWESENE IHR SCHICKSAL IN DIESEM HAUS ENTSCHEIDEND BEEINFLUSSEN KÖNNEN.
NOCH FRAGEN?
ÜBER IHRE ZUKUNFT ENTSCHEIDET ALLEIN IHR WILLE, STARK ZU SEIN UND VERSUCHUNGEN WIE DEN FRÜHEREN ZU WIDERSTEHEN...

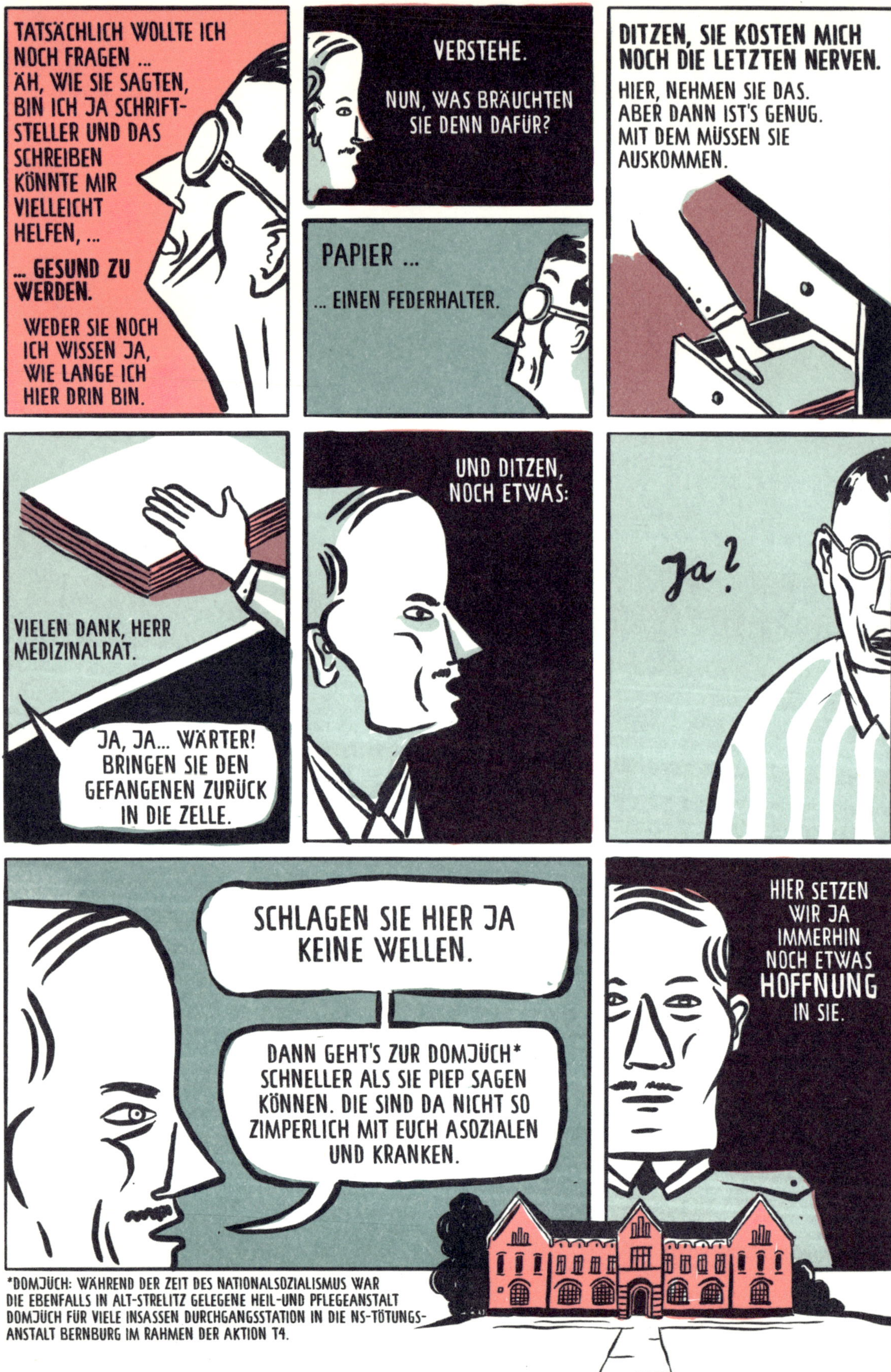
TATSÄCHLICH WOLLTE ICH NOCH FRAGEN ... ÄH, WIE SIE SAGTEN, BIN ICH JA SCHRIFTSTELLER UND DAS SCHREIBEN KÖNNTE MIR VIELLEICHT HELFEN, ...
... GESUND ZU WERDEN.
WEDER SIE NOCH ICH WISSEN JA, WIE LANGE ICH HIER DRIN BIN.
VERSTEHE.
NUN, WAS BRÄUCHTEN SIE DENN DAFÜR?
PAPIER ...
... EINEN FEDERHALTER.
DITZEN, SIE KOSTEN MICH NOCH DIE LETZTEN NERVEN.
HIER, NEHMEN SIE DAS. ABER DANN IST'S GENUG. MIT DEM MÜSSEN SIE AUSKOMMEN.
VIELEN DANK, HERR MEDIZINALRAT.
JA, JA... WÄRTER! BRINGEN SIE DEN GEFANGENEN ZURÜCK IN DIE ZELLE.
UND DITZEN, NOCH ETWAS:
Ja?
SCHLAGEN SIE HIER JA KEINE WELLEN.
DANN GEHT'S ZUR DOMJÜCH* SCHNELLER ALS SIE PIEP SAGEN KÖNNEN. DIE SIND DA NICHT SO ZIMPERLICH MIT EUCH ASOZIALEN UND KRANKEN.
HIER SETZEN WIR JA IMMERHIN NOCH ETWAS HOFFNUNG IN SIE.

*DOMJÜCH: WÄHREND DER ZEIT DES NATIONALSOZIALISMUS WAR DIE EBENFALLS IN ALT-STRELITZ GELEGENE HEIL- UND PFLEGEANSTALT DOMJÜCH FÜR VIELE INSASSEN DURCHGANGSSTATION IN DIE NS-TÖTUNGSANSTALT BERNBURG IM RAHMEN DER AKTION T4.

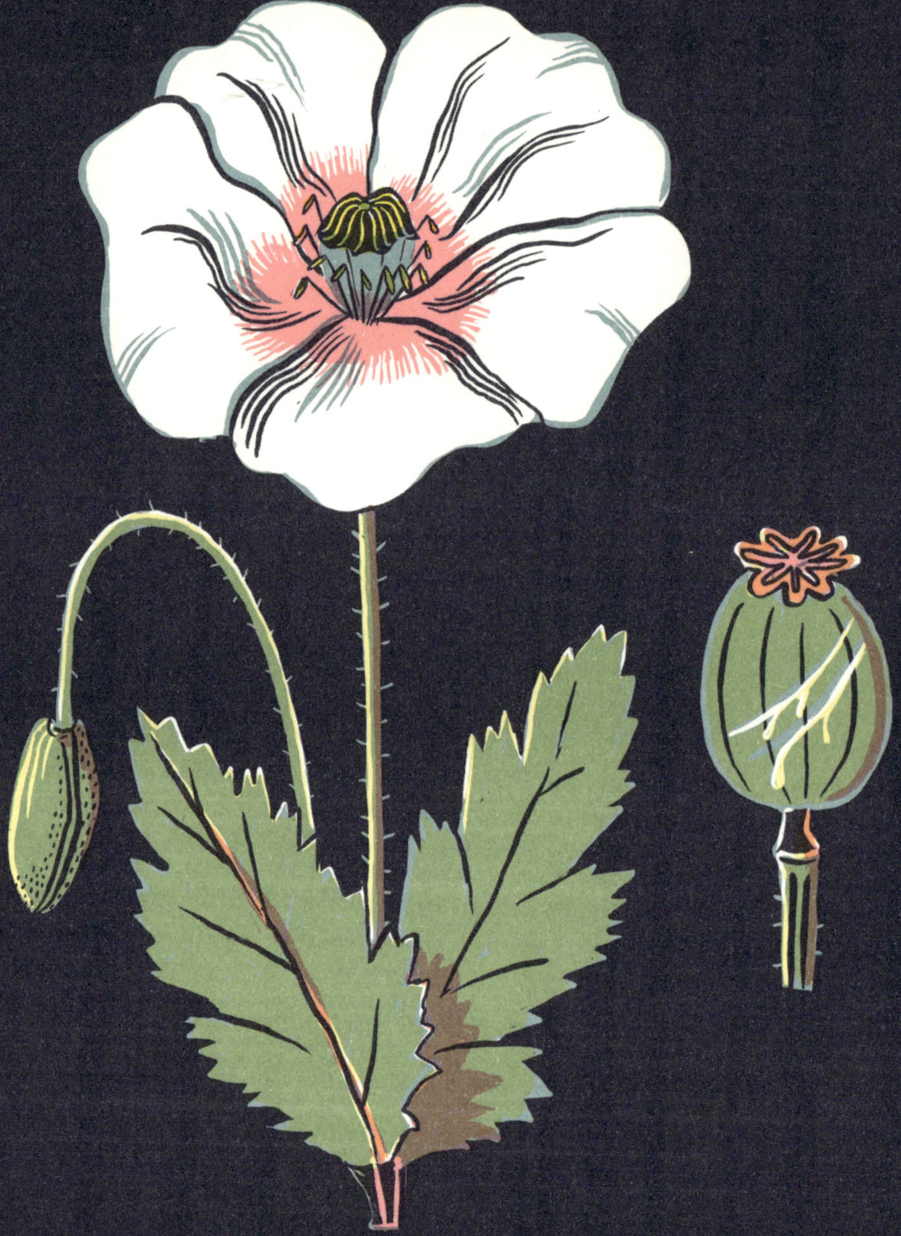

## SCHLAFMOHN

Schlafmohn (Papaver somniferum) ist eine Pflanzenart aus der Familie der Mohngewächse, die aus dem östlichen Mittelmeerraum stammt. Schlafmohn gehört zu den ältesten Kulturpflanzen, seine Verwendung ist in Südeuropa seit der Jungsteinzeit ab etwa 6000 v. Chr. nachgewiesen. Sein Milchsaft erhält Alkaloide in hoher Konzentration. Dieser Saft kann geernet werden und bildet in getrockneter Form das Rauschgift Opium.

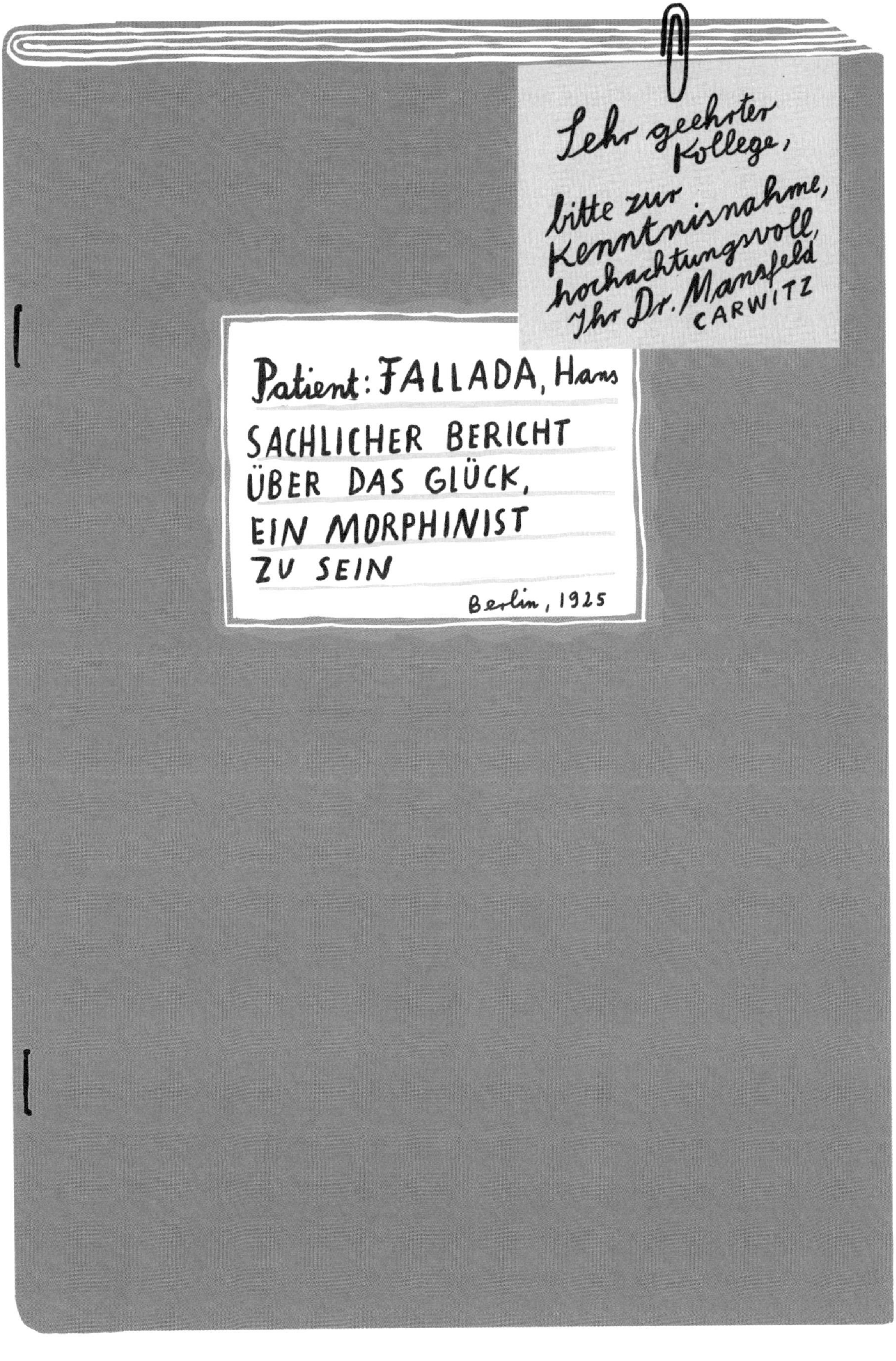
Sehr geehrter Kollege,
bitte zur Kenntnisnahme, hochachtungsvoll, Ihr Dr. Mansfeld
CARWITZ
Patient: FALLADA, Hans
SACHLICHER BERICHT ÜBER DAS GLÜCK, EIN MORPHINIST ZU SEIN
Berlin, 1925

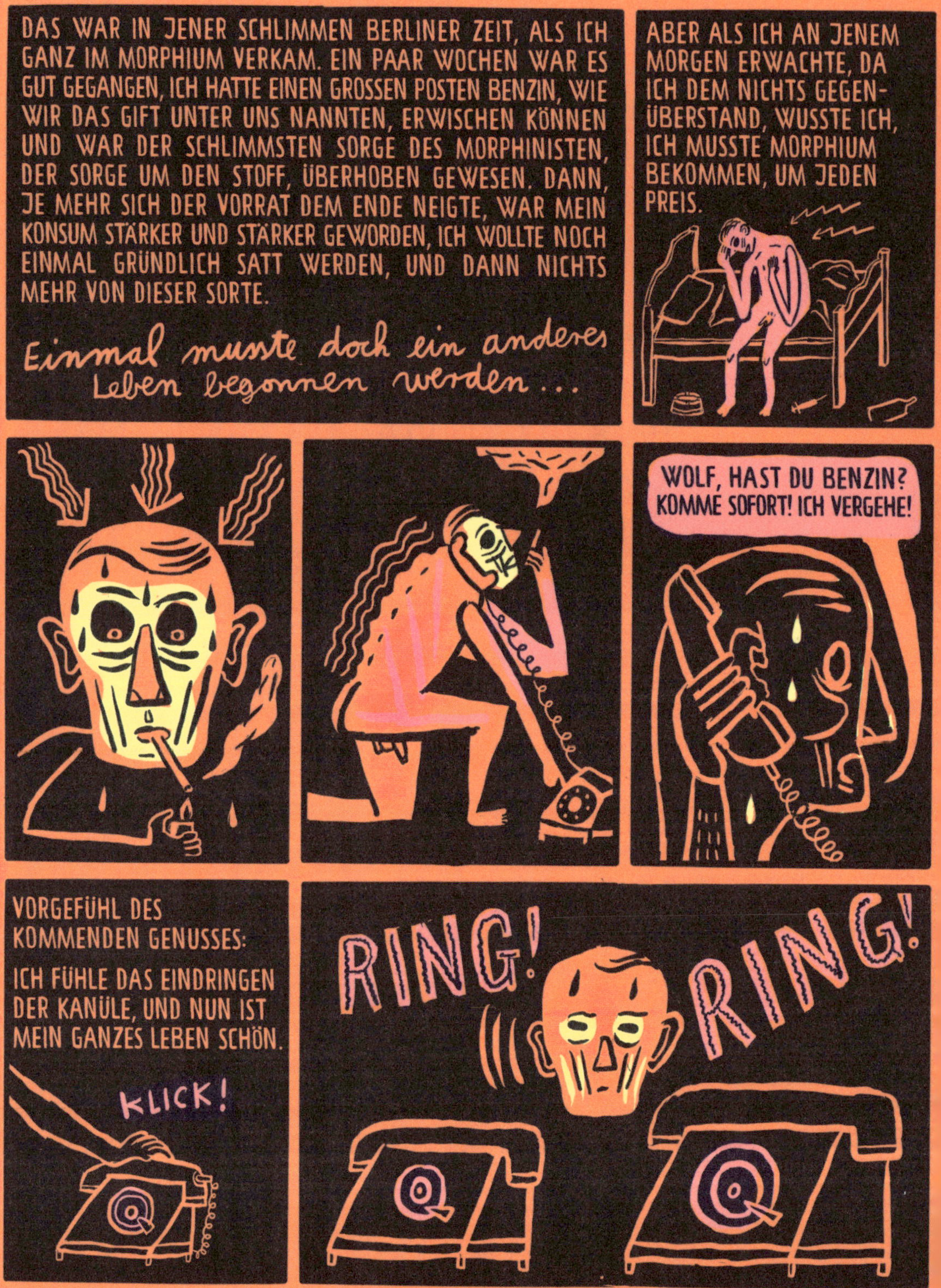
DAS WAR IN JENER SCHLIMMEN BERLINER ZEIT, ALS ICH GANZ IM MORPHIUM VERKAM. EIN PAAR WOCHEN WAR ES GUT GEGANGEN, ICH HATTE EINEN GROSSEN POSTEN BENZIN, WIE WIR DAS GIFT UNTER UNS NANNTEN, ERWISCHEN KÖNNEN UND WAR DER SCHLIMMSTEN SORGE DES MORPHINISTEN, DER SORGE UM DEN STOFF, ÜBERHOBEN GEWESEN. DANN, JE MEHR SICH DER VORRAT DEM ENDE NEIGTE, WAR MEIN KONSUM STÄRKER UND STÄRKER GEWORDEN, ICH WOLLTE NOCH EINMAL GRÜNDLICH SATT WERDEN, UND DANN NICHTS MEHR VON DIESER SORTE.
Einmal musste doch ein anderes Leben begonnen werden ...
ABER ALS ICH AN JENEM MORGEN ERWACHTE, DA ICH DEM NICHTS GEGENÜBERSTAND, WUSSTE ICH, ICH MUSSTE MORPHIUM BEKOMMEN, UM JEDEN PREIS.
WOLF, HAST DU BENZIN? KOMME SOFORT! ICH VERGEHE!
VORGEFÜHL DES KOMMENDEN GENUSSES:
ICH FÜHLE DAS EINDRINGEN DER KANÜLE, UND NUN IST MEIN GANZES LEBEN SCHÖN.
KLICK!
RING!
RING!

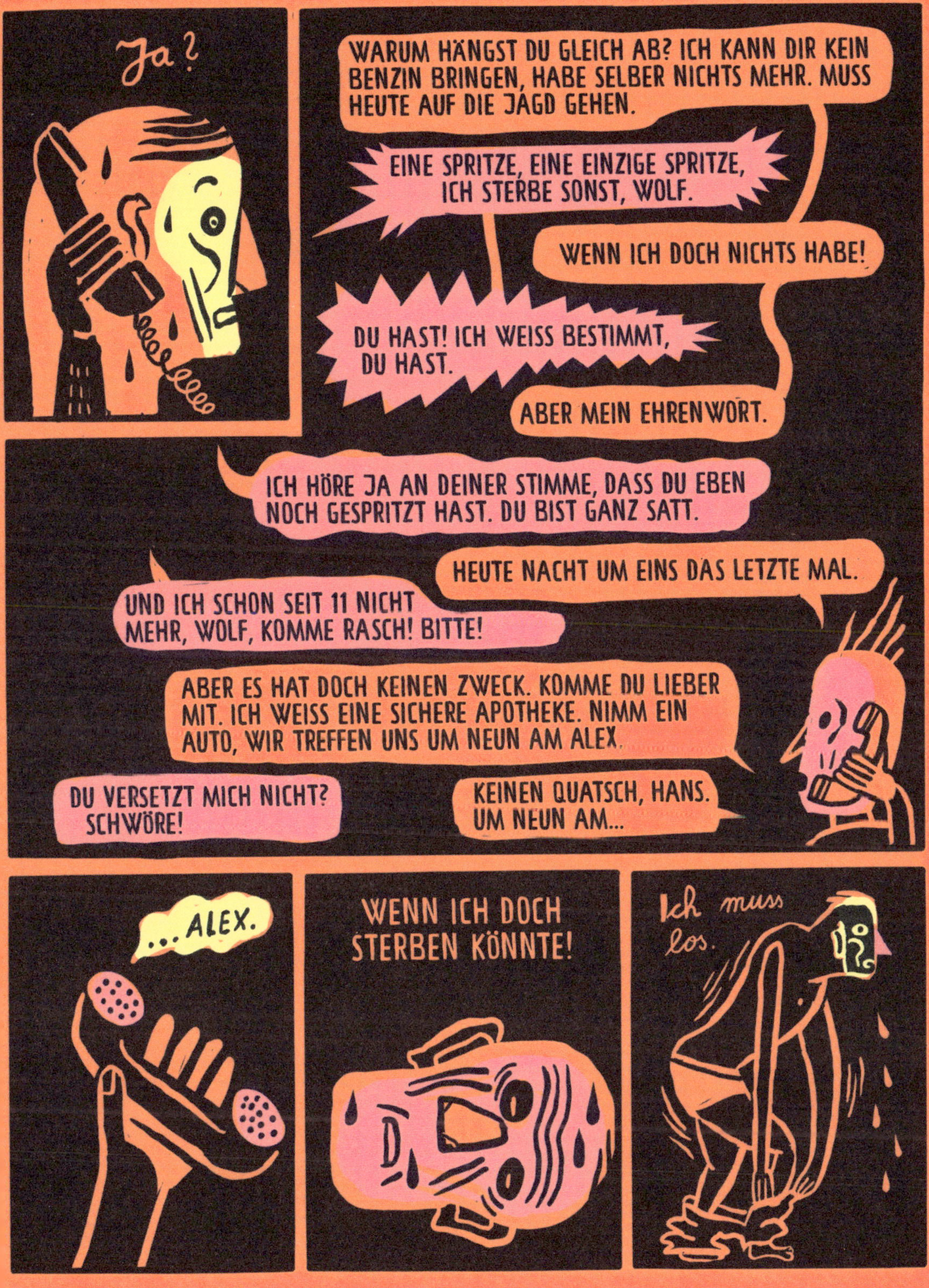
Ja?
WARUM HÄNGST DU GLEICH AB? ICH KANN DIR KEIN BENZIN BRINGEN, HABE SELBER NICHTS MEHR. MUSS HEUTE AUF DIE JAGD GEHEN.
EINE SPRITZE, EINE EINZIGE SPRITZE, ICH STERBE SONST, WOLF.
WENN ICH DOCH NICHTS HABE!
DU HAST! ICH WEISS BESTIMMT, DU HAST.
ABER MEIN EHRENWORT.
ICH HÖRE JA AN DEINER STIMME, DASS DU EBEN NOCH GESPRITZT HAST. DU BIST GANZ SATT.
HEUTE NACHT UM EINS DAS LETZTE MAL.
UND ICH SCHON SEIT 11 NICHT MEHR, WOLF, KOMME RASCH! BITTE!
ABER ES HAT DOCH KEINEN ZWECK. KOMME DU LIEBER MIT. ICH WEISS EINE SICHERE APOTHEKE. NIMM EIN AUTO, WIR TREFFEN UNS UM NEUN AM ALEX.
DU VERSETZT MICH NICHT? SCHWÖRE!
KEINEN QUATSCH, HANS. UM NEUN AM...
...ALEX.
WENN ICH DOCH STERBEN KÖNNTE!
Ich muss los.

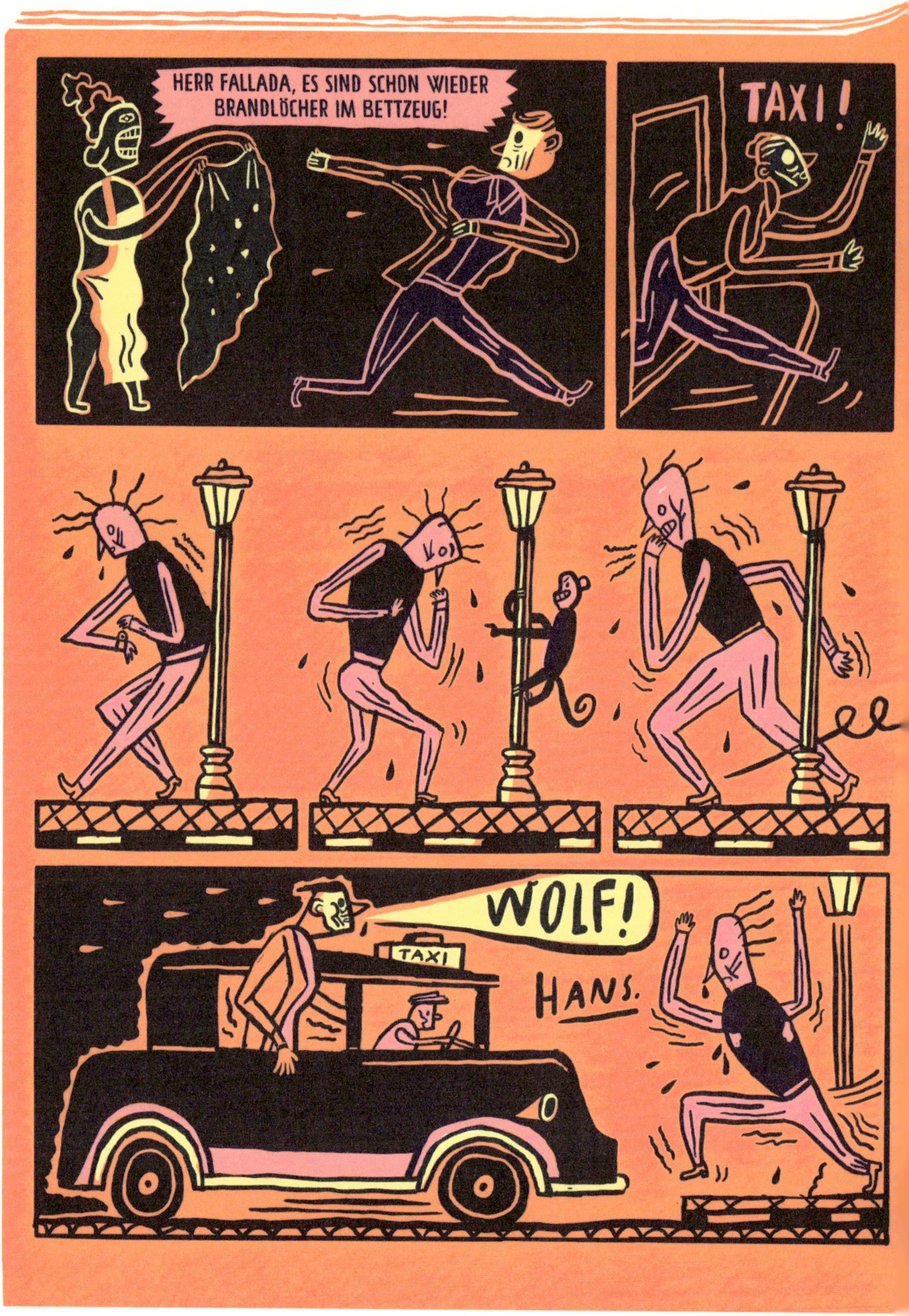
HERR FALLADA, ES SIND SCHON WIEDER BRANDLÖCHER IM BETTZEUG!
TAXI!
WOLF!
TAXI
HANS.

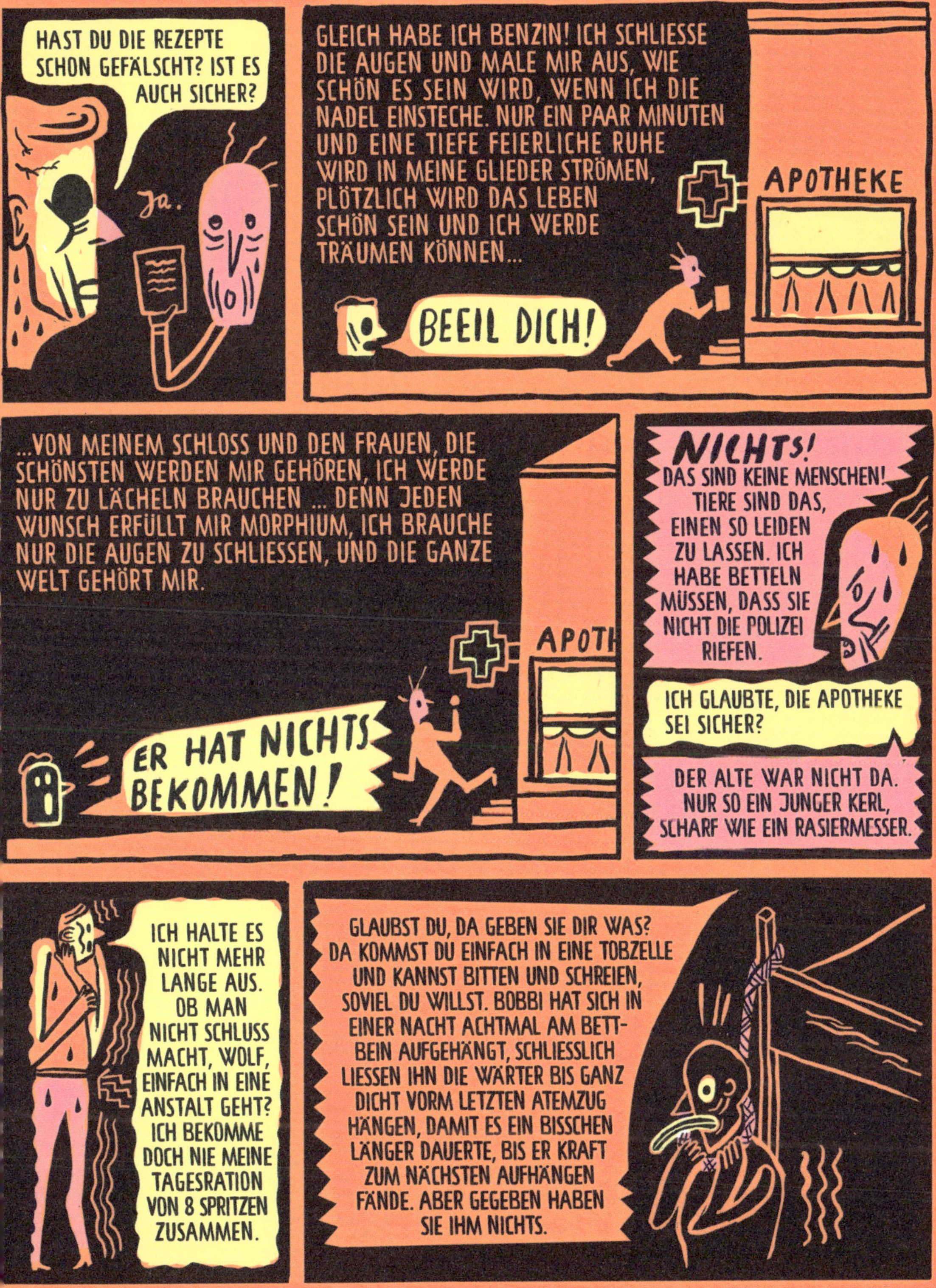
HAST DU DIE REZEPTE SCHON GEFÄLSCHT? IST ES AUCH SICHER?
Ja.
GLEICH HABE ICH BENZIN! ICH SCHLIESSE DIE AUGEN UND MALE MIR AUS, WIE SCHÖN ES SEIN WIRD, WENN ICH DIE NADEL EINSTECHE. NUR EIN PAAR MINUTEN UND EINE TIEFE FEIERLICHE RUHE WIRD IN MEINE GLIEDER STRÖMEN, PLÖTZLICH WIRD DAS LEBEN SCHÖN SEIN UND ICH WERDE TRÄUMEN KÖNNEN...
APOTHEKE
BEEIL DICH!
...VON MEINEM SCHLOSS UND DEN FRAUEN, DIE SCHÖNSTEN WERDEN MIR GEHÖREN, ICH WERDE NUR ZU LÄCHELN BRAUCHEN ... DENN JEDEN WUNSCH ERFÜLLT MIR MORPHIUM, ICH BRAUCHE NUR DIE AUGEN ZU SCHLIESSEN, UND DIE GANZE WELT GEHÖRT MIR.
APOTH
ER HAT NICHTS BEKOMMEN!
NICHTS! DAS SIND KEINE MENSCHEN! TIERE SIND DAS, EINEN SO LEIDEN ZU LASSEN. ICH HABE BETTELN MÜSSEN, DASS SIE NICHT DIE POLIZEI RIEFEN.
ICH GLAUBTE, DIE APOTHEKE SEI SICHER?
DER ALTE WAR NICHT DA. NUR SO EIN JUNGER KERL, SCHARF WIE EIN RASIERMESSER.
ICH HALTE ES NICHT MEHR LANGE AUS. OB MAN NICHT SCHLUSS MACHT, WOLF, EINFACH IN EINE ANSTALT GEHT? ICH BEKOMME DOCH NIE MEINE TAGESRATION VON 8 SPRITZEN ZUSAMMEN.
GLAUBST DU, DA GEBEN SIE DIR WAS? DA KOMMST DU EINFACH IN EINE TOBZELLE UND KANNST BITTEN UND SCHREIEN, SOVIEL DU WILLST. BOBBI HAT SICH IN EINER NACHT ACHTMAL AM BETT-BEIN AUFGEHÄNGT, SCHLIESSLICH LIESSEN IHN DIE WÄRTER BIS GANZ DICHT VORM LETZTEN ATEMZUG HÄNGEN, DAMIT ES EIN BISSCHEN LÄNGER DAUERTE, BIS ER KRAFT ZUM NÄCHSTEN AUFHÄNGEN FÄNDE. ABER GEGEBEN HABEN SIE IHM NICHTS.

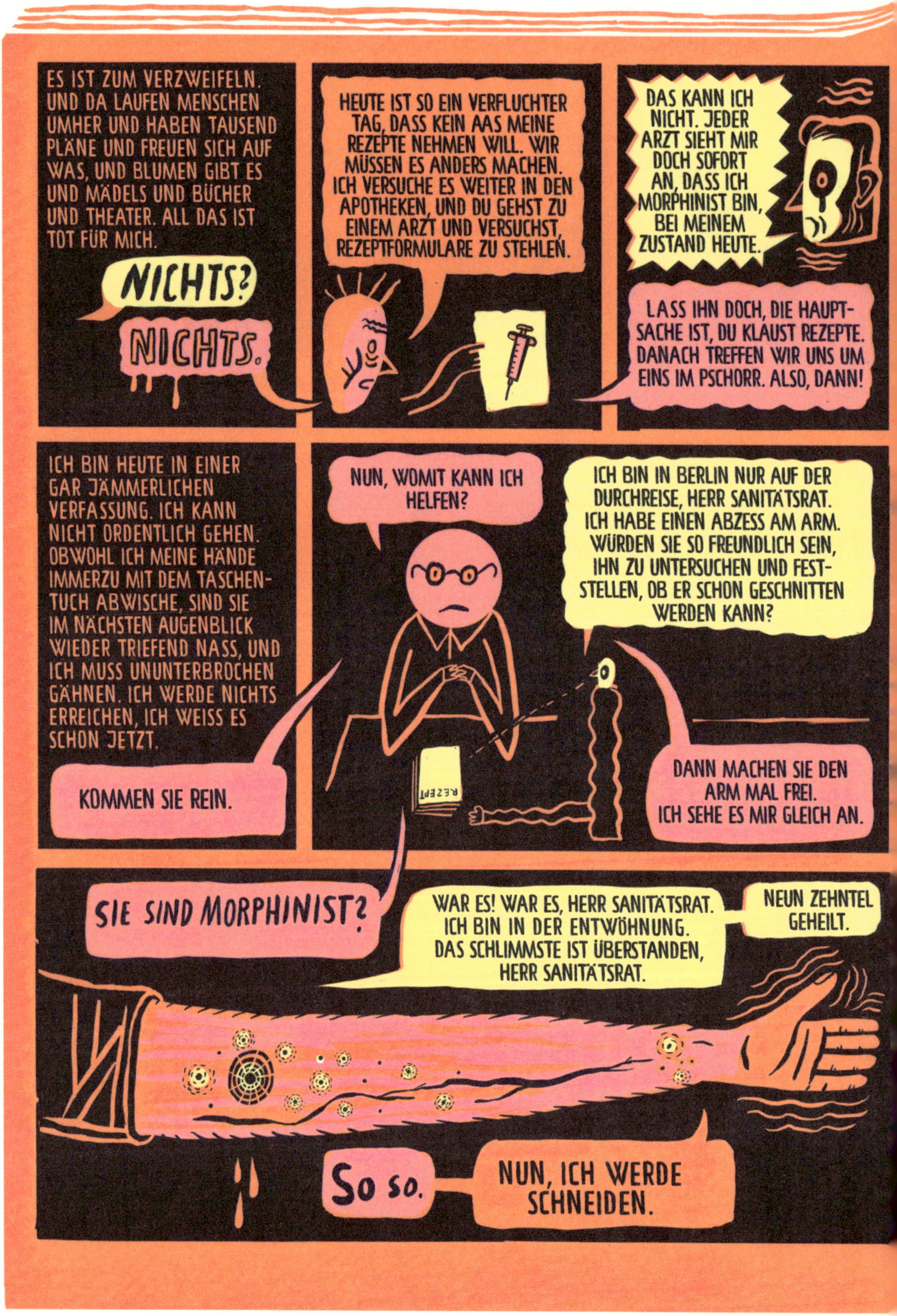
ES IST ZUM VERZWEIFELN. UND DA LAUFEN MENSCHEN UMHER UND HABEN TAUSEND PLÄNE UND FREUEN SICH AUF WAS, UND BLUMEN GIBT ES UND MÄDELS UND BÜCHER UND THEATER. ALL DAS IST TOT FÜR MICH.
NICHTS?
NICHTS.
HEUTE IST SO EIN VERFLUCHTER TAG, DASS KEIN AAS MEINE REZEPTE NEHMEN WILL. WIR MÜSSEN ES ANDERS MACHEN. ICH VERSUCHE ES WEITER IN DEN APOTHEKEN, UND DU GEHST ZU EINEM ARZT UND VERSUCHST, REZEPTFORMULARE ZU STEHLEN.
DAS KANN ICH NICHT. JEDER ARZT SIEHT MIR DOCH SOFORT AN, DASS ICH MORPHINIST BIN, BEI MEINEM ZUSTAND HEUTE.
LASS IHN DOCH, DIE HAUPTSACHE IST, DU KLAUST REZEPTE. DANACH TREFFEN WIR UNS UM EINS IM PSCHORR. ALSO, DANN!
ICH BIN HEUTE IN EINER GAR JÄMMERLICHEN VERFASSUNG. ICH KANN NICHT ORDENTLICH GEHEN. OBWOHL ICH MEINE HÄNDE IMMERZU MIT DEM TASCHENTUCH ABWISCHE, SIND SIE IM NÄCHSTEN AUGENBLICK WIEDER TRIEFEND NASS, UND ICH MUSS UNUNTERBROCHEN GÄHNEN. ICH WERDE NICHTS ERREICHEN, ICH WEISS ES SCHON JETZT.
KOMMEN SIE REIN.
NUN, WOMIT KANN ICH HELFEN?
ICH BIN IN BERLIN NUR AUF DER DURCHREISE, HERR SANITÄTSRAT. ICH HABE EINEN ABZESS AM ARM. WÜRDEN SIE SO FREUNDLICH SEIN, IHN ZU UNTERSUCHEN UND FESTSTELLEN, OB ER SCHON GESCHNITTEN WERDEN KANN?
REZEPT
DANN MACHEN SIE DEN ARM MAL FREI. ICH SEHE ES MIR GLEICH AN.
SIE SIND MORPHINIST?
WAR ES! WAR ES, HERR SANITÄTSRAT. ICH BIN IN DER ENTWÖHNUNG. DAS SCHLIMMSTE IST ÜBERSTANDEN, HERR SANITÄTSRAT.
NEUN ZEHNTEL GEHEILT.
So so.
NUN, ICH WERDE SCHNEIDEN.

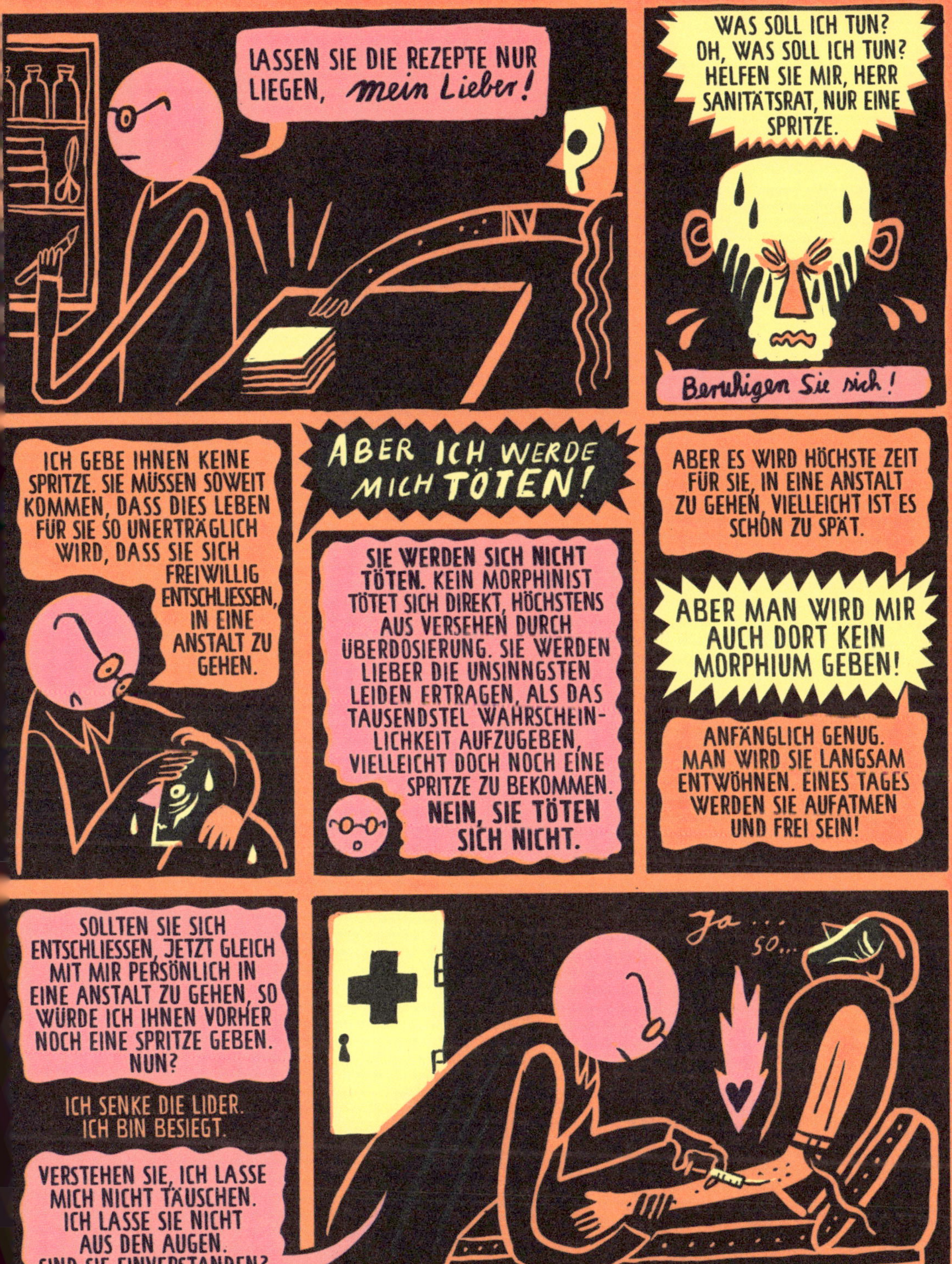
LASSEN SIE DIE REZEPTE NUR LIEGEN, mein Lieber!
WAS SOLL ICH TUN? OH, WAS SOLL ICH TUN? HELFEN SIE MIR, HERR SANITÄTSRAT, NUR EINE SPRITZE.
Beruhigen Sie sich!
ICH GEBE IHNEN KEINE SPRITZE. SIE MÜSSEN SOWEIT KOMMEN, DASS DIES LEBEN FÜR SIE SO UNERTRÄGLICH WIRD, DASS SIE SICH FREIWILLIG ENTSCHLIESSEN, IN EINE ANSTALT ZU GEHEN.
ABER ICH WERDE MICH TÖTEN!
SIE WERDEN SICH NICHT TÖTEN. KEIN MORPHINIST TÖTET SICH DIREKT, HÖCHSTENS AUS VERSEHEN DURCH ÜBERDOSIERUNG. SIE WERDEN LIEBER DIE UNSINNGSTEN LEIDEN ERTRAGEN, ALS DAS TAUSENDSTEL WAHRSCHEINLICHKEIT AUFZUGEBEN, VIELLEICHT DOCH NOCH EINE SPRITZE ZU BEKOMMEN. NEIN, SIE TÖTEN SICH NICHT.
ABER ES WIRD HÖCHSTE ZEIT FÜR SIE, IN EINE ANSTALT ZU GEHEN, VIELLEICHT IST ES SCHON ZU SPÄT.
ABER MAN WIRD MIR AUCH DORT KEIN MORPHIUM GEBEN!
ANFÄNGLICH GENUG. MAN WIRD SIE LANGSAM ENTWÖHNEN. EINES TAGES WERDEN SIE AUFATMEN UND FREI SEIN!
SOLLTEN SIE SICH ENTSCHLIESSEN, JETZT GLEICH MIT MIR PERSÖNLICH IN EINE ANSTALT ZU GEHEN, SO WÜRDE ICH IHNEN VORHER NOCH EINE SPRITZE GEBEN. NUN?
ICH SENKE DIE LIDER. ICH BIN BESIEGT.
VERSTEHEN SIE, ICH LASSE MICH NICHT TÄUSCHEN. ICH LASSE SIE NICHT AUS DEN AUGEN. SIND SIE EINVERSTANDEN?
Ja ... so ...

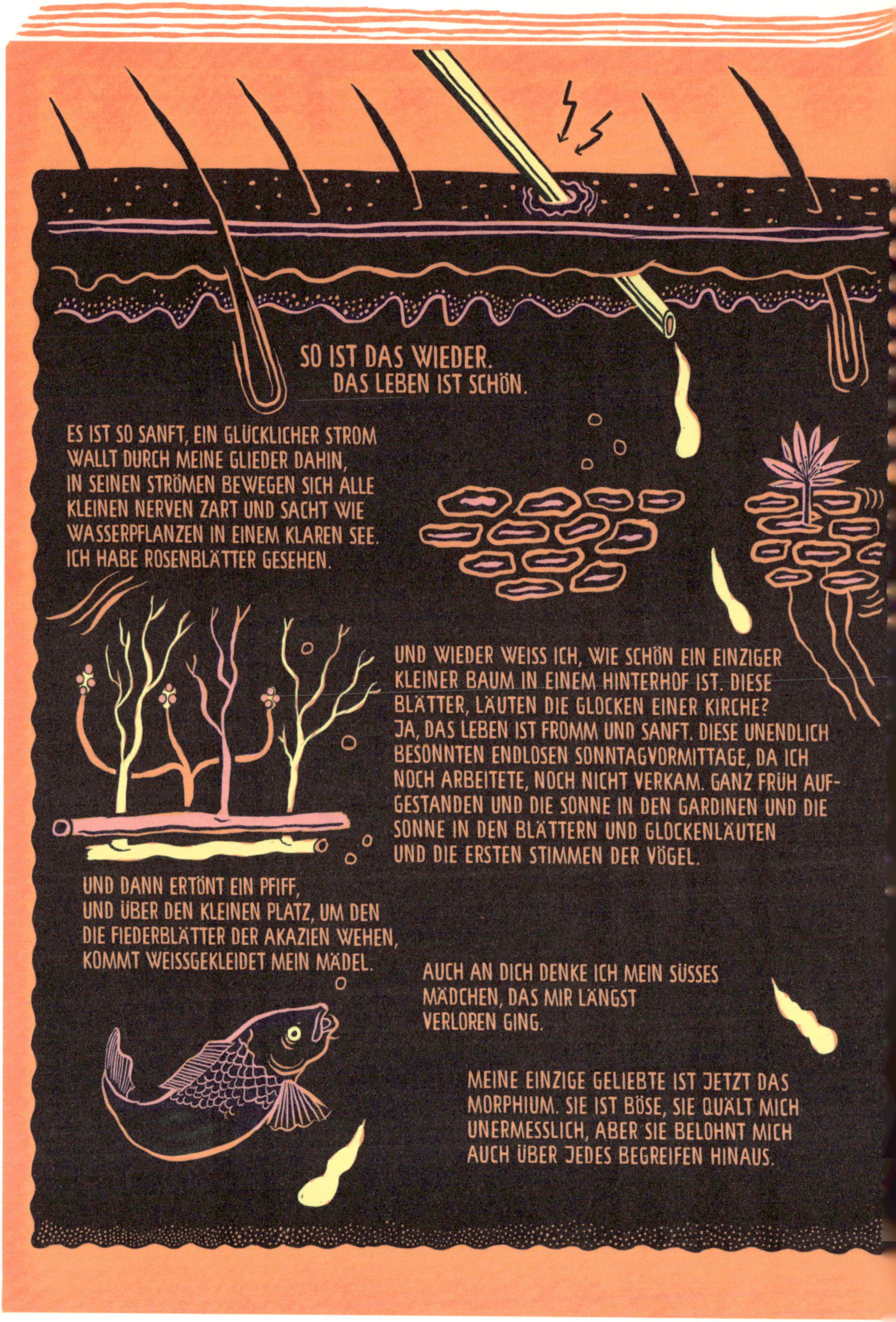
SO IST DAS WIEDER.
DAS LEBEN IST SCHÖN.
ES IST SO SANFT, EIN GLÜCKLICHER STROM WALLT DURCH MEINE GLIEDER DAHIN, IN SEINEN STRÖMEN BEWEGEN SICH ALLE KLEINEN NERVEN ZART UND SACHT WIE WASSERPFLANZEN IN EINEM KLAREN SEE. ICH HABE ROSENBLÄTTER GESEHEN.
UND WIEDER WEISS ICH, WIE SCHÖN EIN EINZIGER KLEINER BAUM IN EINEM HINTERHOF IST. DIESE BLÄTTER, LÄUTEN DIE GLOCKEN EINER KIRCHE? JA, DAS LEBEN IST FROMM UND SANFT. DIESE UNENDLICH BESONNTEN ENDLOSEN SONNTAGVORMITTAGE, DA ICH NOCH ARBEITETE, NOCH NICHT VERKAM. GANZ FRÜH AUFGESTANDEN UND DIE SONNE IN DEN GARDINEN UND DIE SONNE IN DEN BLÄTTERN UND GLOCKENLÄUTEN UND DIE ERSTEN STIMMEN DER VÖGEL.
UND DANN ERTÖNT EIN PFIFF, UND ÜBER DEN KLEINEN PLATZ, UM DEN DIE FIEDERBLÄTTER DER AKAZIEN WEHEN, KOMMT WEISSGEKLEIDET MEIN MÄDEL.
AUCH AN DICH DENKE ICH MEIN SÜSSES MÄDCHEN, DAS MIR LÄNGST VERLOREN GING.
MEINE EINZIGE GELIEBTE IST JETZT DAS MORPHIUM. SIE IST BÖSE, SIE QUÄLT MICH UNERMESSLICH, ABER SIE BELOHNT MICH AUCH ÜBER JEDES BEGREIFEN HINAUS.

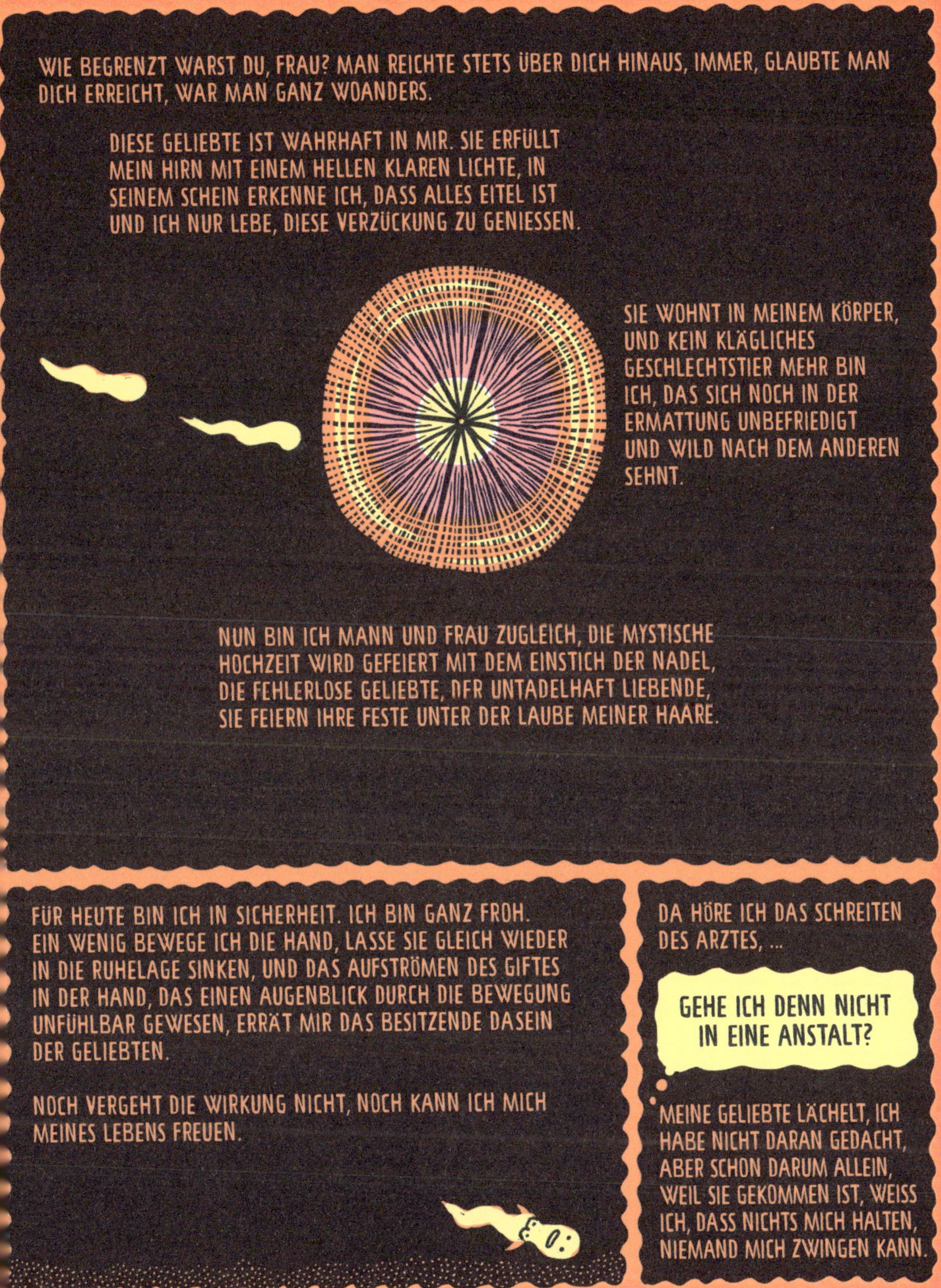
WIE BEGRENZT WARST DU, FRAU? MAN REICHTE STETS ÜBER DICH HINAUS, IMMER, GLAUBTE MAN DICH ERREICHT, WAR MAN GANZ WOANDERS.
DIESE GELIEBTE IST WAHRHAFT IN MIR. SIE ERFÜLLT MEIN HIRN MIT EINEM HELLEN KLAREN LICHTE, IN SEINEM SCHEIN ERKENNE ICH, DASS ALLES EITEL IST UND ICH NUR LEBE, DIESE VERZÜCKUNG ZU GENIESSEN.
SIE WOHNT IN MEINEM KÖRPER, UND KEIN KLÄGLICHES GESCHLECHTSTIER MEHR BIN ICH, DAS SICH NOCH IN DER ERMATTUNG UNBEFRIEDIGT UND WILD NACH DEM ANDEREN SEHNT.
NUN BIN ICH MANN UND FRAU ZUGLEICH, DIE MYSTISCHE HOCHZEIT WIRD GEFEIERT MIT DEM EINSTICH DER NADEL, DIE FEHLERLOSE GELIEBTE, DER UNTADELHAFT LIEBENDE, SIE FEIERN IHRE FESTE UNTER DER LAUBE MEINER HAARE.
FÜR HEUTE BIN ICH IN SICHERHEIT. ICH BIN GANZ FROH. EIN WENIG BEWEGE ICH DIE HAND, LASSE SIE GLEICH WIEDER IN DIE RUHELAGE SINKEN, UND DAS AUFSTRÖMEN DES GIFTES IN DER HAND, DAS EINEN AUGENBLICK DURCH DIE BEWEGUNG UNFÜHLBAR GEWESEN, ERRÄT MIR DAS BESITZENDE DASEIN DER GELIEBTEN.
NOCH VERGEHT DIE WIRKUNG NICHT, NOCH KANN ICH MICH MEINES LEBENS FREUEN.
DA HÖRE ICH DAS SCHREITEN DES ARZTES, ...
GEHE ICH DENN NICHT IN EINE ANSTALT?
MEINE GELIEBTE LÄCHELT, ICH HABE NICHT DARAN GEDACHT, ABER SCHON DARUM ALLEIN, WEIL SIE GEKOMMEN IST, WEISS ICH, DASS NICHTS MICH HALTEN, NIEMAND MICH ZWINGEN KANN.

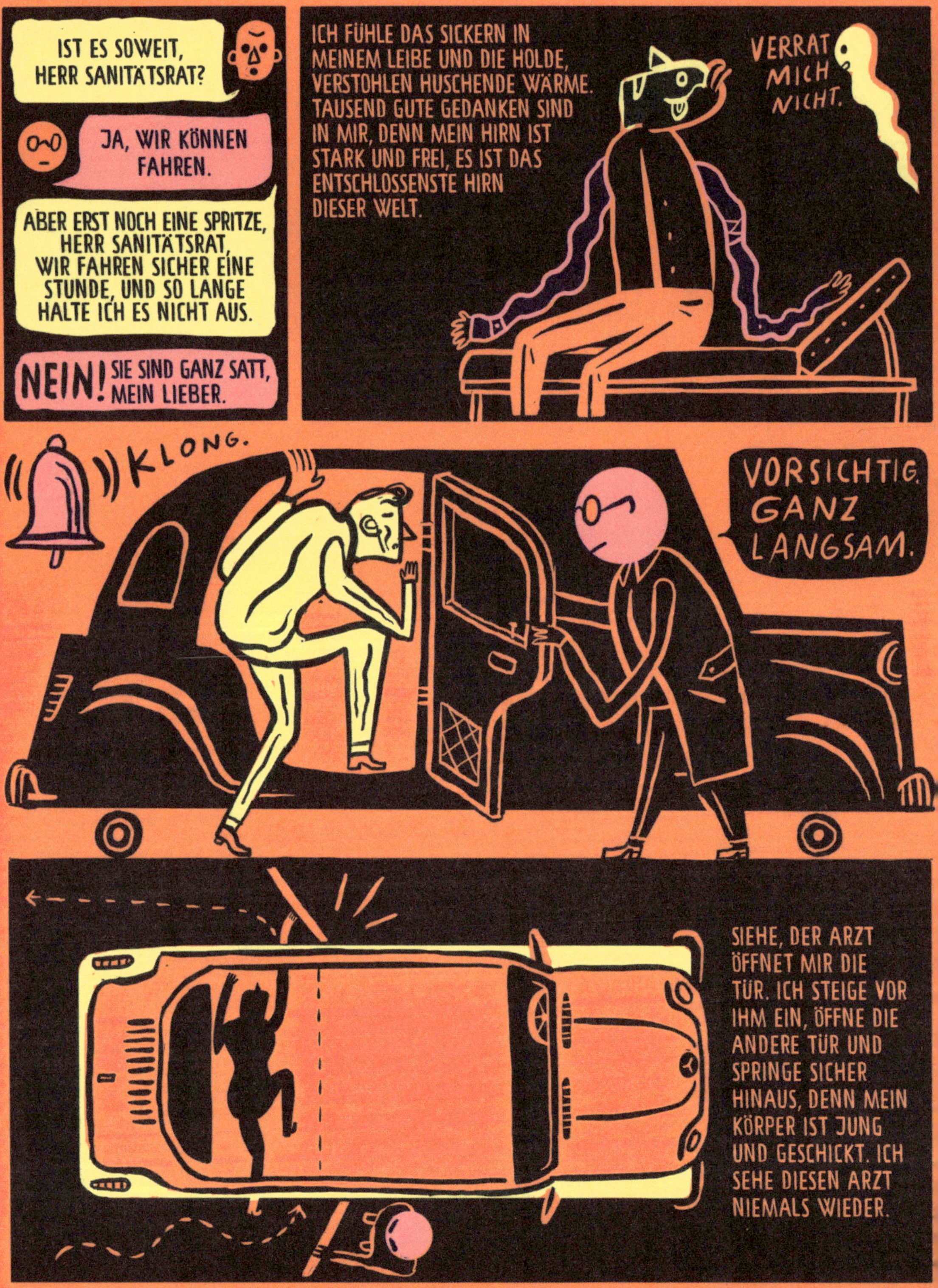
IST ES SOWEIT, HERR SANITÄTSRAT?
JA, WIR KÖNNEN FAHREN.
ABER ERST NOCH EINE SPRITZE, HERR SANITÄTSRAT, WIR FAHREN SICHER EINE STUNDE, UND SO LANGE HALTE ICH ES NICHT AUS.
NEIN! SIE SIND GANZ SATT, MEIN LIEBER.
ICH FÜHLE DAS SICKERN IN MEINEM LEIBE UND DIE HOLDE, VERSTOHLEN HUSCHENDE WÄRME. TAUSEND GUTE GEDANKEN SIND IN MIR, DENN MEIN HIRN IST STARK UND FREI, ES IST DAS ENTSCHLOSSENSTE HIRN DIESER WELT.
VERRAT MICH NICHT.
KLONG.
VORSICHTIG. GANZ LANGSAM.
SIEHE, DER ARZT ÖFFNET MIR DIE TÜR. ICH STEIGE VOR IHM EIN, ÖFFNE DIE ANDERE TÜR UND SPRINGE SICHER HINAUS, DENN MEIN KÖRPER IST JUNG UND GESCHICKT. ICH SEHE DIESEN ARZT NIEMALS WIEDER.

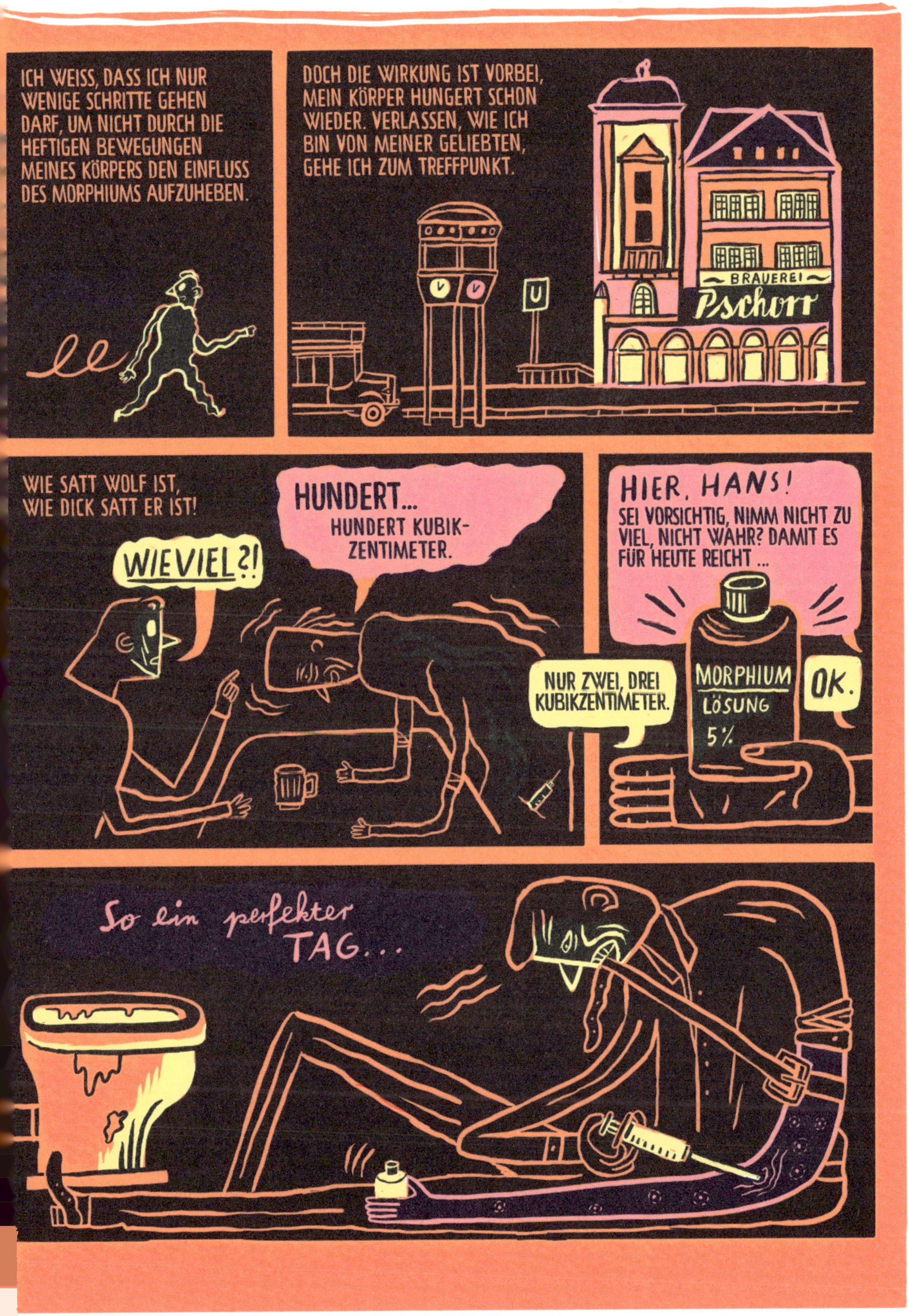
ICH WEISS, DASS ICH NUR WENIGE SCHRITTE GEHEN DARF, UM NICHT DURCH DIE HEFTIGEN BEWEGUNGEN MEINES KÖRPERS DEN EINFLUSS DES MORPHIUMS AUFZUHEBEN.
DOCH DIE WIRKUNG IST VORBEI, MEIN KÖRPER HUNGERT SCHON WIEDER. VERLASSEN, WIE ICH BIN VON MEINER GELIEBTEN, GEHE ICH ZUM TREFFPUNKT.
U
BRAUEREI
Pschorr
WIE SATT WOLF IST, WIE DICK SATT ER IST!
WIEVIEL?!
HUNDERT…
HUNDERT KUBIKZENTIMETER.
HIER, HANS!
SEI VORSICHTIG, NIMM NICHT ZU VIEL, NICHT WAHR? DAMIT ES FÜR HEUTE REICHT …
NUR ZWEI, DREI KUBIKZENTIMETER.
MORPHIUM
LÖSUNG
5%
OK.
So ein perfekter TAG…

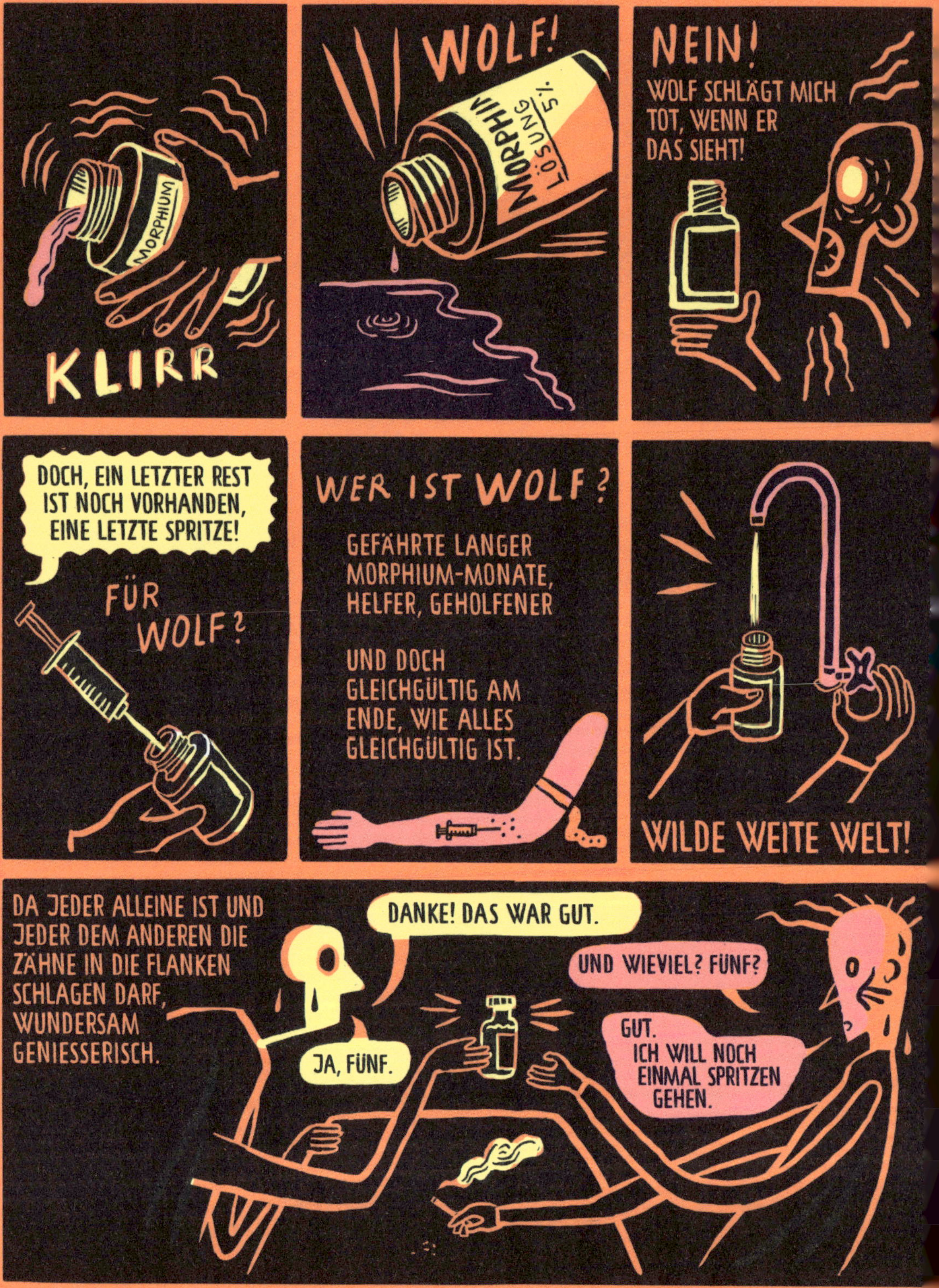

KLIRR
MORPHIUM
WOLF!
MORPHIUM LÖSUNG 5%
NEIN!
WOLF SCHLÄGT MICH TOT, WENN ER DAS SIEHT!
DOCH, EIN LETZTER REST IST NOCH VORHANDEN, EINE LETZTE SPRITZE!
FÜR WOLF?
WER IST WOLF?
GEFÄHRTE LANGER MORPHIUM-MONATE, HELFER, GEHOLFENER
UND DOCH GLEICHGÜLTIG AM ENDE, WIE ALLES GLEICHGÜLTIG IST.
WILDE WEITE WELT!
DA JEDER ALLEINE IST UND JEDER DEM ANDEREN DIE ZÄHNE IN DIE FLANKEN SCHLAGEN DARF, WUNDERSAM GENIESSERISCH.
DANKE! DAS WAR GUT.
UND WIEVIEL? FÜNF?
JA, FÜNF.
GUT. ICH WILL NOCH EINMAL SPRITZEN GEHEN.

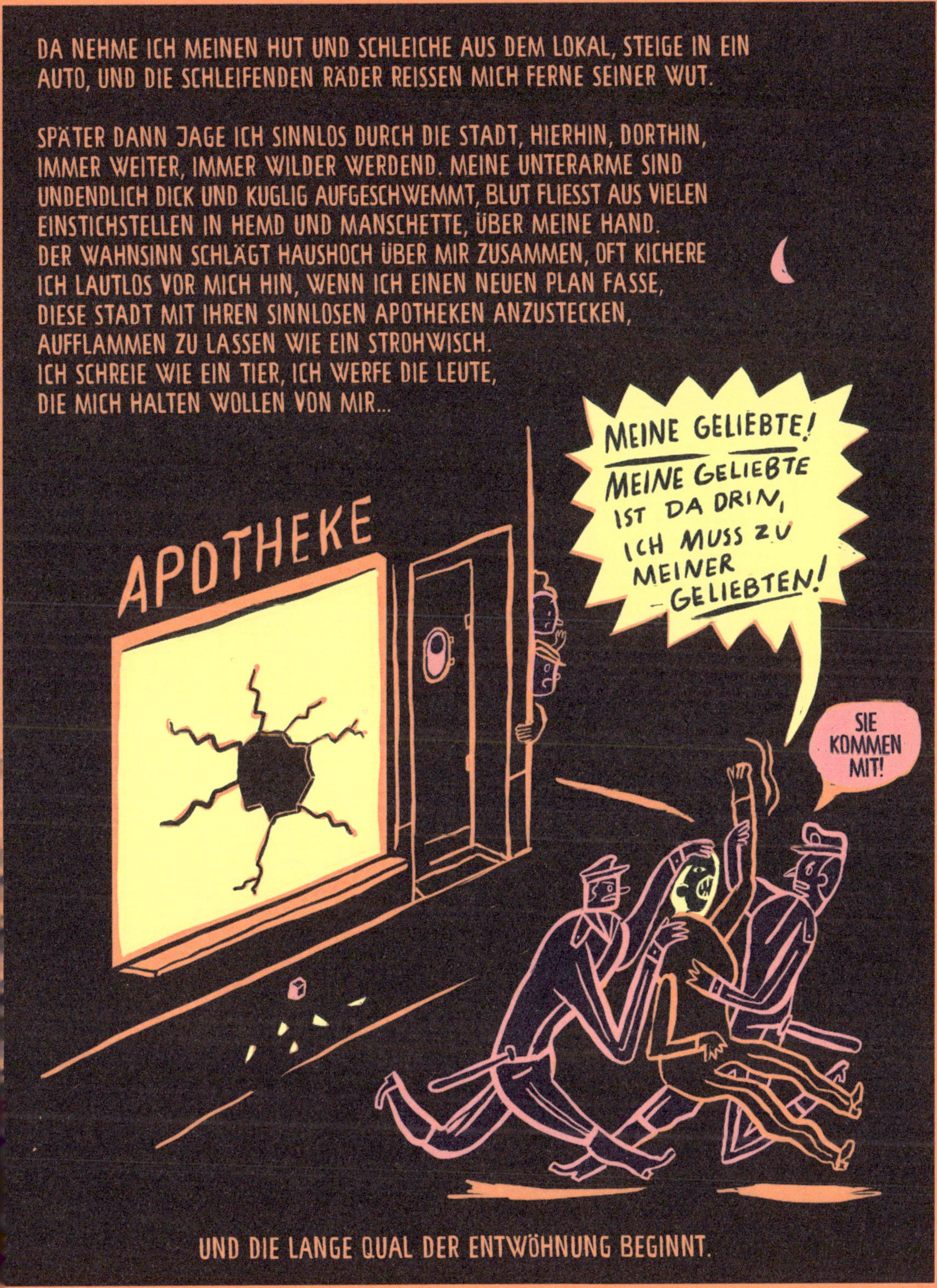
DA NEHME ICH MEINEN HUT UND SCHLEICHE AUS DEM LOKAL, STEIGE IN EIN AUTO, UND DIE SCHLEIFENDEN RÄDER REISSEN MICH FERNE SEINER WUT.
SPÄTER DANN JAGE ICH SINNLOS DURCH DIE STADT, HIERHIN, DORTHIN, IMMER WEITER, IMMER WILDER WERDEND. MEINE UNTERARME SIND UNDENDLICH DICK UND KUGLIG AUFGESCHWEMMT, BLUT FLIESST AUS VIELEN EINSTICHSTELLEN IN HEMD UND MANSCHETTE, ÜBER MEINE HAND. DER WAHNSINN SCHLÄGT HAUSHOCH ÜBER MIR ZUSAMMEN, OFT KICHERE ICH LAUTLOS VOR MICH HIN, WENN ICH EINEN NEUEN PLAN FASSE, DIESE STADT MIT IHREN SINNLOSEN APOTHEKEN ANZUSTECKEN, AUFFLAMMEN ZU LASSEN WIE EIN STROHWISCH. ICH SCHREIE WIE EIN TIER, ICH WERFE DIE LEUTE, DIE MICH HALTEN WOLLEN VON MIR...
APOTHEKE
MEINE GELIEBTE! MEINE GELIEBTE IST DA DRIN, ICH MUSS ZU MEINER GELIEBTEN!
SIE KOMMEN MIT!
UND DIE LANGE QUAL DER ENTWÖHNUNG BEGINNT.

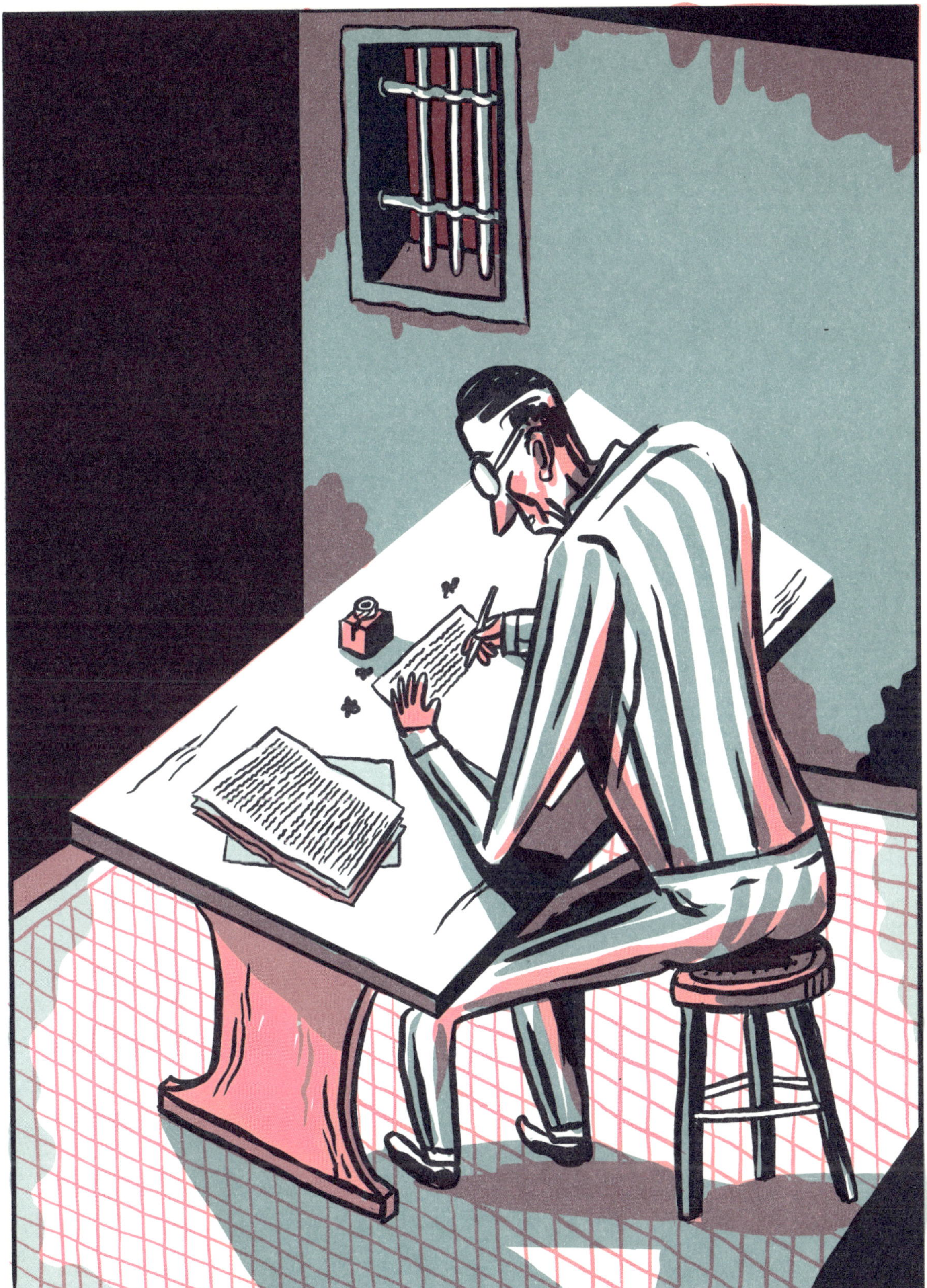

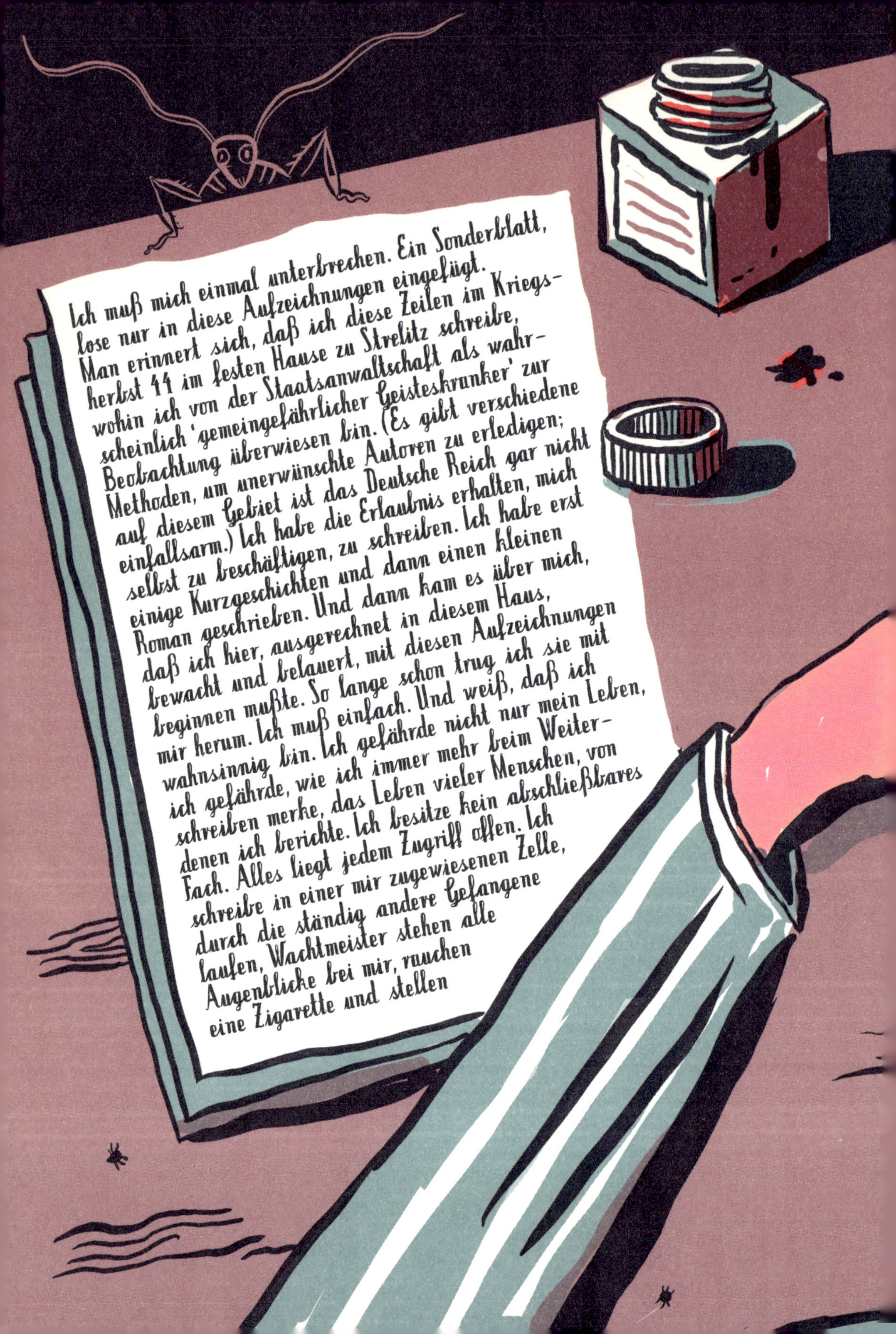
Ich muß mich einmal unterbrechen. Ein Sonderblatt,
lose nur in diese Aufzeichnungen eingefügt.
Man erinnert sich, daß ich diese Zeilen im Kriegs-
herbst 44 im festen Hause zu Strelitz schreibe,
wohin ich von der Staatsanwaltschaft als wahr-
scheinlich 'gemeingefährlicher Geisteskranker' zur
Beobachtung überwiesen bin. (Es gibt verschiedene
Methoden, um unerwünschte Autoren zu erledigen;
auf diesem Gebiet ist das Deutsche Reich gar nicht
einfallsarm.) Ich habe die Erlaubnis erhalten, mich
selbst zu beschäftigen, zu schreiben. Ich habe erst
einige Kurzgeschichten und dann einen kleinen
Roman geschrieben. Und dann kam es über mich,
daß ich hier, ausgerechnet in diesem Haus,
bewacht und belauert, mit diesen Aufzeichnungen
beginnen mußte. So lange schon trug ich sie mit
mir herum. Ich muß einfach. Und weiß, daß ich
wahnsinnig bin. Ich gefährde nicht nur mein Leben,
ich gefährde, wie ich immer mehr beim Weiter-
schreiben merke, das Leben vieler Menschen, von
denen ich berichte. Ich besitze kein abschließbares
Fach. Alles liegt jedem Zugriff offen. Ich
schreibe in einer mir zugewiesenen Zelle,
durch die ständig andere Gefangene
laufen, Wachtmeister stehen alle
Augenblicke bei mir, rauchen
eine Zigarette und stellen

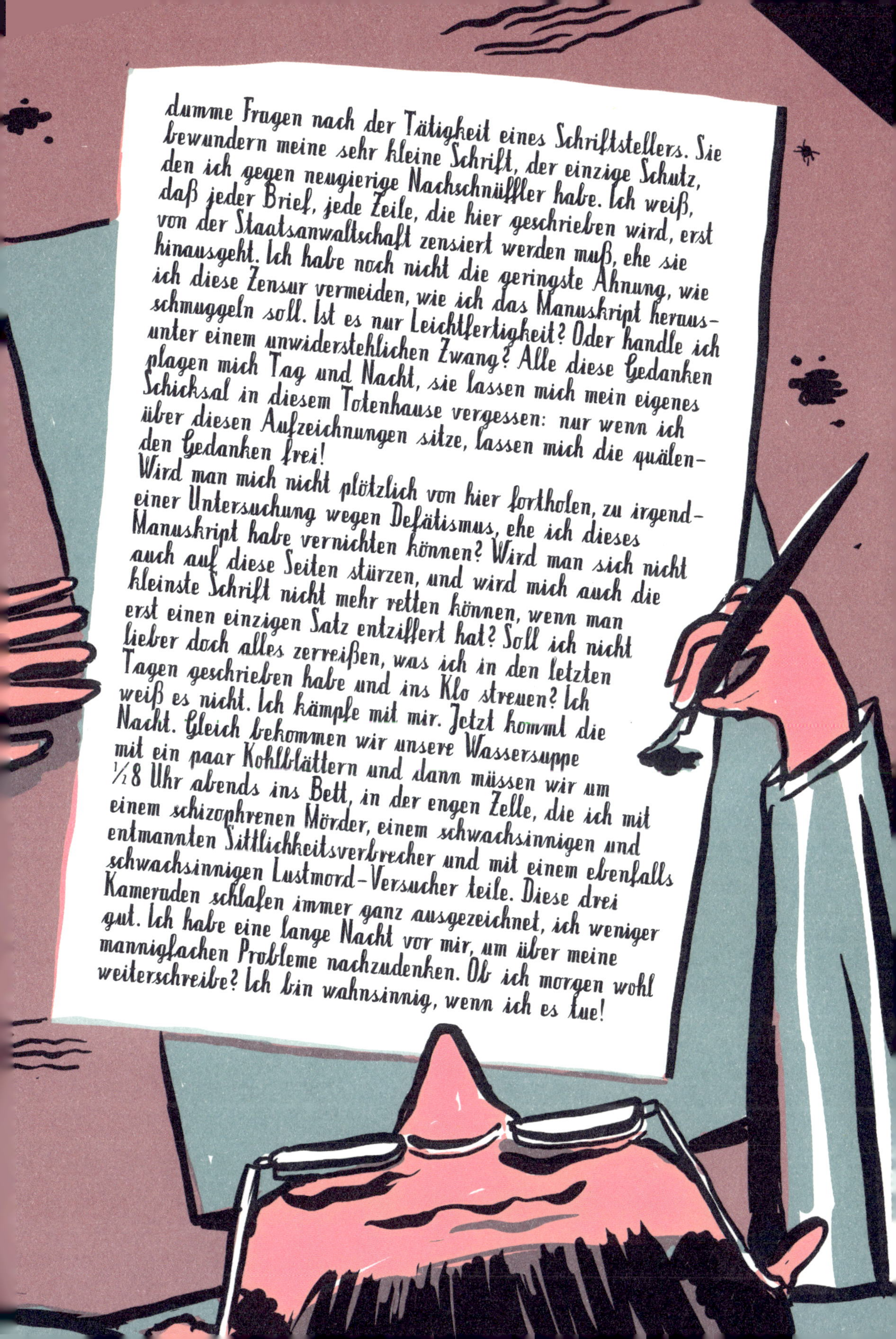
dumme Fragen nach der Tätigkeit eines Schriftstellers. Sie
bewundern meine sehr kleine Schrift, der einzige Schutz,
den ich gegen neugierige Nachschnüffler habe. Ich weiß,
daß jeder Brief, jede Zeile, die hier geschrieben wird, erst
von der Staatsanwaltschaft zensiert werden muß, ehe sie
hinausgeht. Ich habe noch nicht die geringste Ahnung, wie
ich diese Zensur vermeiden, wie ich das Manuskript heraus-
schmuggeln soll. Ist es nur Leichtfertigkeit? Oder handle ich
unter einem unwiderstehlichen Zwang? Alle diese Gedanken
plagen mich Tag und Nacht, sie lassen mich mein eigenes
Schicksal in diesem Totenhause vergessen: nur wenn ich
über diesen Aufzeichnungen sitze, lassen mich die quälen-
den Gedanken frei!
Wird man mich nicht plötzlich von hier fortholen, zu irgend-
einer Untersuchung wegen Defätismus, ehe ich dieses
Manuskript habe vernichten können? Wird man sich nicht
auch auf diese Seiten stürzen, und wird mich auch die
kleinste Schrift nicht mehr retten können, wenn man
erst einen einzigen Satz entziffert hat? Soll ich nicht
lieber doch alles zerreißen, was ich in den letzten
Tagen geschrieben habe und ins Klo streuen? Ich
weiß es nicht. Ich kämpfe mit mir. Jetzt kommt die
Nacht. Gleich bekommen wir unsere Wassersuppe
mit ein paar Kohlblättern und dann müssen wir um
½8 Uhr abends ins Bett, in der engen Zelle, die ich mit
einem schizophrenen Mörder, einem schwachsinnigen und
entmannten Sittlichkeitsverbrecher und mit einem ebenfalls
schwachsinnigen Lustmord-Versucher teile. Diese drei
Kameraden schlafen immer ganz ausgezeichnet, ich weniger
gut. Ich habe eine lange Nacht vor mir, um über meine
mannigfachen Probleme nachzudenken. Ob ich morgen wohl
weiterschreibe? Ich bin wahnsinnig, wenn ich es tue!

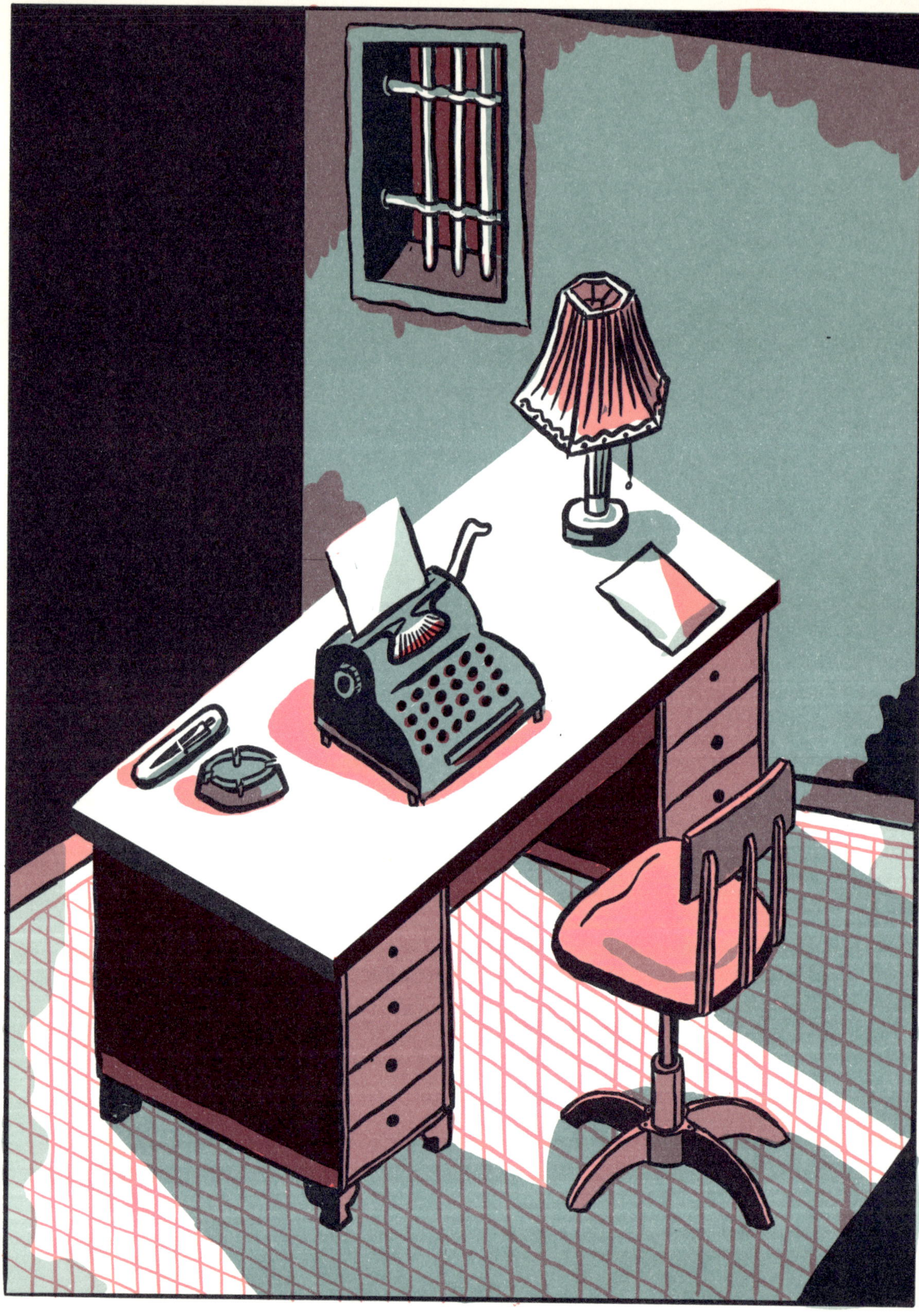

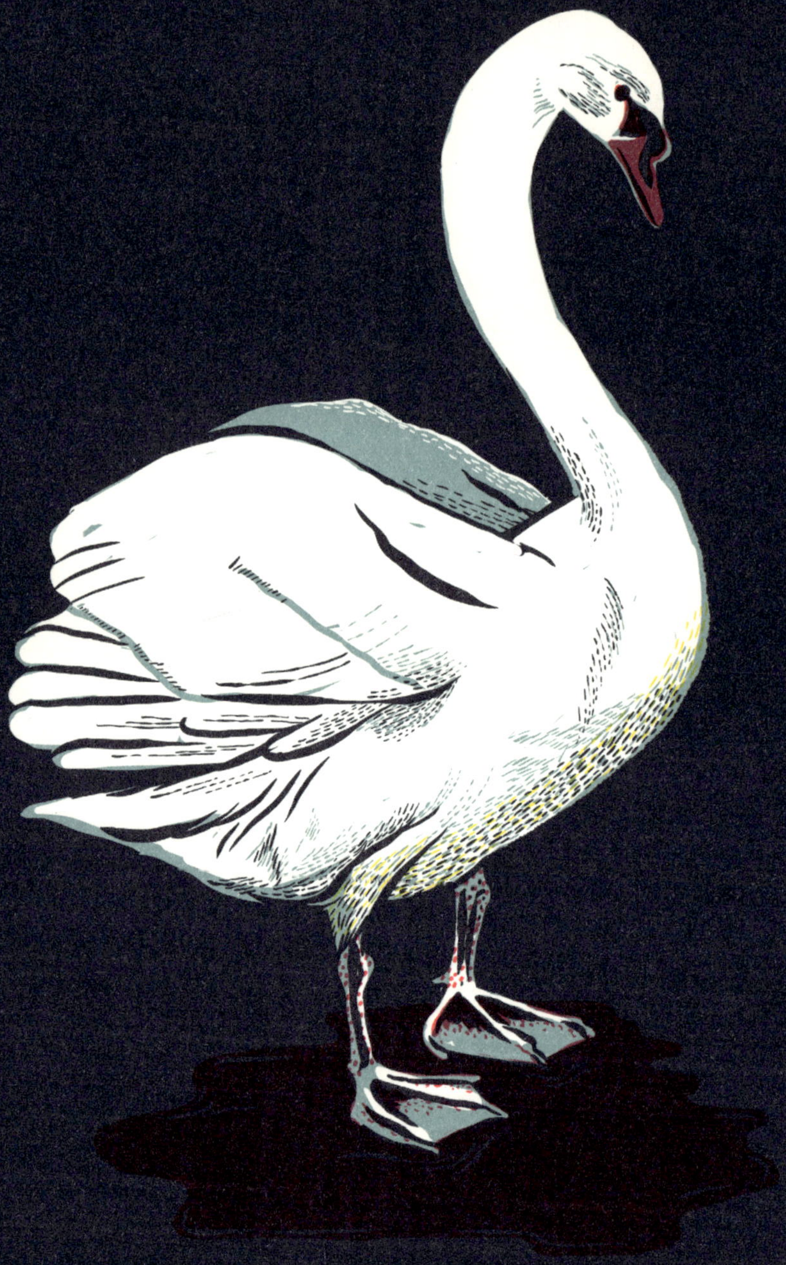

## HÖCKERSCHWAN

Höckerschwäne (Cygnus olor) binden sich auf Lebenszeit. Insbesondere in der Brutzeit, die im März beginnt, sind die männlichen Höckerschwäne sehr aggressiv und verteidigen ihr Territorium nachdrücklich auch gegen näher kommende Menschen.

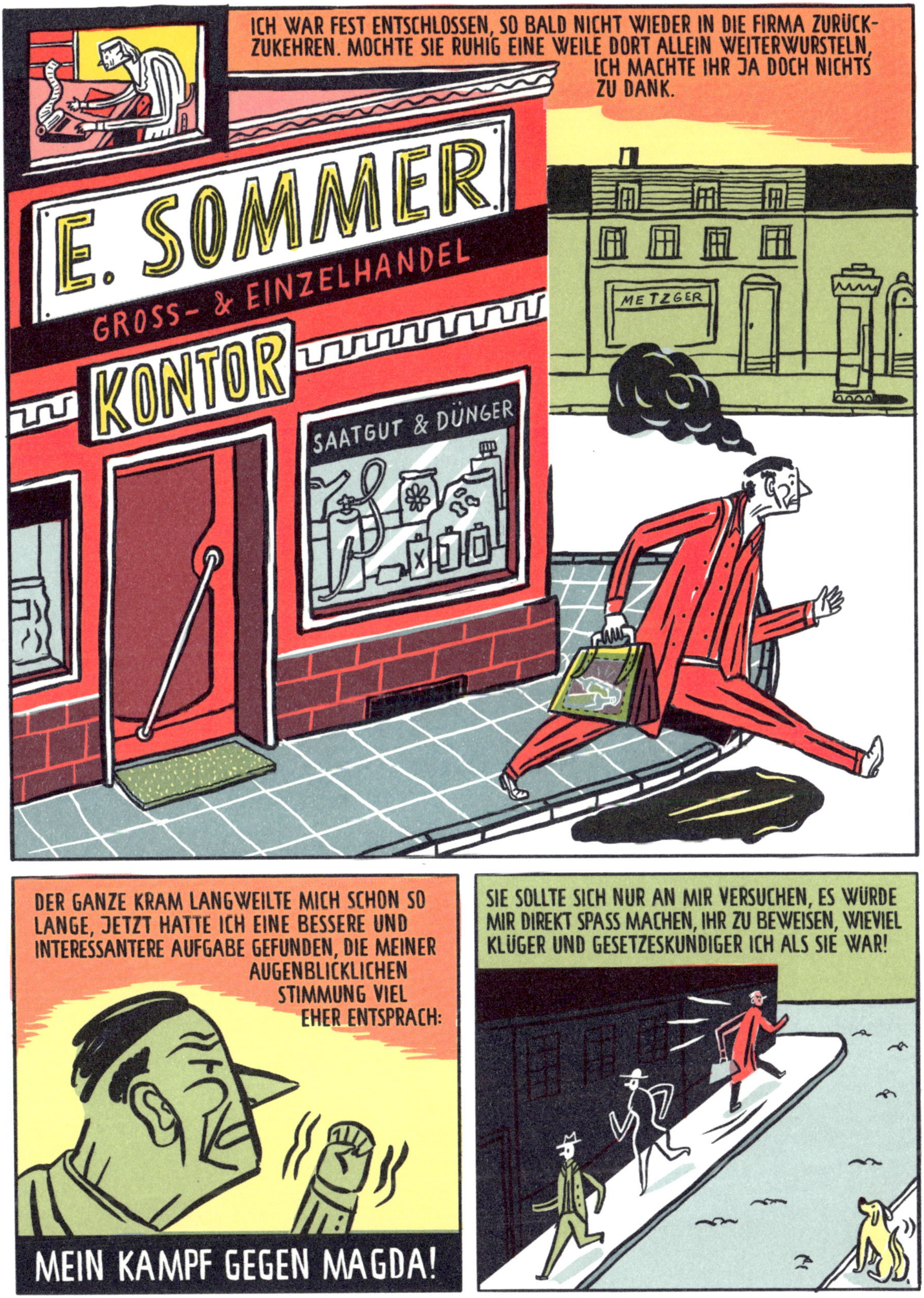
ICH WAR FEST ENTSCHLOSSEN, SO BALD NICHT WIEDER IN DIE FIRMA ZURÜCKZUKEHREN. MOCHTE SIE RUHIG EINE WEILE DORT ALLEIN WEITERWURSTELN, ICH MACHTE IHR JA DOCH NICHTS ZU DANK.
E. SOMMER
GROSS- & EINZELHANDEL
KONTOR
SAATGUT & DÜNGER
METZGER
DER GANZE KRAM LANGWEILTE MICH SCHON SO LANGE, JETZT HATTE ICH EINE BESSERE UND INTERESSANTERE AUFGABE GEFUNDEN, DIE MEINER AUGENBLICKLICHEN STIMMUNG VIEL EHER ENTSPRACH:
MEIN KAMPF GEGEN MAGDA!
SIE SOLLTE SICH NUR AN MIR VERSUCHEN, ES WÜRDE MIR DIREKT SPASS MACHEN, IHR ZU BEWEISEN, WIEVIEL KLÜGER UND GESETZESKUNDIGER ICH ALS SIE WAR!

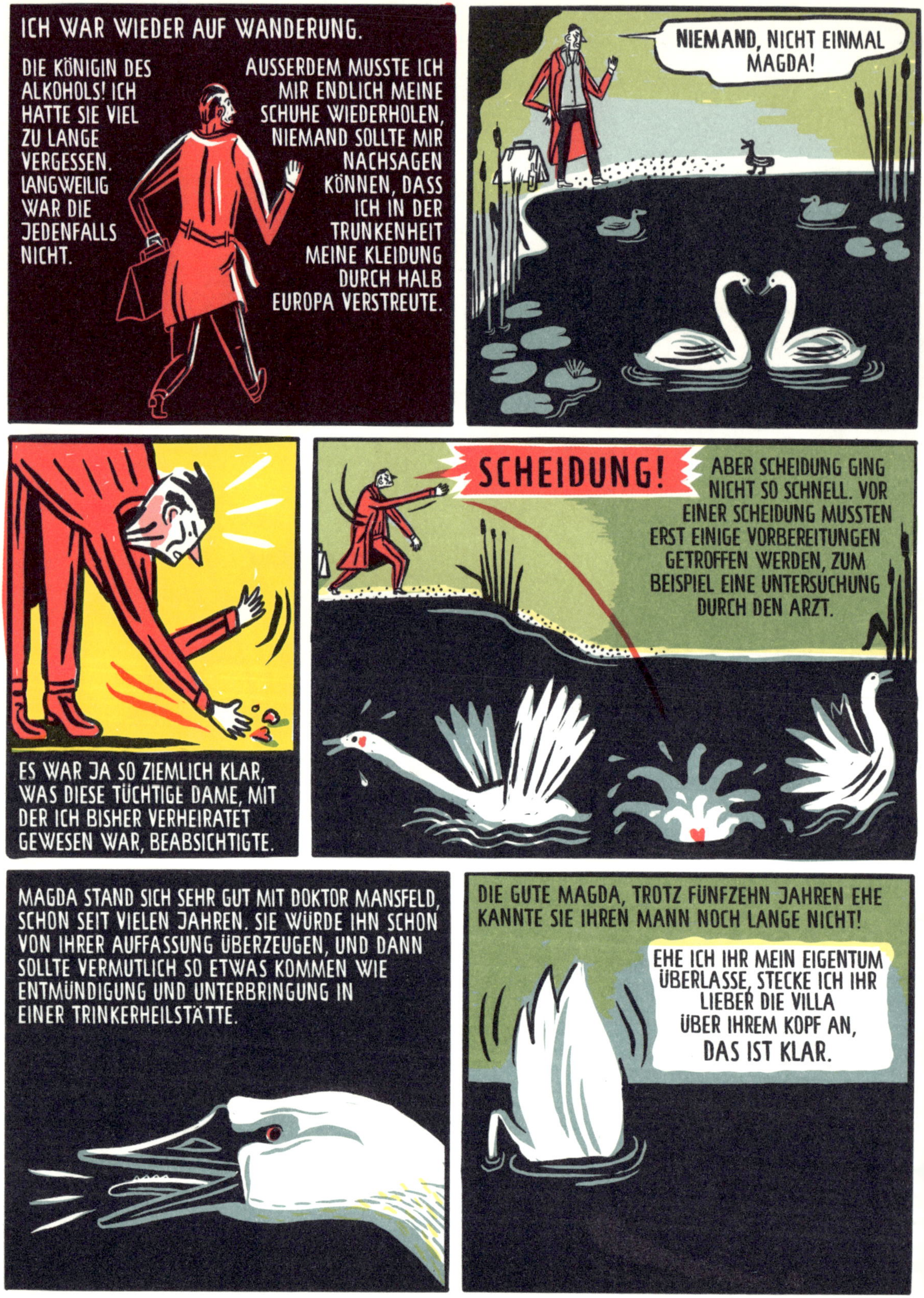
ICH WAR WIEDER AUF WANDERUNG.
DIE KÖNIGIN DES ALKOHOLS! ICH HATTE SIE VIEL ZU LANGE VERGESSEN. LANGWEILIG WAR DIE JEDENFALLS NICHT.
AUSSERDEM MUSSTE ICH MIR ENDLICH MEINE SCHUHE WIEDERHOLEN, NIEMAND SOLLTE MIR NACHSAGEN KÖNNEN, DASS ICH IN DER TRUNKENHEIT MEINE KLEIDUNG DURCH HALB EUROPA VERSTREUTE.
NIEMAND, NICHT EINMAL MAGDA!
ES WAR JA SO ZIEMLICH KLAR, WAS DIESE TÜCHTIGE DAME, MIT DER ICH BISHER VERHEIRATET GEWESEN WAR, BEABSICHTIGTE.
SCHEIDUNG!
ABER SCHEIDUNG GING NICHT SO SCHNELL. VOR EINER SCHEIDUNG MUSSTEN ERST EINIGE VORBEREITUNGEN GETROFFEN WERDEN, ZUM BEISPIEL EINE UNTERSUCHUNG DURCH DEN ARZT.
MAGDA STAND SICH SEHR GUT MIT DOKTOR MANSFELD, SCHON SEIT VIELEN JAHREN. SIE WÜRDE IHN SCHON VON IHRER AUFFASSUNG ÜBERZEUGEN, UND DANN SOLLTE VERMUTLICH SO ETWAS KOMMEN WIE ENTMÜNDIGUNG UND UNTERBRINGUNG IN EINER TRINKERHEILSTÄTTE.
DIE GUTE MAGDA, TROTZ FÜNFZEHN JAHREN EHE KANNTE SIE IHREN MANN NOCH LANGE NICHT!
EHE ICH IHR MEIN EIGENTUM ÜBERLASSE, STECKE ICH IHR LIEBER DIE VILLA ÜBER IHREM KOPF AN, DAS IST KLAR.

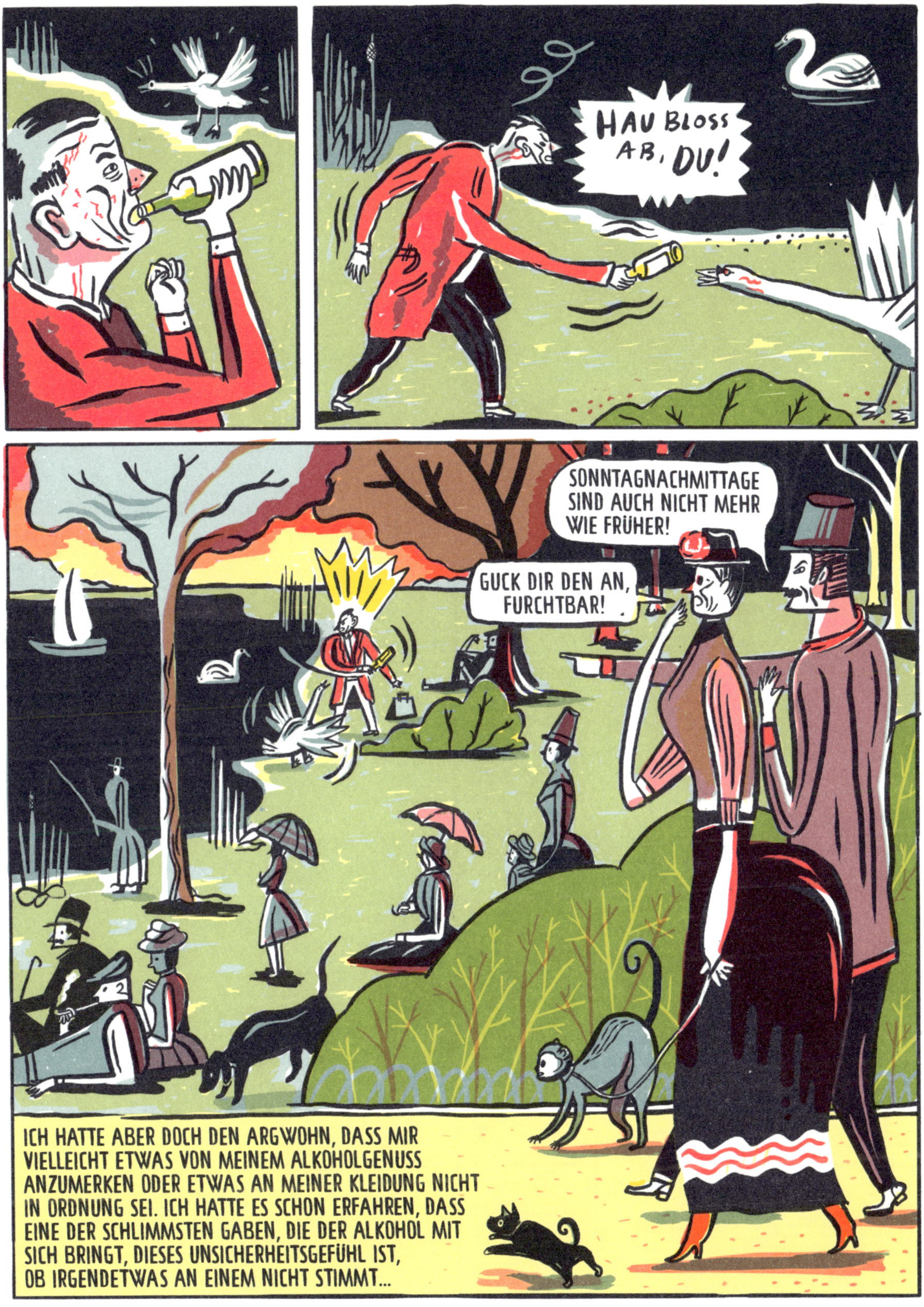
HAU BLOSS AB, DU!
SONNTAGNACHMITTAGE SIND AUCH NICHT MEHR WIE FRÜHER!
GUCK DIR DEN AN, FURCHTBAR!
ICH HATTE ABER DOCH DEN ARGWOHN, DASS MIR VIELLEICHT ETWAS VON MEINEM ALKOHOLGENUSS ANZUMERKEN ODER ETWAS AN MEINER KLEIDUNG NICHT IN ORDNUNG SEI. ICH HATTE ES SCHON ERFAHREN, DASS EINE DER SCHLIMMSTEN GABEN, DIE DER ALKOHOL MIT SICH BRINGT, DIESES UNSICHERHEITSGEFÜHL IST, OB IRGENDETWAS AN EINEM NICHT STIMMT...

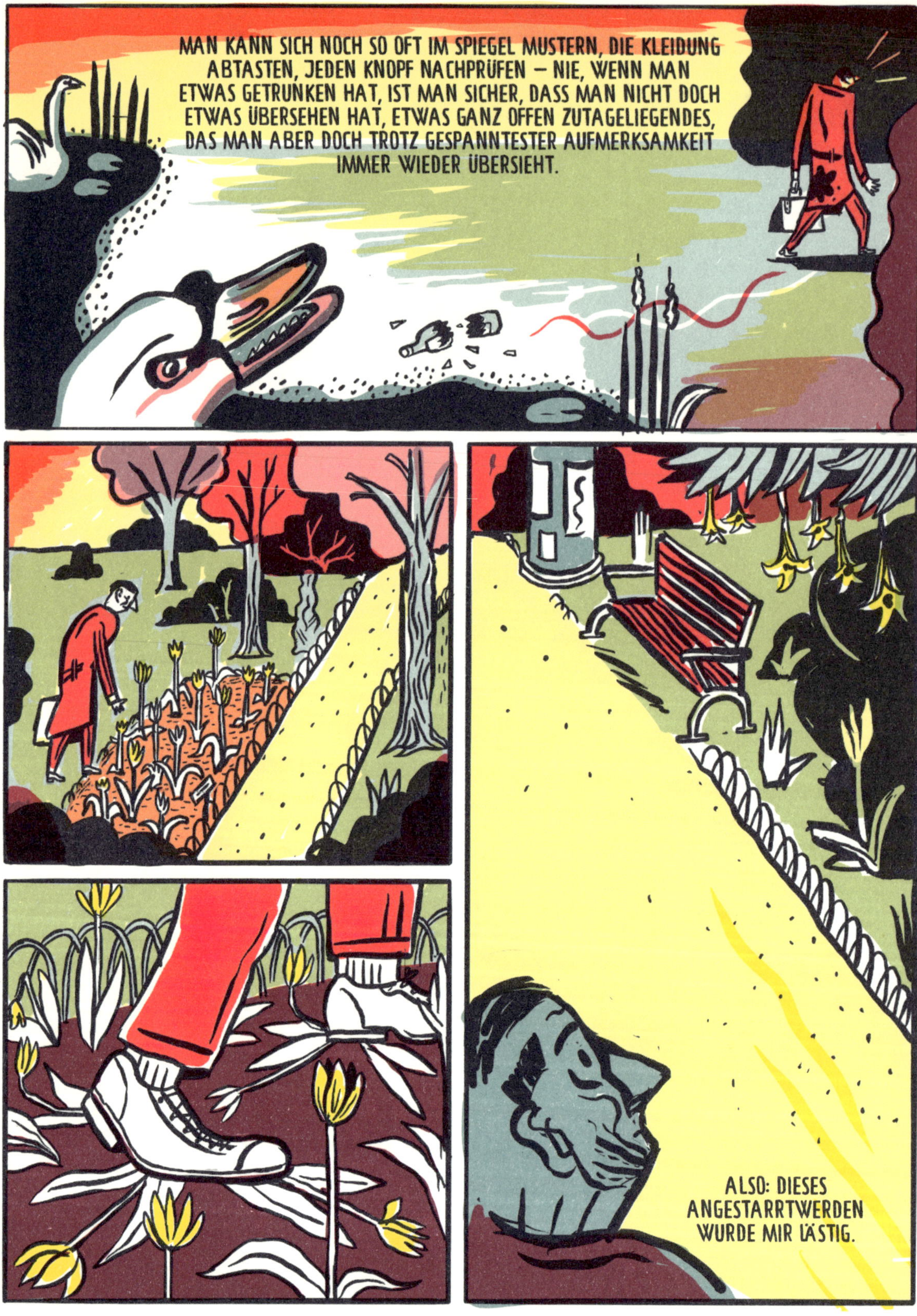
MAN KANN SICH NOCH SO OFT IM SPIEGEL MUSTERN, DIE KLEIDUNG ABTASTEN, JEDEN KNOPF NACHPRÜFEN – NIE, WENN MAN ETWAS GETRUNKEN HAT, IST MAN SICHER, DASS MAN NICHT DOCH ETWAS ÜBERSEHEN HAT, ETWAS GANZ OFFEN ZUTAGELIEGENDES, DAS MAN ABER DOCH TROTZ GESPANNTESTER AUFMERKSAMKEIT IMMER WIEDER ÜBERSIEHT.
ALSO: DIESES ANGESTARRTWERDEN WURDE MIR LÄSTIG.

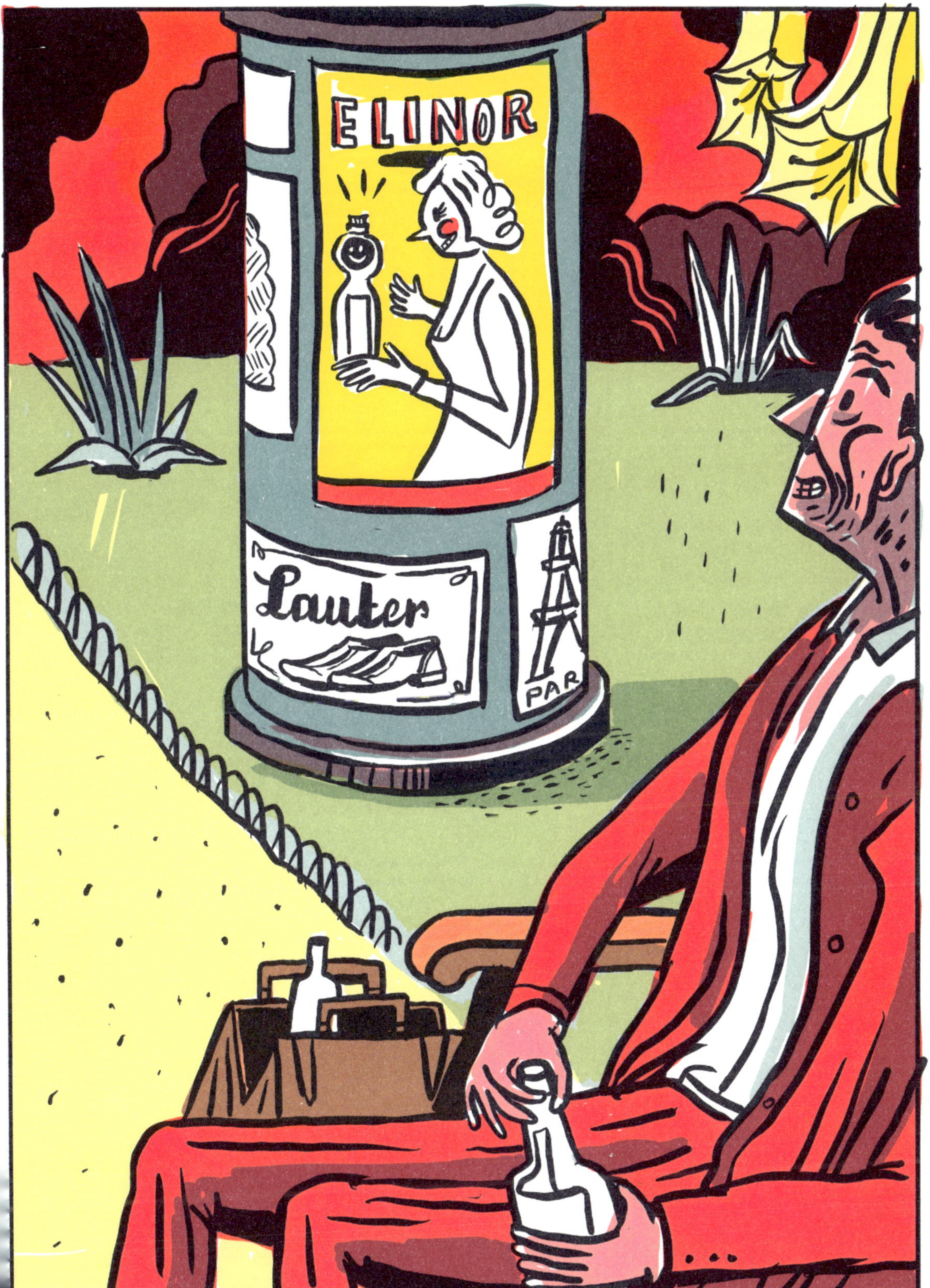
ELINOR
Lauter
PAR

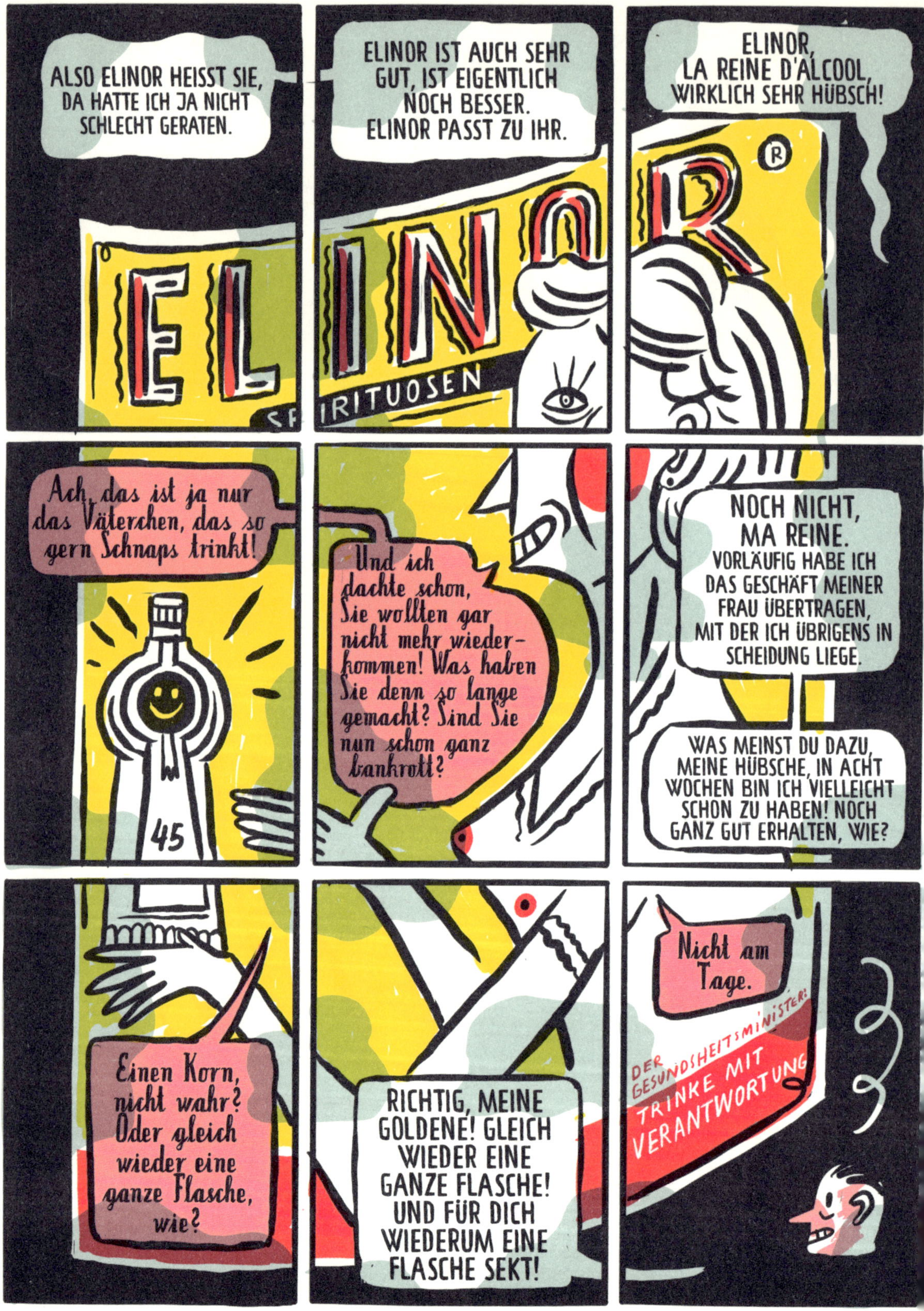
ALSO ELINOR HEISST SIE, DA HATTE ICH JA NICHT SCHLECHT GERATEN.
ELINOR IST AUCH SEHR GUT, IST EIGENTLICH NOCH BESSER. ELINOR PASST ZU IHR.
ELINOR, LA REINE D'ALCOOL, WIRKLICH SEHR HÜBSCH!
ELINOR®
SPIRITUOSEN
Ach, das ist ja nur das Väterchen, das so gern Schnaps trinkt!
Und ich dachte schon, Sie wollten gar nicht mehr wiederkommen! Was haben Sie denn so lange gemacht? Sind Sie nun schon ganz bankrott?
45
NOCH NICHT, MA REINE. VORLÄUFIG HABE ICH DAS GESCHÄFT MEINER FRAU ÜBERTRAGEN, MIT DER ICH ÜBRIGENS IN SCHEIDUNG LIEGE.
WAS MEINST DU DAZU, MEINE HÜBSCHE, IN ACHT WOCHEN BIN ICH VIELLEICHT SCHON ZU HABEN! NOCH GANZ GUT ERHALTEN, WIE?
Einen Korn, nicht wahr? Oder gleich wieder eine ganze Flasche, wie?
RICHTIG, MEINE GOLDENE! GLEICH WIEDER EINE GANZE FLASCHE! UND FÜR DICH WIEDERUM EINE FLASCHE SEKT!
Nicht am Tage.
DER GESUNDHEITSMINISTER: TRINKE MIT VERANTWORTUNG

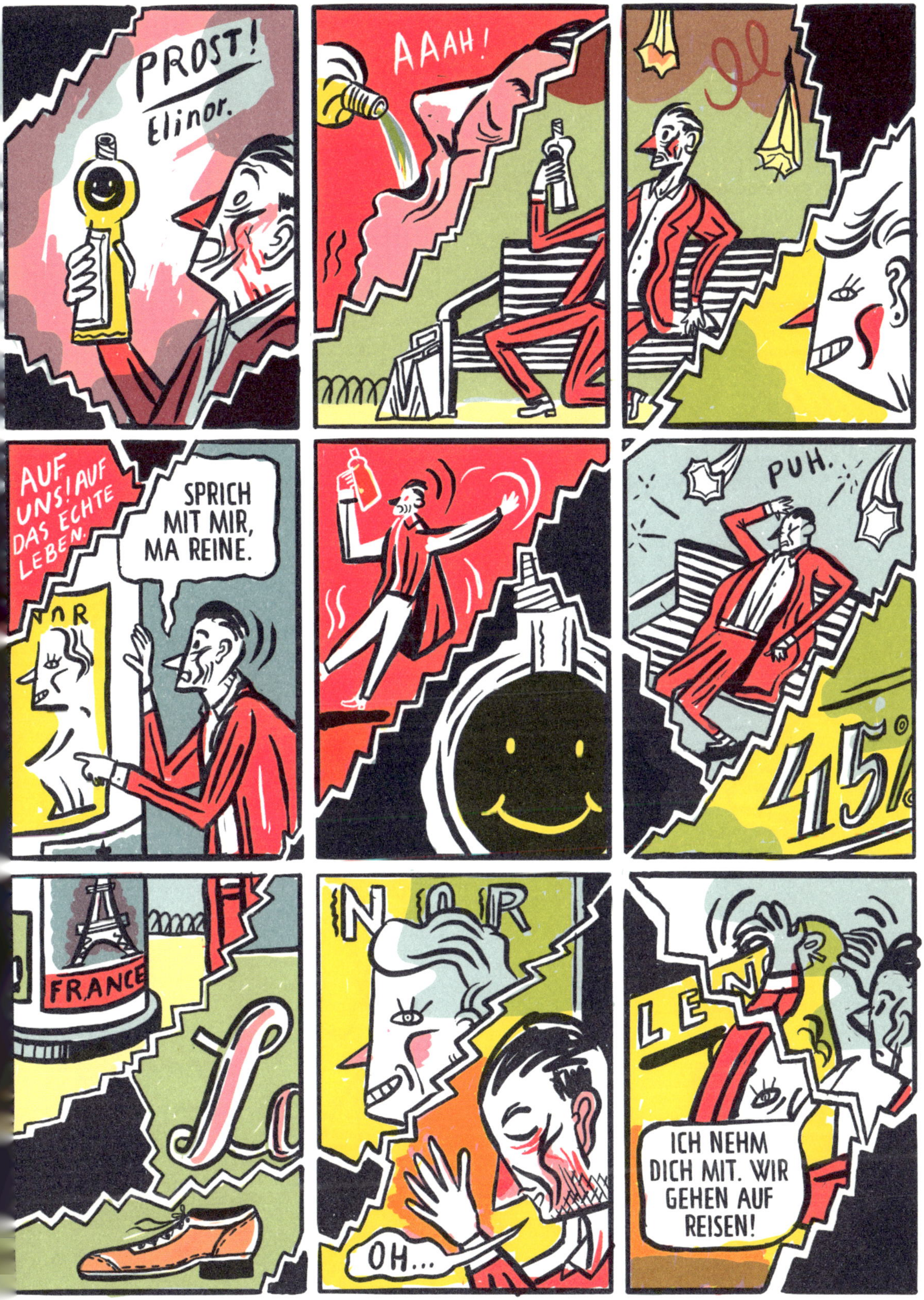
PROST!
Elinor.
AAAH!
AUF UNS! AUF DAS ECHTE LEBEN.
SPRICH MIT MIR, MA REINE.
PUH.
45%
FRANCE
OH...
ICH NEHM DICH MIT. WIR GEHEN AUF REISEN!

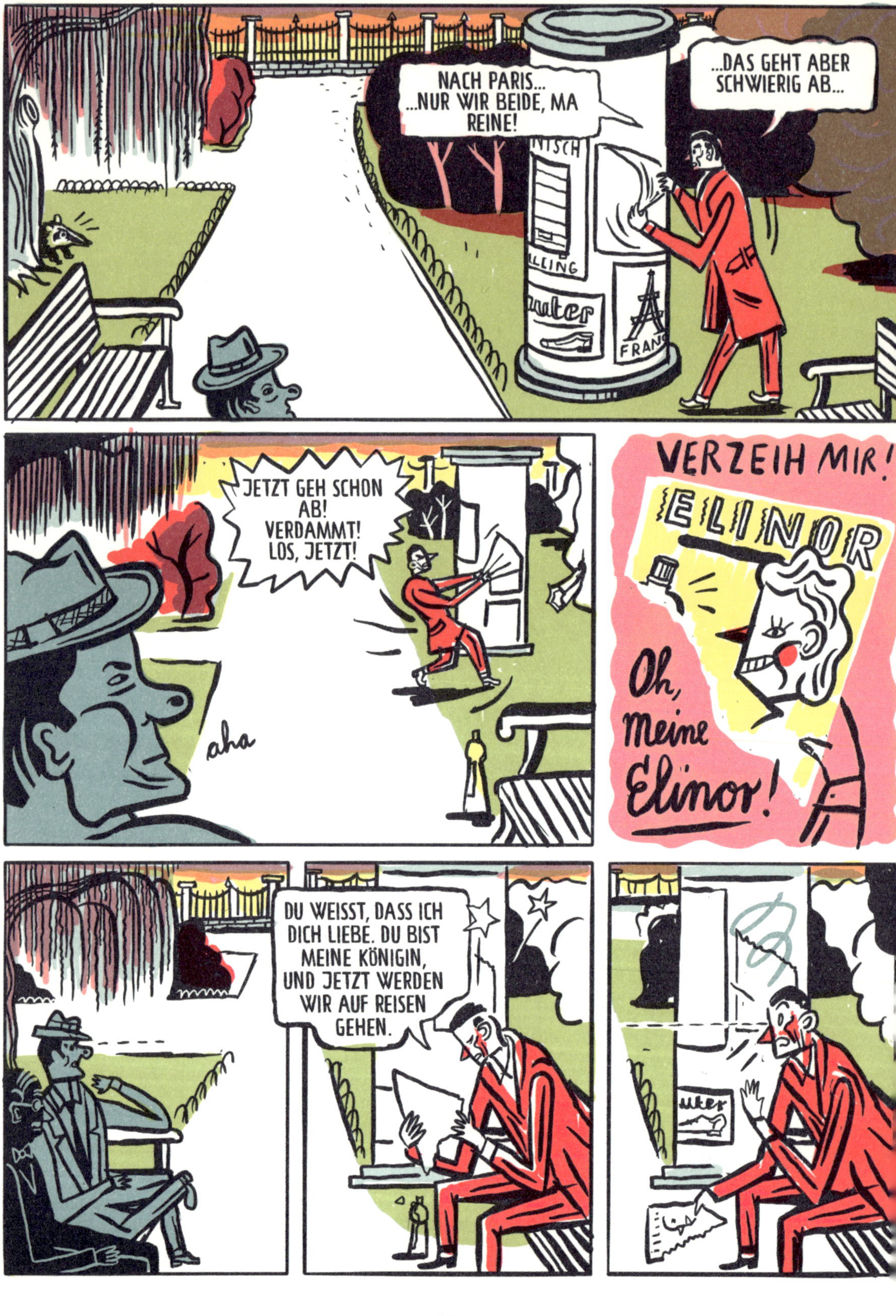
NACH PARIS...
...NUR WIR BEIDE, MA REINE!
...DAS GEHT ABER SCHWIERIG AB...
JETZT GEH SCHON AB! VERDAMMT! LOS, JETZT!
aha
VERZEIH MIR!
ELINOR
Oh, meine Elinor!
DU WEISST, DASS ICH DICH LIEBE. DU BIST MEINE KÖNIGIN, UND JETZT WERDEN WIR AUF REISEN GEHEN.

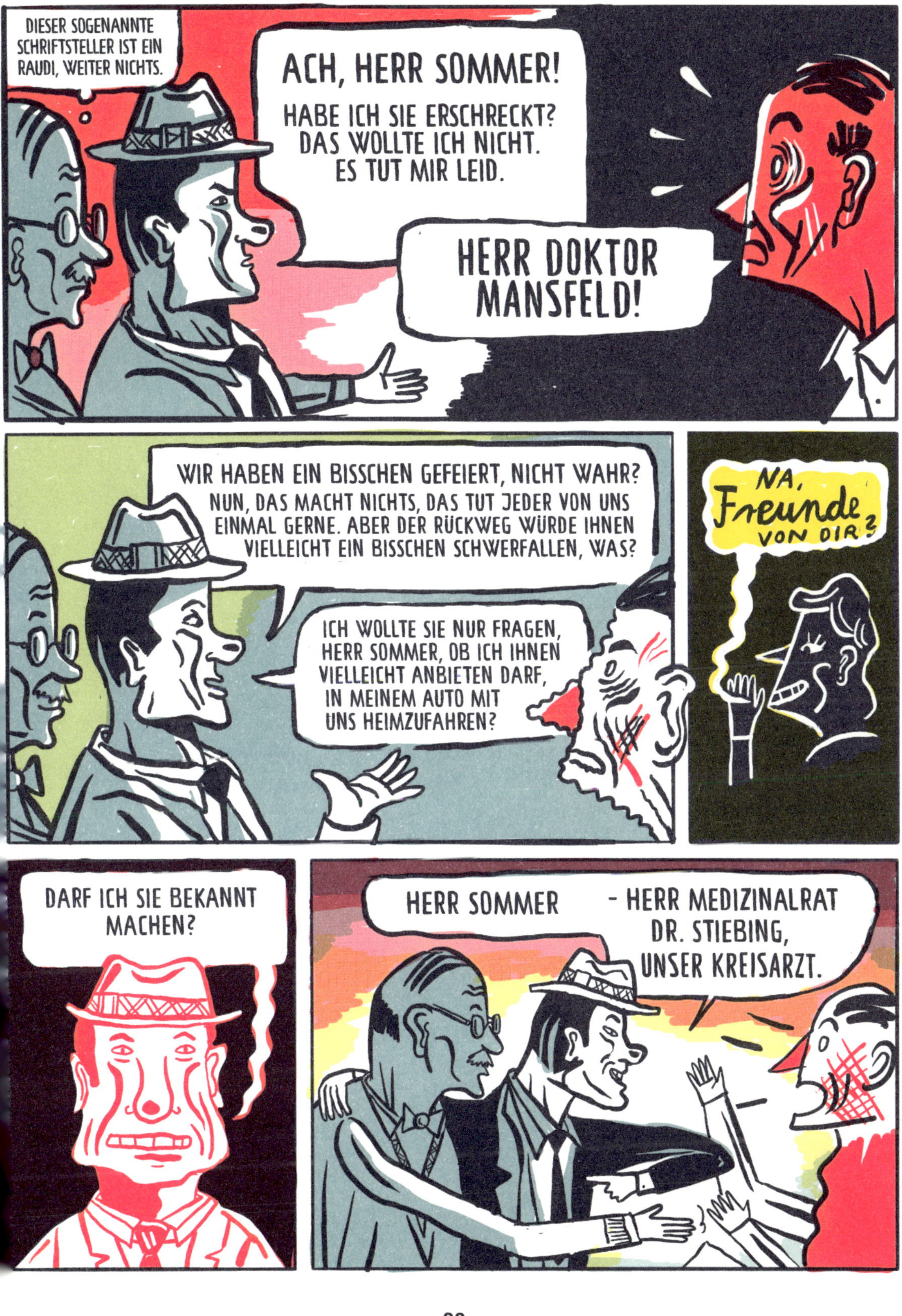
DIESER SOGENANNTE SCHRIFTSTELLER IST EIN RAUDI, WEITER NICHTS.
ACH, HERR SOMMER!
HABE ICH SIE ERSCHRECKT? DAS WOLLTE ICH NICHT. ES TUT MIR LEID.
HERR DOKTOR MANSFELD!
WIR HABEN EIN BISSCHEN GEFEIERT, NICHT WAHR? NUN, DAS MACHT NICHTS, DAS TUT JEDER VON UNS EINMAL GERNE. ABER DER RÜCKWEG WÜRDE IHNEN VIELLEICHT EIN BISSCHEN SCHWERFALLEN, WAS?
ICH WOLLTE SIE NUR FRAGEN, HERR SOMMER, OB ICH IHNEN VIELLEICHT ANBIETEN DARF, IN MEINEM AUTO MIT UNS HEIMZUFAHREN?
NA, Freunde VON DIR?
DARF ICH SIE BEKANNT MACHEN?
HERR SOMMER - HERR MEDIZINALRAT DR. STIEBING, UNSER KREISARZT.

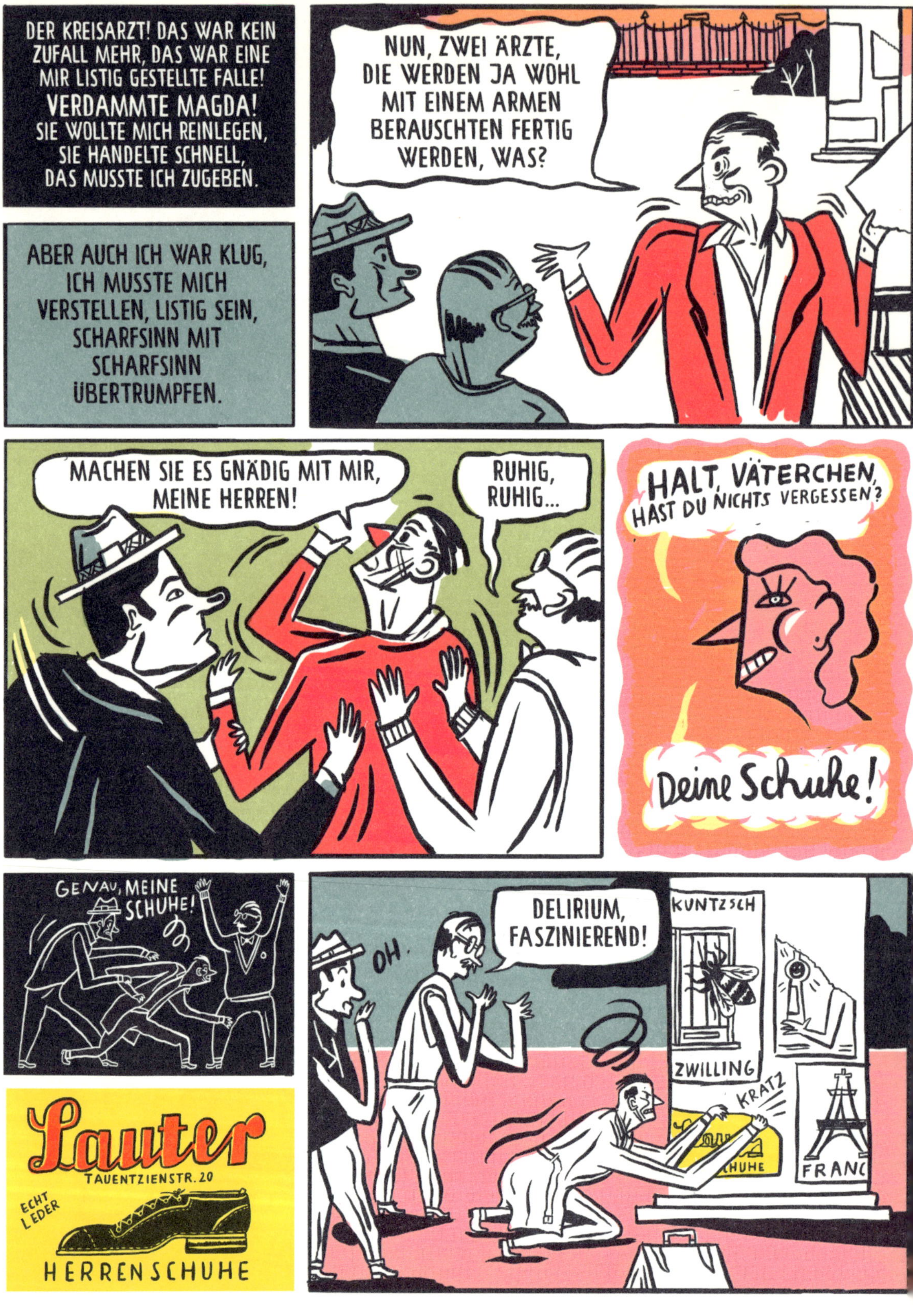

DER KREISARZT! DAS WAR KEIN ZUFALL MEHR, DAS WAR EINE MIR LISTIG GESTELLTE FALLE!
VERDAMMTE MAGDA!
SIE WOLLTE MICH REINLEGEN, SIE HANDELTE SCHNELL, DAS MUSSTE ICH ZUGEBEN.
ABER AUCH ICH WAR KLUG, ICH MUSSTE MICH VERSTELLEN, LISTIG SEIN, SCHARFSINN MIT SCHARFSINN ÜBERTRUMPFEN.
NUN, ZWEI ÄRZTE, DIE WERDEN JA WOHL MIT EINEM ARMEN BERAUSCHTEN FERTIG WERDEN, WAS?
MACHEN SIE ES GNÄDIG MIT MIR, MEINE HERREN!
RUHIG, RUHIG...
HALT, VÄTERCHEN, HAST DU NICHTS VERGESSEN?
Deine Schuhe!
GENAU, MEINE SCHUHE!
Lauter
TAUENTZIENSTR. 20
ECHT LEDER
HERRENSCHUHE
OH.
DELIRIUM, FASZINIEREND!
KUNTZSCH
ZWILLING
KRATZ
FRANC

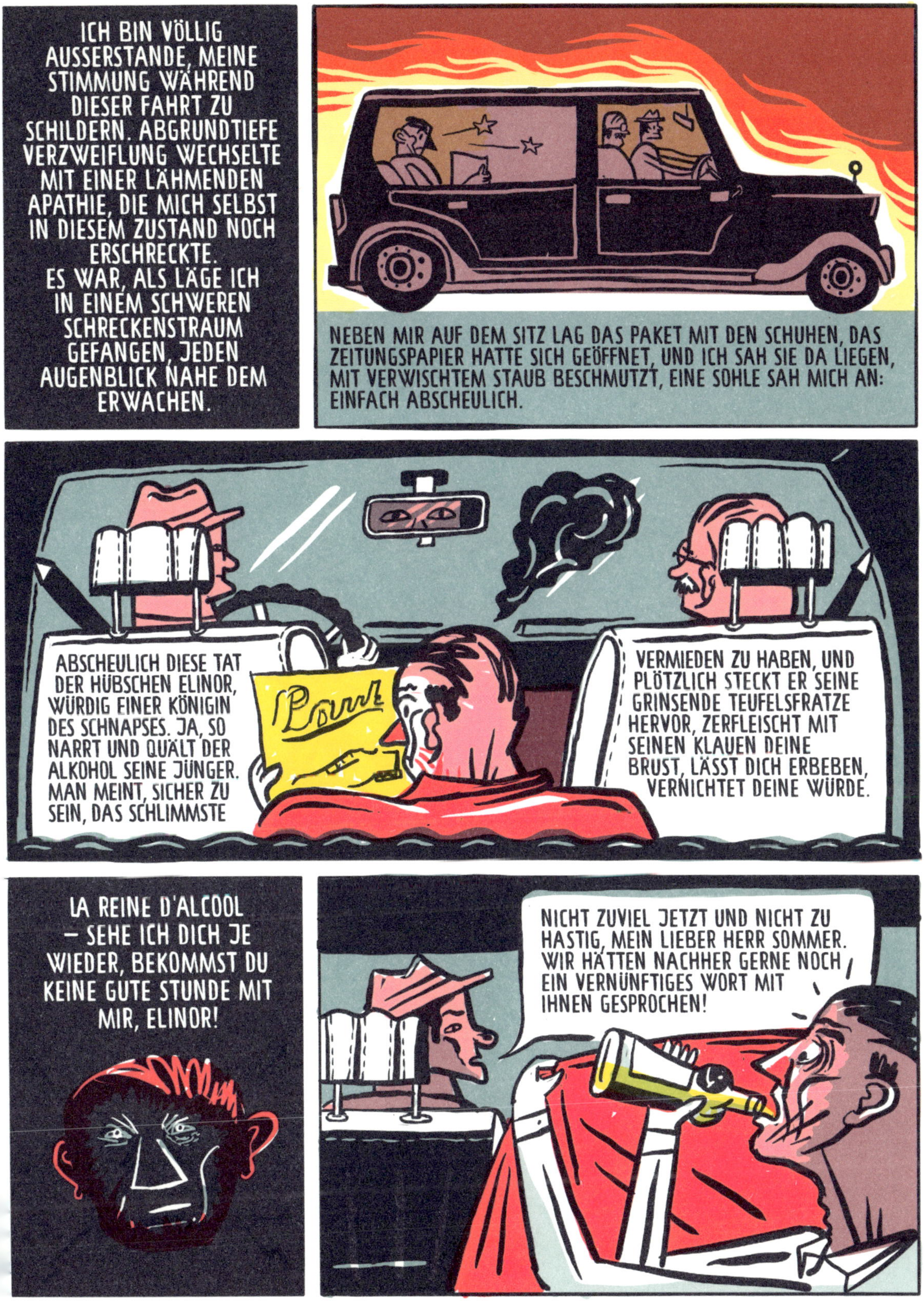
ICH BIN VÖLLIG AUSSERSTANDE, MEINE STIMMUNG WÄHREND DIESER FAHRT ZU SCHILDERN. ABGRUNDTIEFE VERZWEIFLUNG WECHSELTE MIT EINER LÄHMENDEN APATHIE, DIE MICH SELBST IN DIESEM ZUSTAND NOCH ERSCHRECKTE. ES WAR, ALS LÄGE ICH IN EINEM SCHWEREN SCHRECKENSTRAUM GEFANGEN, JEDEN AUGENBLICK NAHE DEM ERWACHEN.
NEBEN MIR AUF DEM SITZ LAG DAS PAKET MIT DEN SCHUHEN, DAS ZEITUNGSPAPIER HATTE SICH GEÖFFNET, UND ICH SAH SIE DA LIEGEN, MIT VERWISCHTEM STAUB BESCHMUTZT, EINE SOHLE SAH MICH AN: EINFACH ABSCHEULICH.
ABSCHEULICH DIESE TAT DER HÜBSCHEN ELINOR, WÜRDIG EINER KÖNIGIN DES SCHNAPSES. JA, SO NARRT UND QUÄLT DER ALKOHOL SEINE JÜNGER. MAN MEINT, SICHER ZU SEIN, DAS SCHLIMMSTE
VERMIEDEN ZU HABEN, UND PLÖTZLICH STECKT ER SEINE GRINSENDE TEUFELSFRATZE HERVOR, ZERFLEISCHT MIT SEINEN KLAUEN DEINE BRUST, LÄSST DICH ERBEBEN, VERNICHTET DEINE WÜRDE.
LA REINE D'ALCOOL – SEHE ICH DICH JE WIEDER, BEKOMMST DU KEINE GUTE STUNDE MIT MIR, ELINOR!
NICHT ZUVIEL JETZT UND NICHT ZU HASTIG, MEIN LIEBER HERR SOMMER. WIR HÄTTEN NACHHER GERNE NOCH EIN VERNÜNFTIGES WORT MIT IHNEN GESPROCHEN!

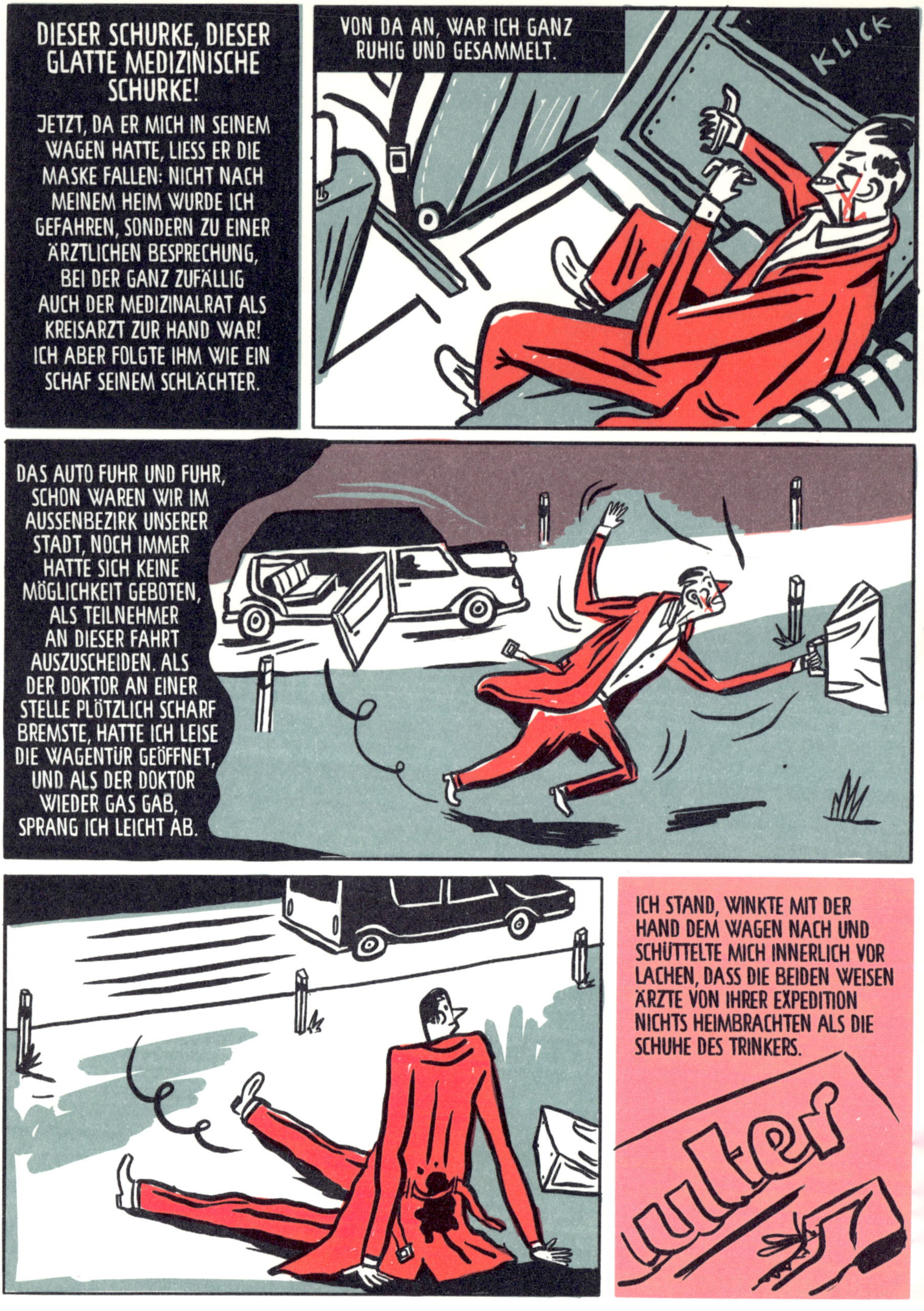
DIESER SCHURKE, DIESER GLATTE MEDIZINISCHE SCHURKE!
JETZT, DA ER MICH IN SEINEM WAGEN HATTE, LIESS ER DIE MASKE FALLEN: NICHT NACH MEINEM HEIM WURDE ICH GEFAHREN, SONDERN ZU EINER ÄRZTLICHEN BESPRECHUNG, BEI DER GANZ ZUFÄLLIG AUCH DER MEDIZINALRAT ALS KREISARZT ZUR HAND WAR! ICH ABER FOLGTE IHM WIE EIN SCHAF SEINEM SCHLÄCHTER.
VON DA AN, WAR ICH GANZ RUHIG UND GESAMMELT.
KLICK
DAS AUTO FUHR UND FUHR, SCHON WAREN WIR IM AUSSENBEZIRK UNSERER STADT, NOCH IMMER HATTE SICH KEINE MÖGLICHKEIT GEBOTEN, ALS TEILNEHMER AN DIESER FAHRT AUSZUSCHEIDEN. ALS DER DOKTOR AN EINER STELLE PLÖTZLICH SCHARF BREMSTE, HATTE ICH LEISE DIE WAGENTÜR GEÖFFNET, UND ALS DER DOKTOR WIEDER GAS GAB, SPRANG ICH LEICHT AB.
ICH STAND, WINKTE MIT DER HAND DEM WAGEN NACH UND SCHÜTTELTE MICH INNERLICH VOR LACHEN, DASS DIE BEIDEN WEISEN ÄRZTE VON IHRER EXPEDITION NICHTS HEIMBRACHTEN ALS DIE SCHUHE DES TRINKERS.
ulter

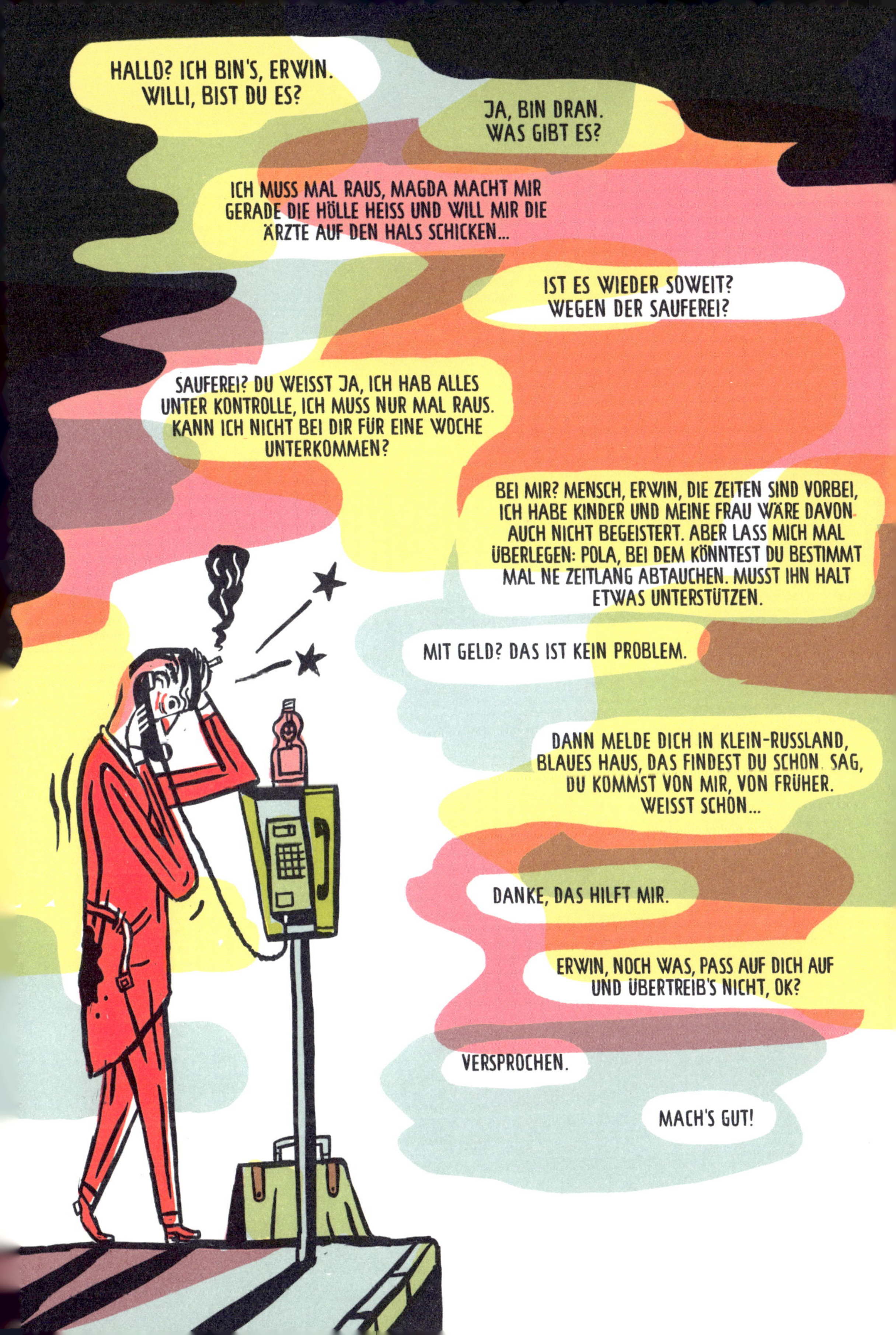
HALLO? ICH BIN'S, ERWIN. WILLI, BIST DU ES?
JA, BIN DRAN. WAS GIBT ES?
ICH MUSS MAL RAUS, MAGDA MACHT MIR GERADE DIE HÖLLE HEISS UND WILL MIR DIE ÄRZTE AUF DEN HALS SCHICKEN...
IST ES WIEDER SOWEIT? WEGEN DER SAUFEREI?
SAUFEREI? DU WEISST JA, ICH HAB ALLES UNTER KONTROLLE, ICH MUSS NUR MAL RAUS. KANN ICH NICHT BEI DIR FÜR EINE WOCHE UNTERKOMMEN?
BEI MIR? MENSCH, ERWIN, DIE ZEITEN SIND VORBEI, ICH HABE KINDER UND MEINE FRAU WÄRE DAVON AUCH NICHT BEGEISTERT. ABER LASS MICH MAL ÜBERLEGEN: POLA, BEI DEM KÖNNTEST DU BESTIMMT MAL NE ZEITLANG ABTAUCHEN. MUSST IHN HALT ETWAS UNTERSTÜTZEN.
MIT GELD? DAS IST KEIN PROBLEM.
DANN MELDE DICH IN KLEIN-RUSSLAND, BLAUES HAUS, DAS FINDEST DU SCHON. SAG, DU KOMMST VON MIR, VON FRÜHER. WEISST SCHON...
DANKE, DAS HILFT MIR.
ERWIN, NOCH WAS, PASS AUF DICH AUF UND ÜBERTREIB'S NICHT, OK?
VERSPROCHEN.
MACH'S GUT!

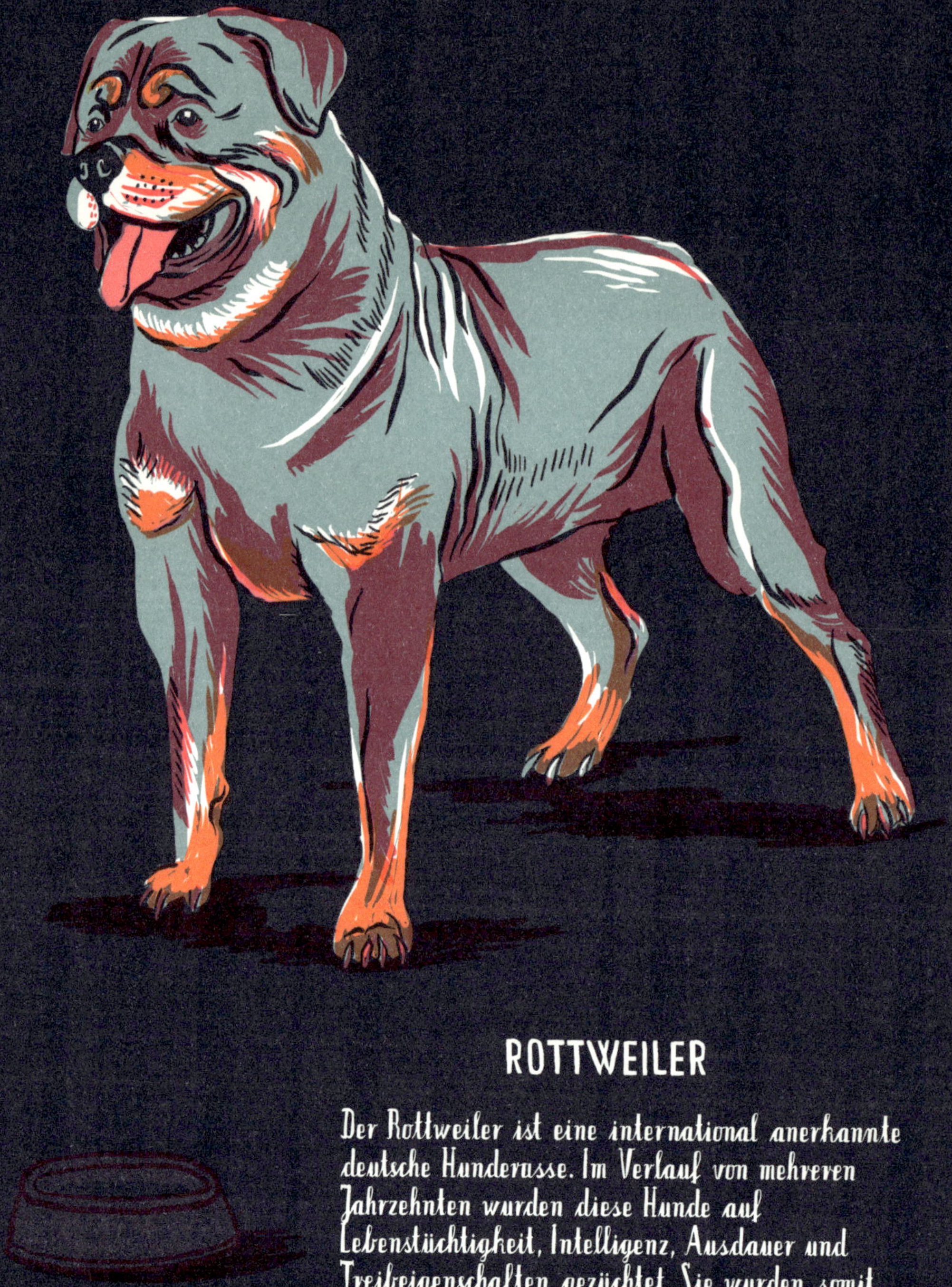

## ROTTWEILER

Der Rottweiler ist eine international anerkannte deutsche Hunderasse. Im Verlauf von mehreren Jahrzehnten wurden diese Hunde auf Lebenstüchtigkeit, Intelligenz, Ausdauer und Treibeigenschaften gezüchtet. Sie wurden somit unentbehrliche Helfer der Viehhändler und Metzger.

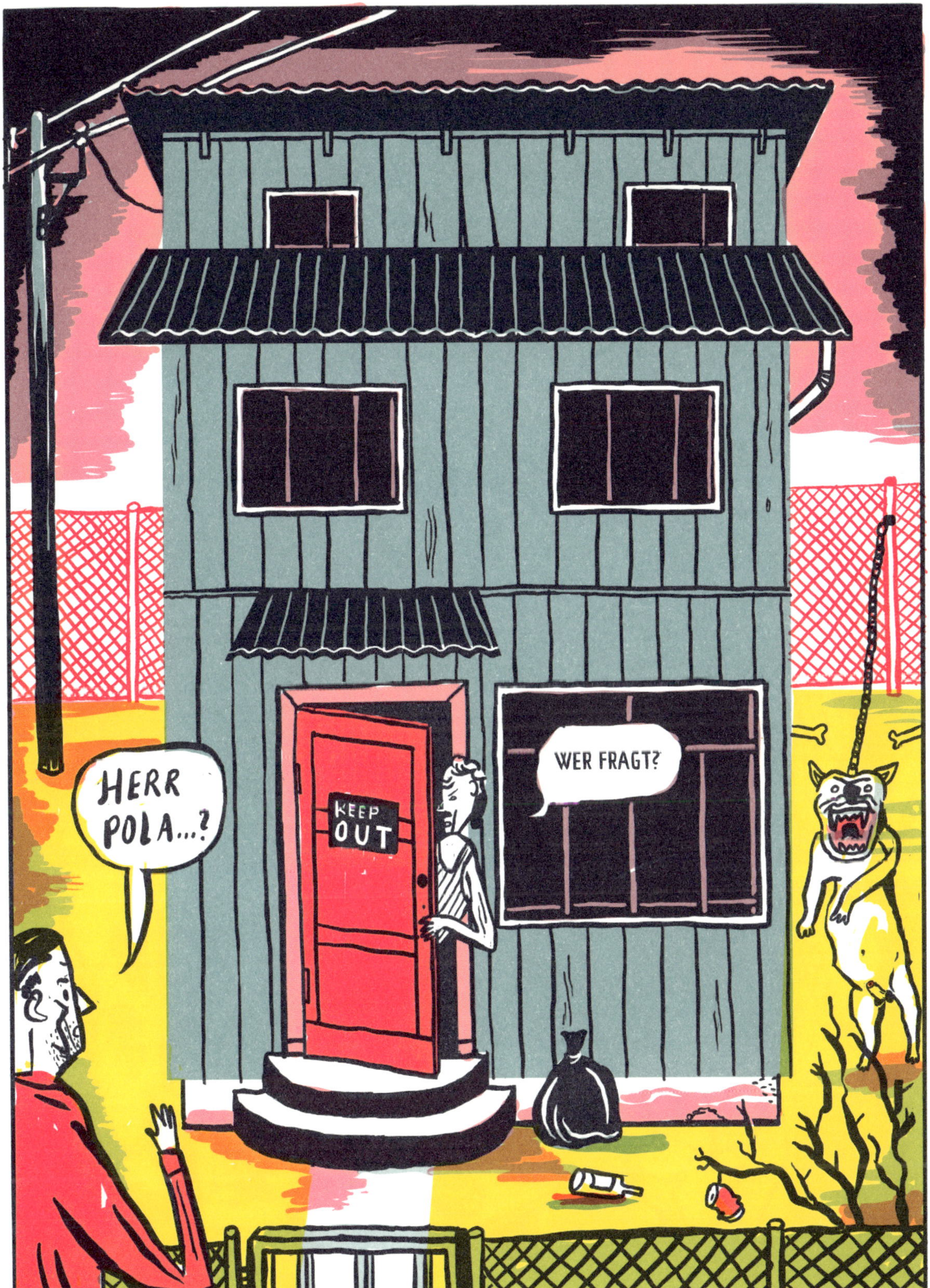
HERR POLA...?
KEEP OUT
WER FRAGT?

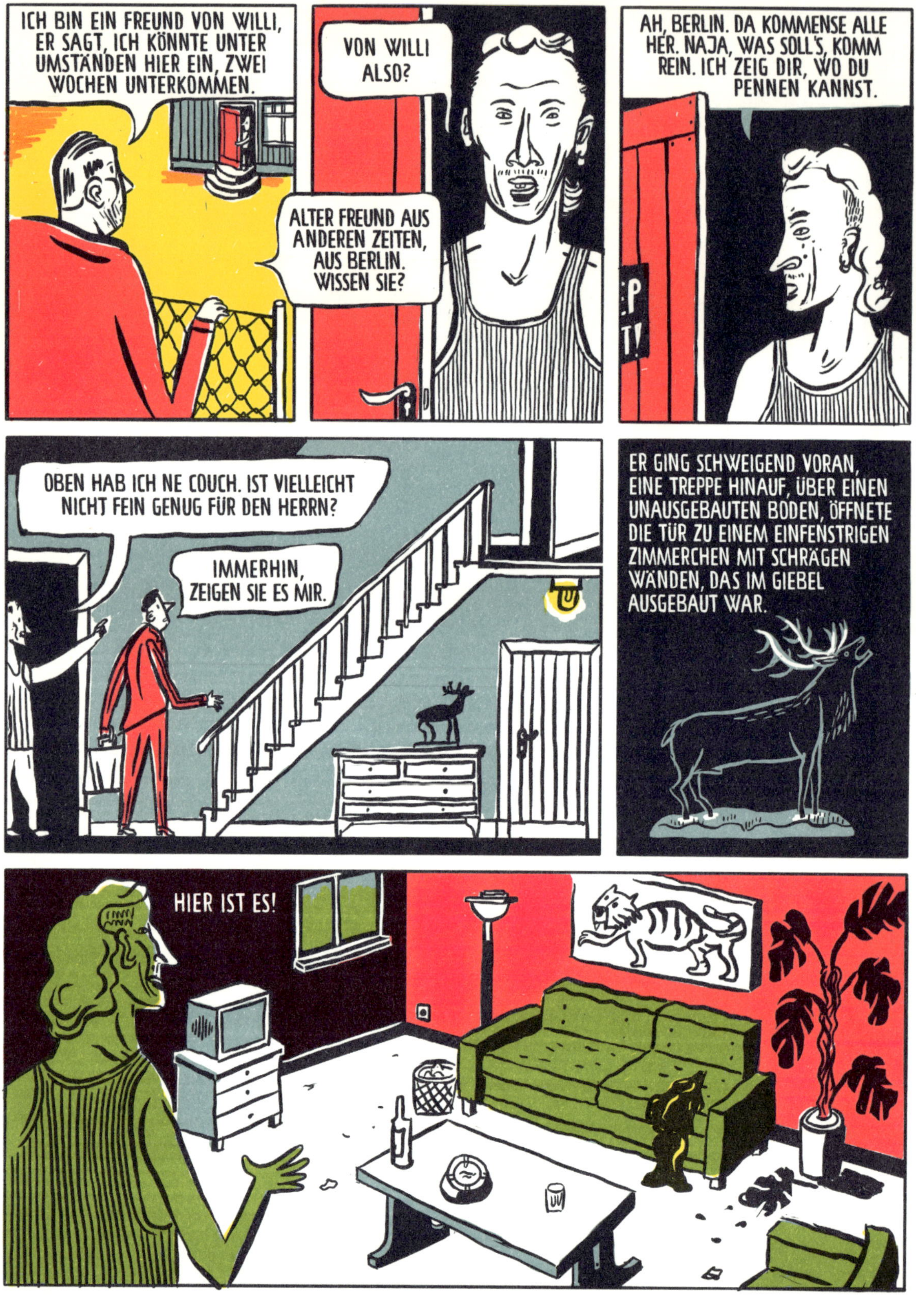
ICH BIN EIN FREUND VON WILLI, ER SAGT, ICH KÖNNTE UNTER UMSTÄNDEN HIER EIN, ZWEI WOCHEN UNTERKOMMEN.
VON WILLI ALSO?
ALTER FREUND AUS ANDEREN ZEITEN, AUS BERLIN. WISSEN SIE?
AH, BERLIN. DA KOMMENSE ALLE HER. NAJA, WAS SOLL'S, KOMM REIN. ICH ZEIG DIR, WO DU PENNEN KANNST.
OBEN HAB ICH NE COUCH. IST VIELLEICHT NICHT FEIN GENUG FÜR DEN HERRN?
IMMERHIN, ZEIGEN SIE ES MIR.
ER GING SCHWEIGEND VORAN, EINE TREPPE HINAUF, ÜBER EINEN UNAUSGEBAUTEN BODEN, ÖFFNETE DIE TÜR ZU EINEM EINFENSTRIGEN ZIMMERCHEN MIT SCHRÄGEN WÄNDEN, DAS IM GIEBEL AUSGEBAUT WAR.
HIER IST ES!

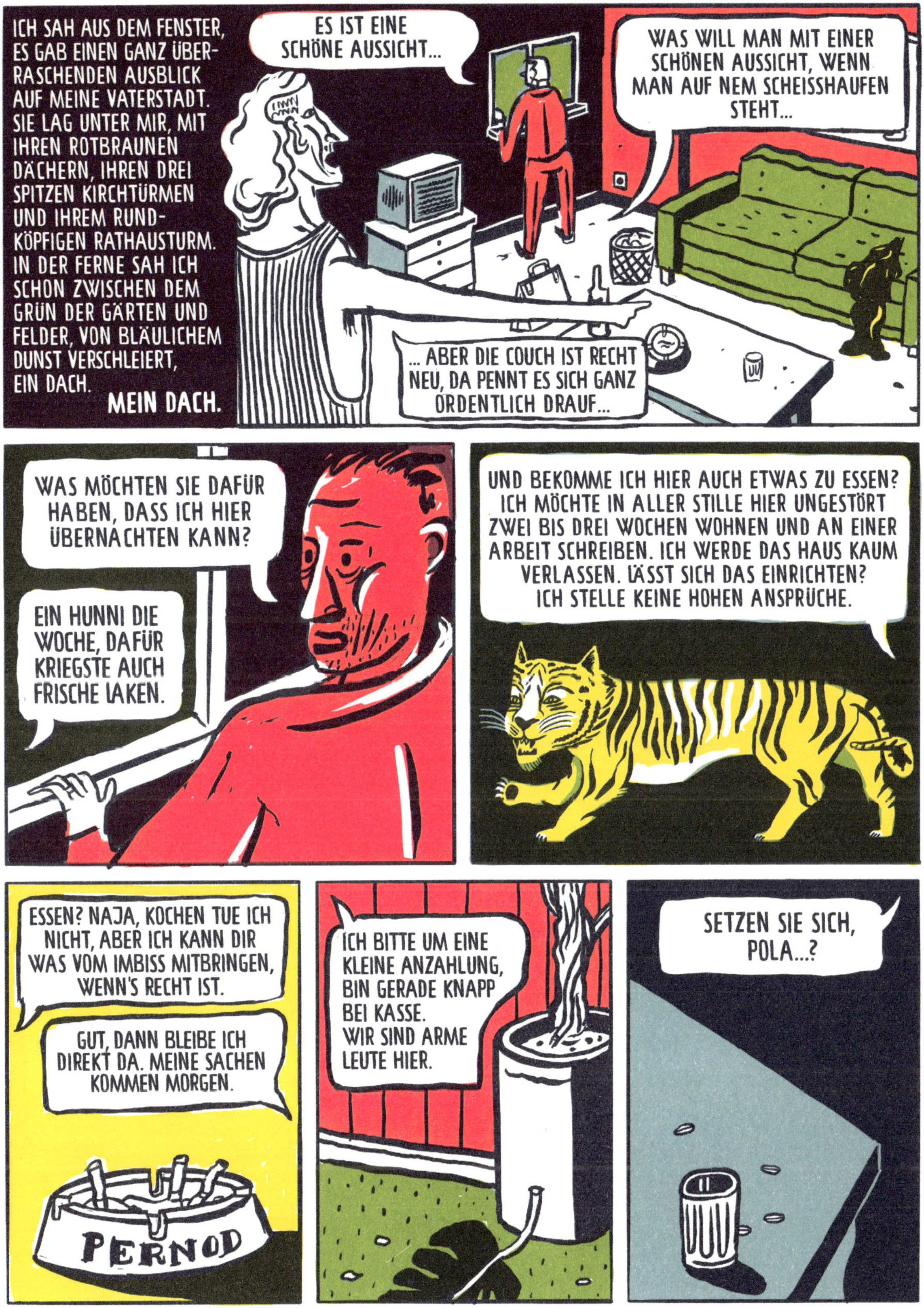
ICH SAH AUS DEM FENSTER, ES GAB EINEN GANZ ÜBERRASCHENDEN AUSBLICK AUF MEINE VATERSTADT. SIE LAG UNTER MIR, MIT IHREN ROTBRAUNEN DÄCHERN, IHREN DREI SPITZEN KIRCHTÜRMEN UND IHREM RUNDKÖPFIGEN RATHAUSTURM. IN DER FERNE SAH ICH SCHON ZWISCHEN DEM GRÜN DER GÄRTEN UND FELDER, VON BLÄULICHEM DUNST VERSCHLEIERT, EIN DACH. MEIN DACH.
ES IST EINE SCHÖNE AUSSICHT...
WAS WILL MAN MIT EINER SCHÖNEN AUSSICHT, WENN MAN AUF NEM SCHEISSHAUFEN STEHT...
... ABER DIE COUCH IST RECHT NEU, DA PENNT ES SICH GANZ ORDENTLICH DRAUF...
WAS MÖCHTEN SIE DAFÜR HABEN, DASS ICH HIER ÜBERNACHTEN KANN?
EIN HUNNI DIE WOCHE, DAFÜR KRIEGSTE AUCH FRISCHE LAKEN.
UND BEKOMME ICH HIER AUCH ETWAS ZU ESSEN? ICH MÖCHTE IN ALLER STILLE HIER UNGESTÖRT ZWEI BIS DREI WOCHEN WOHNEN UND AN EINER ARBEIT SCHREIBEN. ICH WERDE DAS HAUS KAUM VERLASSEN. LÄSST SICH DAS EINRICHTEN? ICH STELLE KEINE HOHEN ANSPRÜCHE.
ESSEN? NAJA, KOCHEN TUE ICH NICHT, ABER ICH KANN DIR WAS VOM IMBISS MITBRINGEN, WENN'S RECHT IST.
GUT, DANN BLEIBE ICH DIREKT DA. MEINE SACHEN KOMMEN MORGEN.
PERNOD
ICH BITTE UM EINE KLEINE ANZAHLUNG, BIN GERADE KNAPP BEI KASSE. WIR SIND ARME LEUTE HIER.
SETZEN SIE SICH, POLA...?

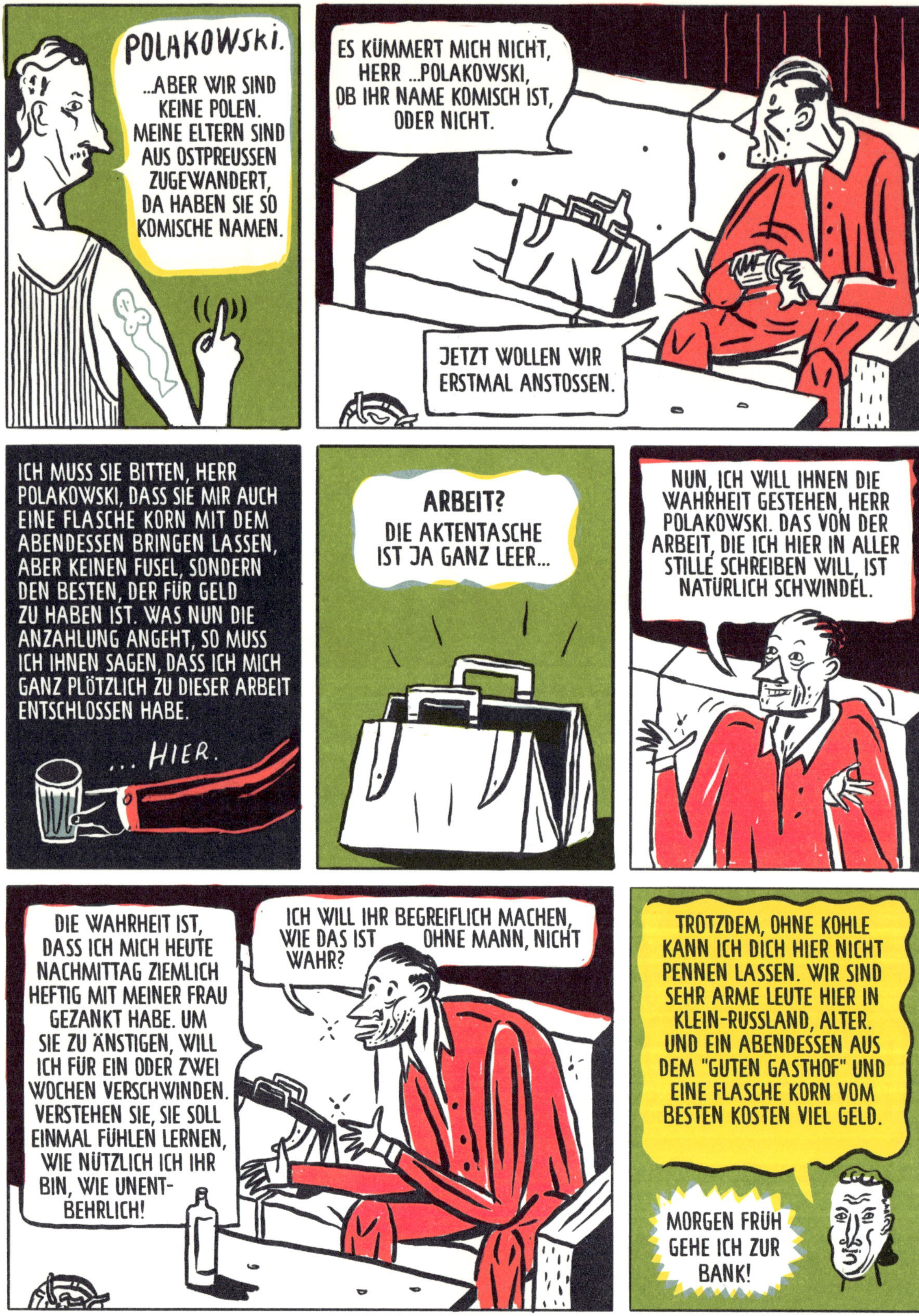
POLAKOWSKI.
...ABER WIR SIND KEINE POLEN. MEINE ELTERN SIND AUS OSTPREUSSEN ZUGEWANDERT, DA HABEN SIE SO KOMISCHE NAMEN.
ES KÜMMERT MICH NICHT, HERR ...POLAKOWSKI, OB IHR NAME KOMISCH IST, ODER NICHT.
JETZT WOLLEN WIR ERSTMAL ANSTOSSEN.
ICH MUSS SIE BITTEN, HERR POLAKOWSKI, DASS SIE MIR AUCH EINE FLASCHE KORN MIT DEM ABENDESSEN BRINGEN LASSEN, ABER KEINEN FUSEL, SONDERN DEN BESTEN, DER FÜR GELD ZU HABEN IST. WAS NUN DIE ANZAHLUNG ANGEHT, SO MUSS ICH IHNEN SAGEN, DASS ICH MICH GANZ PLÖTZLICH ZU DIESER ARBEIT ENTSCHLOSSEN HABE.
... HIER.
ARBEIT? DIE AKTENTASCHE IST JA GANZ LEER...
NUN, ICH WILL IHNEN DIE WAHRHEIT GESTEHEN, HERR POLAKOWSKI. DAS VON DER ARBEIT, DIE ICH HIER IN ALLER STILLE SCHREIBEN WILL, IST NATÜRLICH SCHWINDEL.
DIE WAHRHEIT IST, DASS ICH MICH HEUTE NACHMITTAG ZIEMLICH HEFTIG MIT MEINER FRAU GEZANKT HABE. UM SIE ZU ÄNSTIGEN, WILL ICH FÜR EIN ODER ZWEI WOCHEN VERSCHWINDEN. VERSTEHEN SIE, SIE SOLL EINMAL FÜHLEN LERNEN, WIE NÜTZLICH ICH IHR BIN, WIE UNENTBEHRLICH!
ICH WILL IHR BEGREIFLICH MACHEN, WIE DAS IST OHNE MANN, NICHT WAHR?
TROTZDEM, OHNE KOHLE KANN ICH DICH HIER NICHT PENNEN LASSEN. WIR SIND SEHR ARME LEUTE HIER IN KLEIN-RUSSLAND, ALTER. UND EIN ABENDESSEN AUS DEM "GUTEN GASTHOF" UND EINE FLASCHE KORN VOM BESTEN KOSTEN VIEL GELD.
MORGEN FRÜH GEHE ICH ZUR BANK!

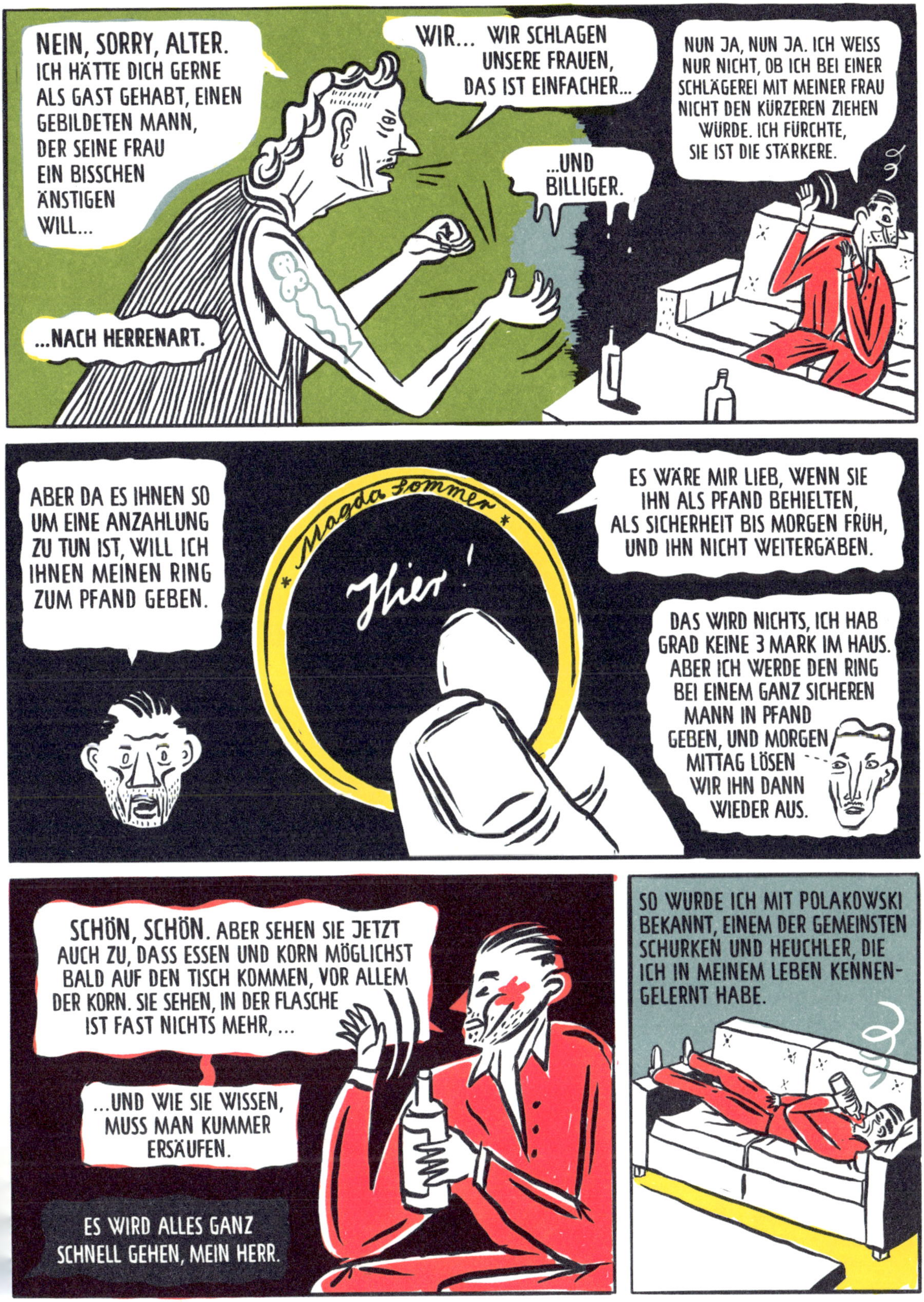
NEIN, SORRY, ALTER. ICH HÄTTE DICH GERNE ALS GAST GEHABT, EINEN GEBILDETEN MANN, DER SEINE FRAU EIN BISSCHEN ÄNSTIGEN WILL...
...NACH HERRENART.
WIR... WIR SCHLAGEN UNSERE FRAUEN, DAS IST EINFACHER...
...UND BILLIGER.
NUN JA, NUN JA. ICH WEISS NUR NICHT, OB ICH BEI EINER SCHLÄGEREI MIT MEINER FRAU NICHT DEN KÜRZEREN ZIEHEN WÜRDE. ICH FÜRCHTE, SIE IST DIE STÄRKERE.
ABER DA ES IHNEN SO UM EINE ANZAHLUNG ZU TUN IST, WILL ICH IHNEN MEINEN RING ZUM PFAND GEBEN.
Magda Sommer
Hier!
ES WÄRE MIR LIEB, WENN SIE IHN ALS PFAND BEHIELTEN, ALS SICHERHEIT BIS MORGEN FRÜH, UND IHN NICHT WEITERGÄBEN.
DAS WIRD NICHTS, ICH HAB GRAD KEINE 3 MARK IM HAUS. ABER ICH WERDE DEN RING BEI EINEM GANZ SICHEREN MANN IN PFAND GEBEN, UND MORGEN MITTAG LÖSEN WIR IHN DANN WIEDER AUS.
SCHÖN, SCHÖN. ABER SEHEN SIE JETZT AUCH ZU, DASS ESSEN UND KORN MÖGLICHST BALD AUF DEN TISCH KOMMEN, VOR ALLEM DER KORN. SIE SEHEN, IN DER FLASCHE IST FAST NICHTS MEHR, ...
...UND WIE SIE WISSEN, MUSS MAN KUMMER ERSÄUFEN.
ES WIRD ALLES GANZ SCHNELL GEHEN, MEIN HERR.
SO WURDE ICH MIT POLAKOWSKI BEKANNT, EINEM DER GEMEINSTEN SCHURKEN UND HEUCHLER, DIE ICH IN MEINEM LEBEN KENNENGELERNT HABE.

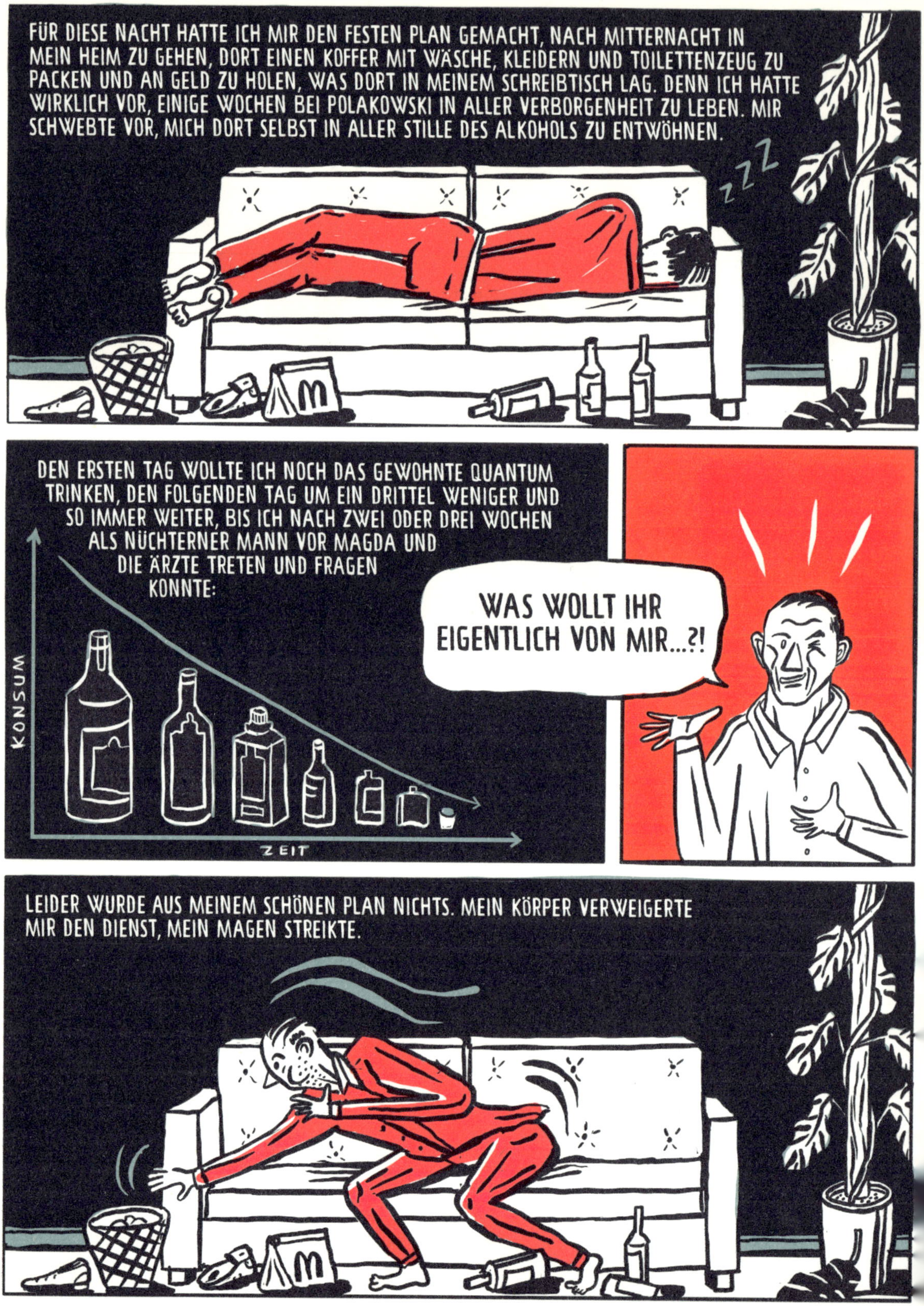
FÜR DIESE NACHT HATTE ICH MIR DEN FESTEN PLAN GEMACHT, NACH MITTERNACHT IN MEIN HEIM ZU GEHEN, DORT EINEN KOFFER MIT WÄSCHE, KLEIDERN UND TOILETTENZEUG ZU PACKEN UND AN GELD ZU HOLEN, WAS DORT IN MEINEM SCHREIBTISCH LAG. DENN ICH HATTE WIRKLICH VOR, EINIGE WOCHEN BEI POLAKOWSKI IN ALLER VERBORGENHEIT ZU LEBEN. MIR SCHWEBTE VOR, MICH DORT SELBST IN ALLER STILLE DES ALKOHOLS ZU ENTWÖHNEN.
ZZZ
DEN ERSTEN TAG WOLLTE ICH NOCH DAS GEWOHNTE QUANTUM TRINKEN, DEN FOLGENDEN TAG UM EIN DRITTEL WENIGER UND SO IMMER WEITER, BIS ICH NACH ZWEI ODER DREI WOCHEN ALS NÜCHTERNER MANN VOR MAGDA UND DIE ÄRZTE TRETEN UND FRAGEN KONNTE:
KONSUM
ZEIT
WAS WOLLT IHR EIGENTLICH VON MIR...?!
LEIDER WURDE AUS MEINEM SCHÖNEN PLAN NICHTS. MEIN KÖRPER VERWEIGERTE MIR DEN DIENST, MEIN MAGEN STREIKTE.

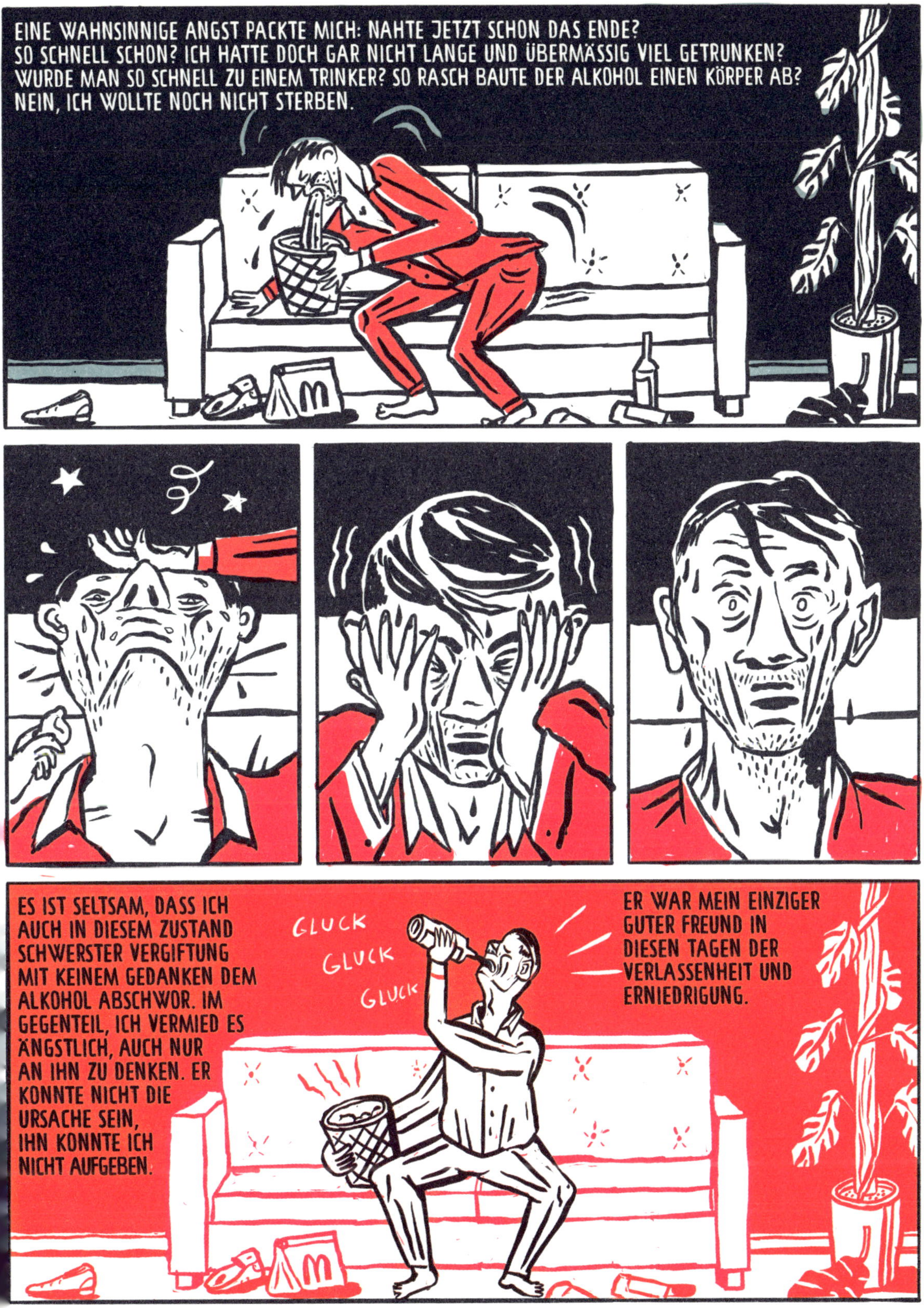
EINE WAHNSINNIGE ANGST PACKTE MICH: NAHTE JETZT SCHON DAS ENDE?
SO SCHNELL SCHON? ICH HATTE DOCH GAR NICHT LANGE UND ÜBERMÄSSIG VIEL GETRUNKEN?
WURDE MAN SO SCHNELL ZU EINEM TRINKER? SO RASCH BAUTE DER ALKOHOL EINEN KÖRPER AB?
NEIN, ICH WOLLTE NOCH NICHT STERBEN.
ES IST SELTSAM, DASS ICH AUCH IN DIESEM ZUSTAND SCHWERSTER VERGIFTUNG MIT KEINEM GEDANKEN DEM ALKOHOL ABSCHWOR. IM GEGENTEIL, ICH VERMIED ES ÄNGSTLICH, AUCH NUR AN IHN ZU DENKEN. ER KONNTE NICHT DIE URSACHE SEIN, IHN KONNTE ICH NICHT AUFGEBEN.
GLUCK
GLUCK
GLUCK
ER WAR MEIN EINZIGER GUTER FREUND IN DIESEN TAGEN DER VERLASSENHEIT UND ERNIEDRIGUNG.

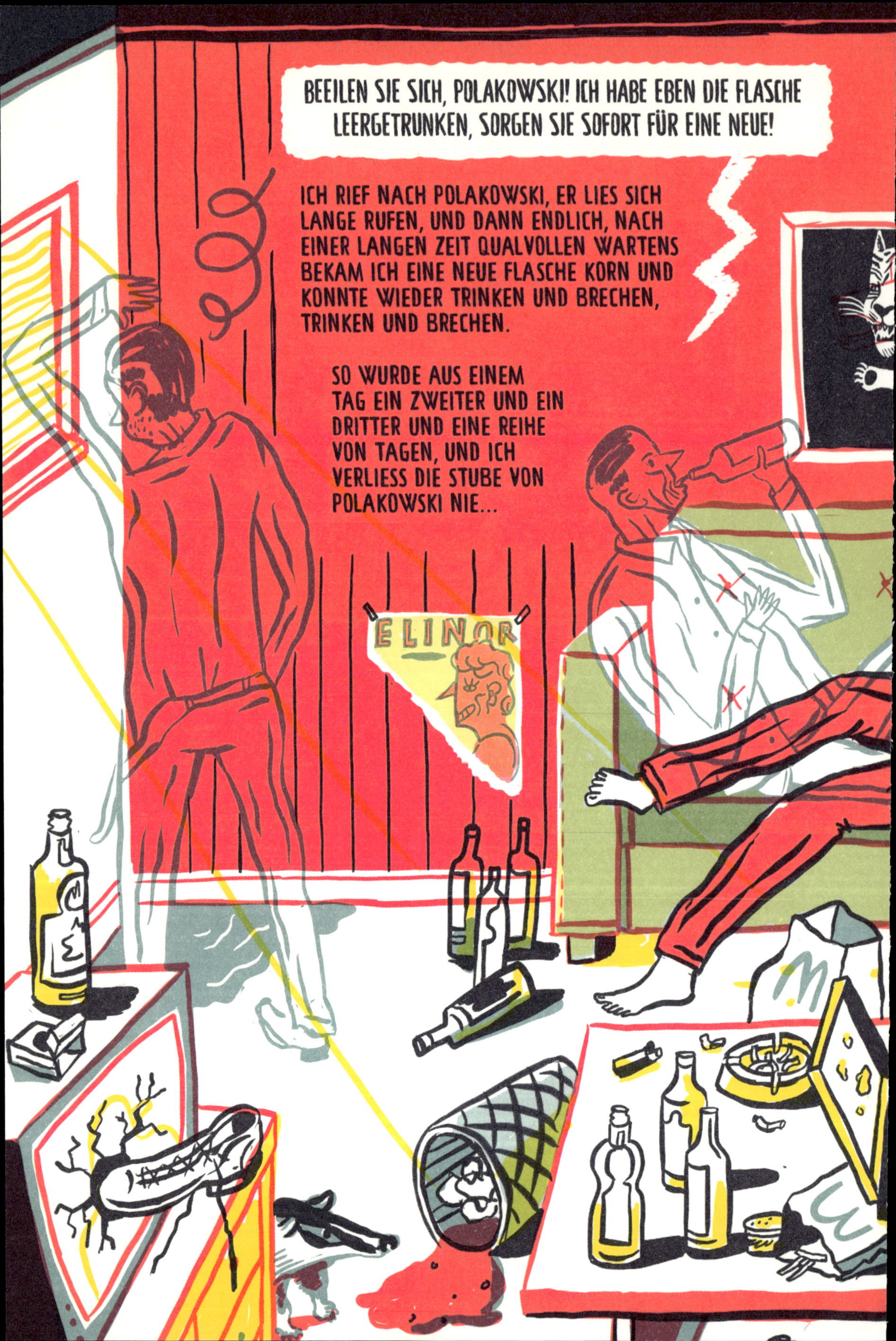
BEEILEN SIE SICH, POLAKOWSKI! ICH HABE EBEN DIE FLASCHE LEERGETRUNKEN, SORGEN SIE SOFORT FÜR EINE NEUE!
ICH RIEF NACH POLAKOWSKI, ER LIES SICH LANGE RUFEN, UND DANN ENDLICH, NACH EINER LANGEN ZEIT QUALVOLLEN WARTENS BEKAM ICH EINE NEUE FLASCHE KORN UND KONNTE WIEDER TRINKEN UND BRECHEN, TRINKEN UND BRECHEN.
SO WURDE AUS EINEM TAG EIN ZWEITER UND EIN DRITTER UND EINE REIHE VON TAGEN, UND ICH VERLIESS DIE STUBE VON POLAKOWSKI NIE...
ELINOR

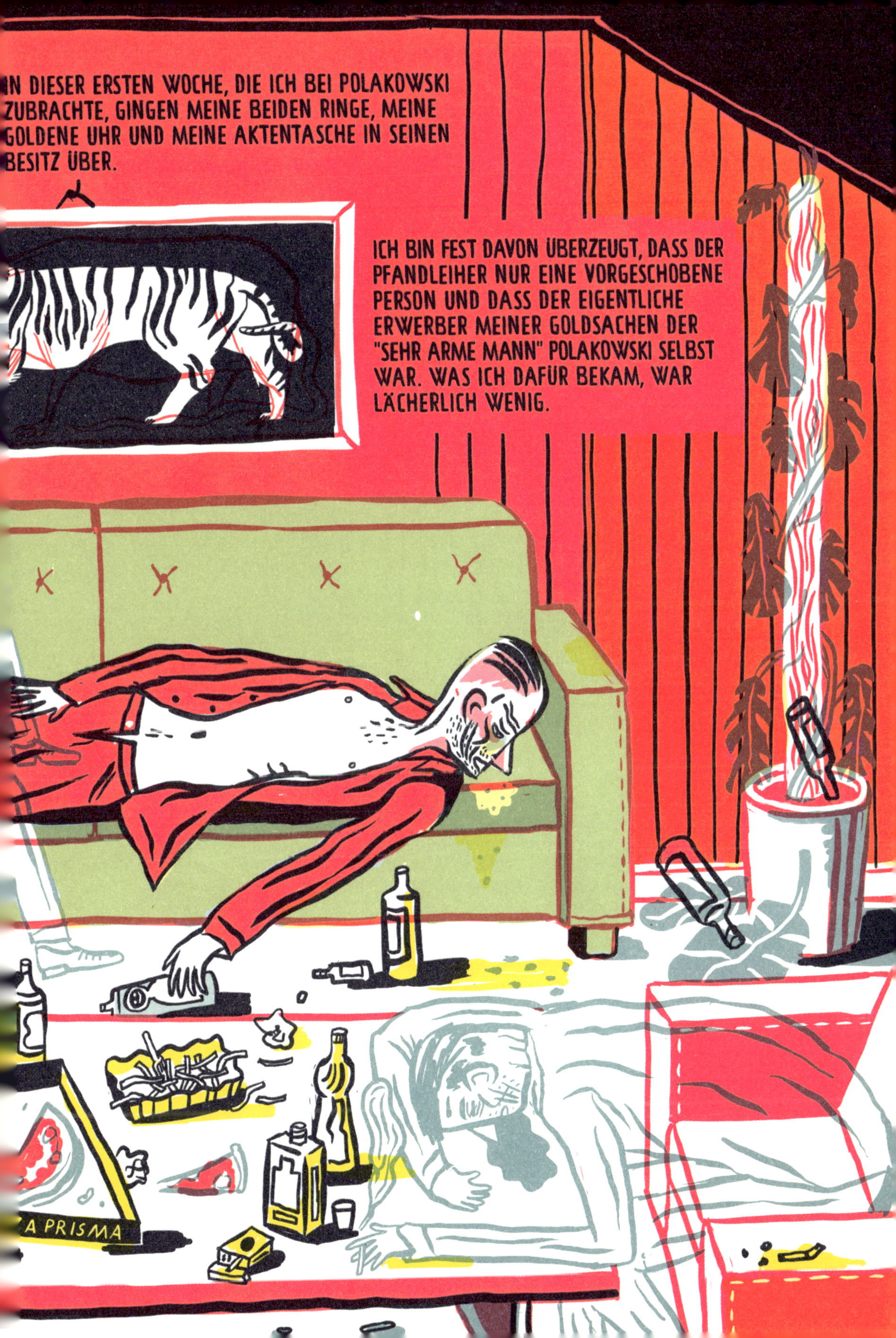
IN DIESER ERSTEN WOCHE, DIE ICH BEI POLAKOWSKI ZUBRACHTE, GINGEN MEINE BEIDEN RINGE, MEINE GOLDENE UHR UND MEINE AKTENTASCHE IN SEINEN BESITZ ÜBER.
ICH BIN FEST DAVON ÜBERZEUGT, DASS DER PFANDLEIHER NUR EINE VORGESCHOBENE PERSON UND DASS DER EIGENTLICHE ERWERBER MEINER GOLDSACHEN DER "SEHR ARME MANN" POLAKOWSKI SELBST WAR. WAS ICH DAFÜR BEKAM, WAR LÄCHERLICH WENIG.
A PRISMA

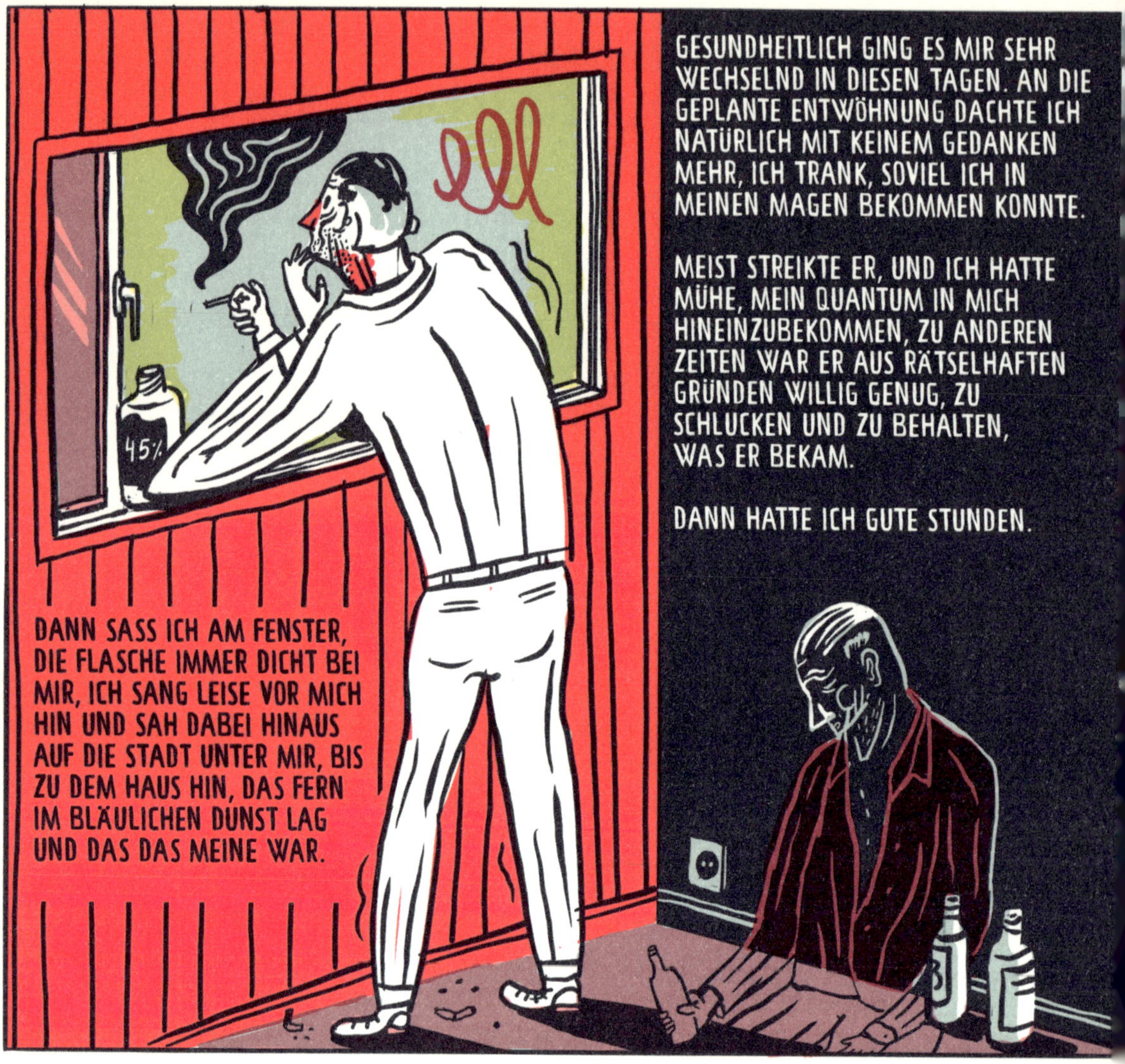
GESUNDHEITLICH GING ES MIR SEHR WECHSELND IN DIESEN TAGEN. AN DIE GEPLANTE ENTWÖHNUNG DACHTE ICH NATÜRLICH MIT KEINEM GEDANKEN MEHR, ICH TRANK, SOVIEL ICH IN MEINEN MAGEN BEKOMMEN KONNTE.
MEIST STREIKTE ER, UND ICH HATTE MÜHE, MEIN QUANTUM IN MICH HINEINZUBEKOMMEN, ZU ANDEREN ZEITEN WAR ER AUS RÄTSELHAFTEN GRÜNDEN WILLIG GENUG, ZU SCHLUCKEN UND ZU BEHALTEN, WAS ER BEKAM.
DANN HATTE ICH GUTE STUNDEN.
DANN SASS ICH AM FENSTER, DIE FLASCHE IMMER DICHT BEI MIR, ICH SANG LEISE VOR MICH HIN UND SAH DABEI HINAUS AUF DIE STADT UNTER MIR, BIS ZU DEM HAUS HIN, DAS FERN IM BLÄULICHEN DUNST LAG UND DAS DAS MEINE WAR.
45%

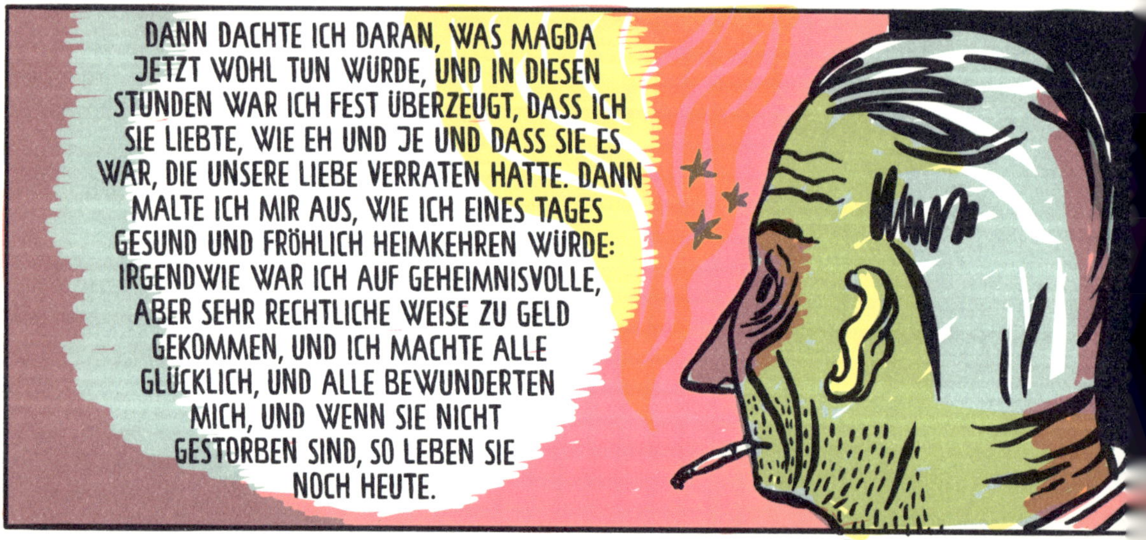
DANN DACHTE ICH DARAN, WAS MAGDA JETZT WOHL TUN WÜRDE, UND IN DIESEN STUNDEN WAR ICH FEST ÜBERZEUGT, DASS ICH SIE LIEBTE, WIE EH UND JE UND DASS SIE ES WAR, DIE UNSERE LIEBE VERRATEN HATTE. DANN MALTE ICH MIR AUS, WIE ICH EINES TAGES GESUND UND FRÖHLICH HEIMKEHREN WÜRDE: IRGENDWIE WAR ICH AUF GEHEIMNISVOLLE, ABER SEHR RECHTLICHE WEISE ZU GELD GEKOMMEN, UND ICH MACHTE ALLE GLÜCKLICH, UND ALLE BEWUNDERTEN MICH, UND WENN SIE NICHT GESTORBEN SIND, SO LEBEN SIE NOCH HEUTE.

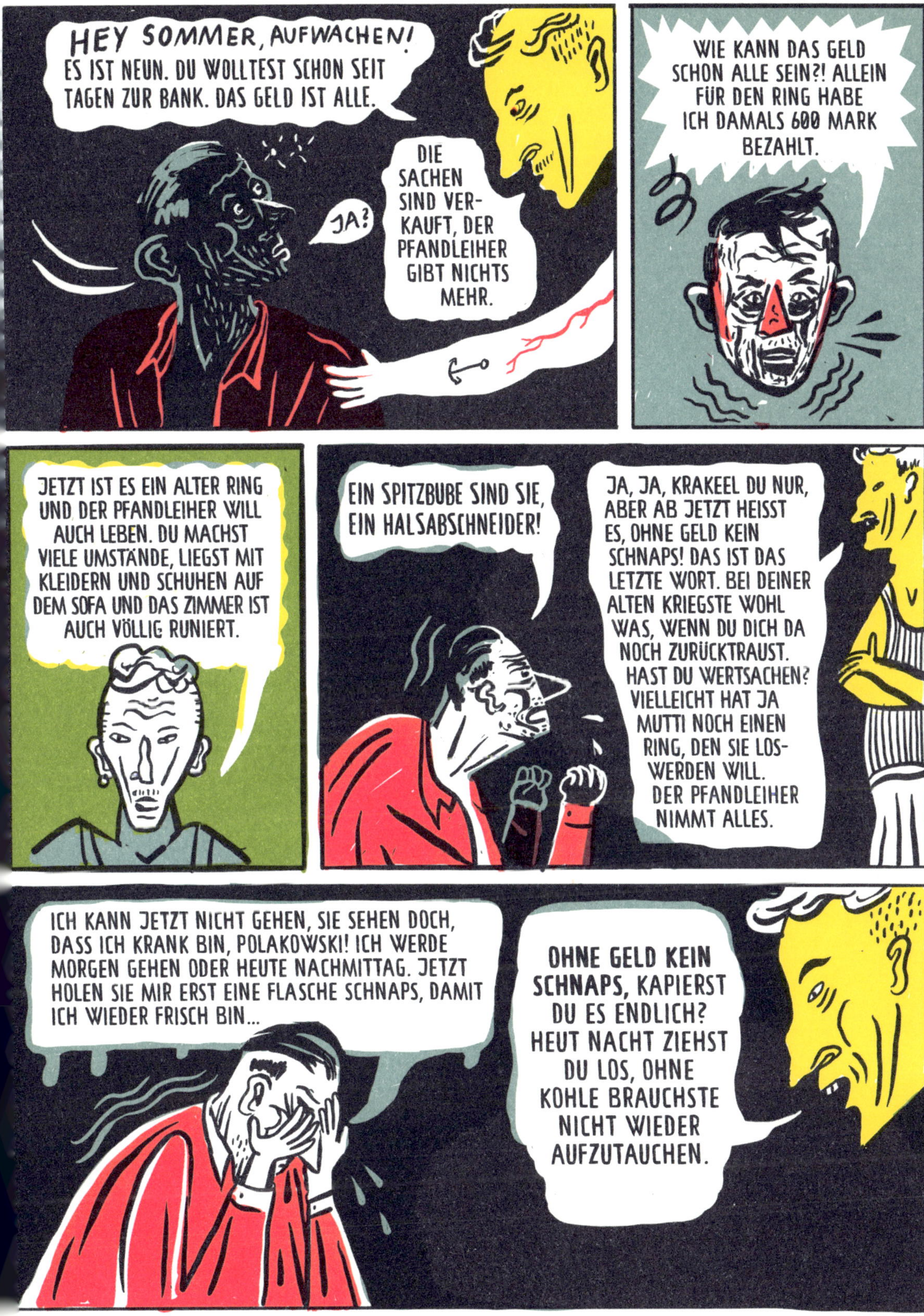
HEY SOMMER, AUFWACHEN! ES IST NEUN. DU WOLLTEST SCHON SEIT TAGEN ZUR BANK. DAS GELD IST ALLE.
JA?
DIE SACHEN SIND VERKAUFT, DER PFANDLEIHER GIBT NICHTS MEHR.
WIE KANN DAS GELD SCHON ALLE SEIN?! ALLEIN FÜR DEN RING HABE ICH DAMALS 600 MARK BEZAHLT.
JETZT IST ES EIN ALTER RING UND DER PFANDLEIHER WILL AUCH LEBEN. DU MACHST VIELE UMSTÄNDE, LIEGST MIT KLEIDERN UND SCHUHEN AUF DEM SOFA UND DAS ZIMMER IST AUCH VÖLLIG RUNIERT.
EIN SPITZBUBE SIND SIE, EIN HALSABSCHNEIDER!
JA, JA, KRAKEEL DU NUR, ABER AB JETZT HEISST ES, OHNE GELD KEIN SCHNAPS! DAS IST DAS LETZTE WORT. BEI DEINER ALTEN KRIEGSTE WOHL WAS, WENN DU DICH DA NOCH ZURÜCKTRAUST. HAST DU WERTSACHEN? VIELLEICHT HAT JA MUTTI NOCH EINEN RING, DEN SIE LOSWERDEN WILL. DER PFANDLEIHER NIMMT ALLES.
ICH KANN JETZT NICHT GEHEN, SIE SEHEN DOCH, DASS ICH KRANK BIN, POLAKOWSKI! ICH WERDE MORGEN GEHEN ODER HEUTE NACHMITTAG. JETZT HOLEN SIE MIR ERST EINE FLASCHE SCHNAPS, DAMIT ICH WIEDER FRISCH BIN...
OHNE GELD KEIN SCHNAPS, KAPIERST DU ES ENDLICH? HEUT NACHT ZIEHST DU LOS, OHNE KOHLE BRAUCHSTE NICHT WIEDER AUFZUTAUCHEN.

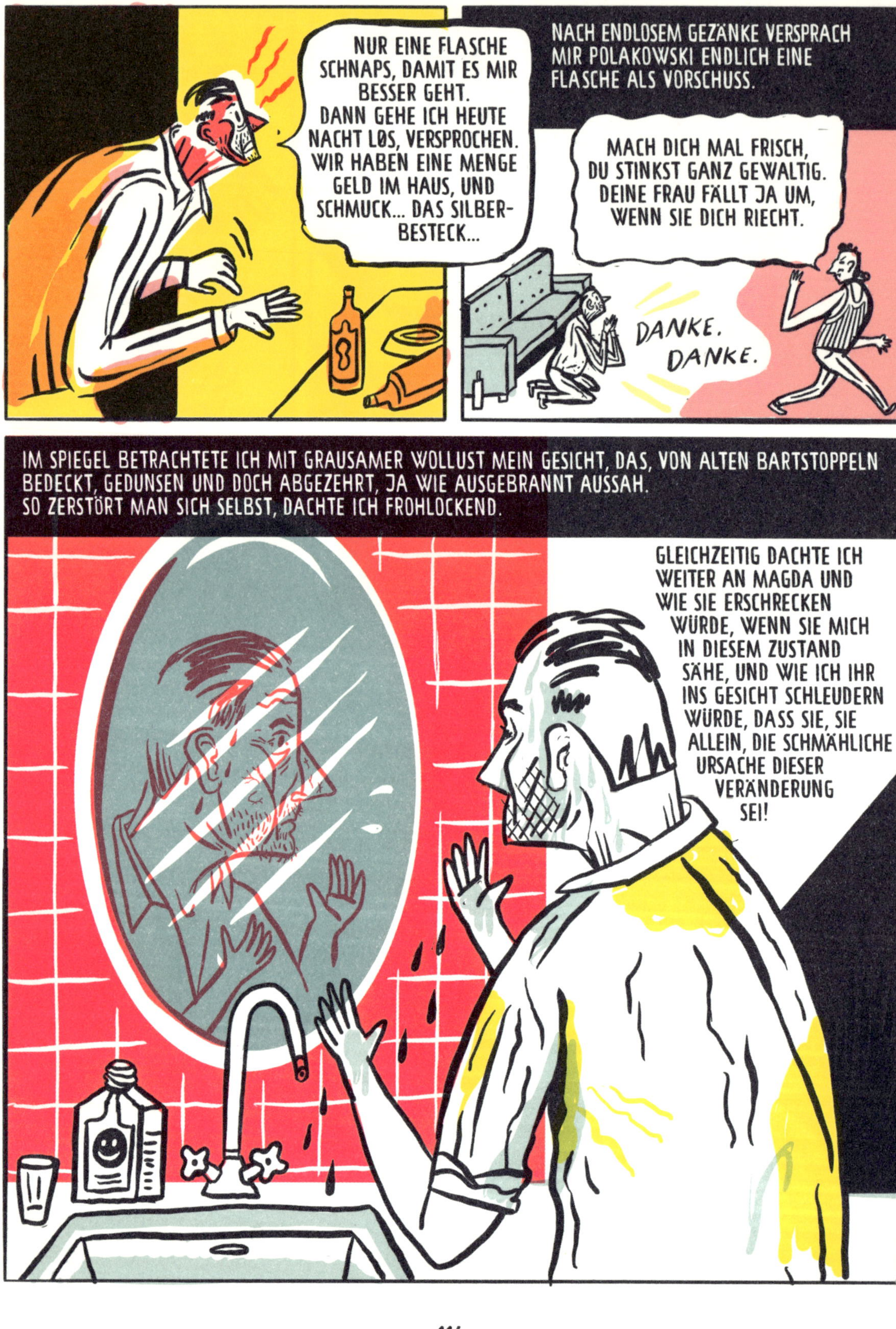
NUR EINE FLASCHE SCHNAPS, DAMIT ES MIR BESSER GEHT. DANN GEHE ICH HEUTE NACHT LØS, VERSPROCHEN. WIR HABEN EINE MENGE GELD IM HAUS, UND SCHMUCK... DAS SILBERBESTECK...
NACH ENDLOSEM GEZÄNKE VERSPRACH MIR POLAKOWSKI ENDLICH EINE FLASCHE ALS VORSCHUSS.
MACH DICH MAL FRISCH, DU STINKST GANZ GEWALTIG. DEINE FRAU FÄLLT JA UM, WENN SIE DICH RIECHT.
DANKE. DANKE.
IM SPIEGEL BETRACHTETE ICH MIT GRAUSAMER WOLLUST MEIN GESICHT, DAS, VON ALTEN BARTSTOPPELN BEDECKT, GEDUNSEN UND DOCH ABGEZEHRT, JA WIE AUSGEBRANNT AUSSAH. SO ZERSTÖRT MAN SICH SELBST, DACHTE ICH FROHLOCKEND.
GLEICHZEITIG DACHTE ICH WEITER AN MAGDA UND WIE SIE ERSCHRECKEN WÜRDE, WENN SIE MICH IN DIESEM ZUSTAND SÄHE, UND WIE ICH IHR INS GESICHT SCHLEUDERN WÜRDE, DASS SIE, SIE ALLEIN, DIE SCHMÄHLICHE URSACHE DIESER VERÄNDERUNG SEI!

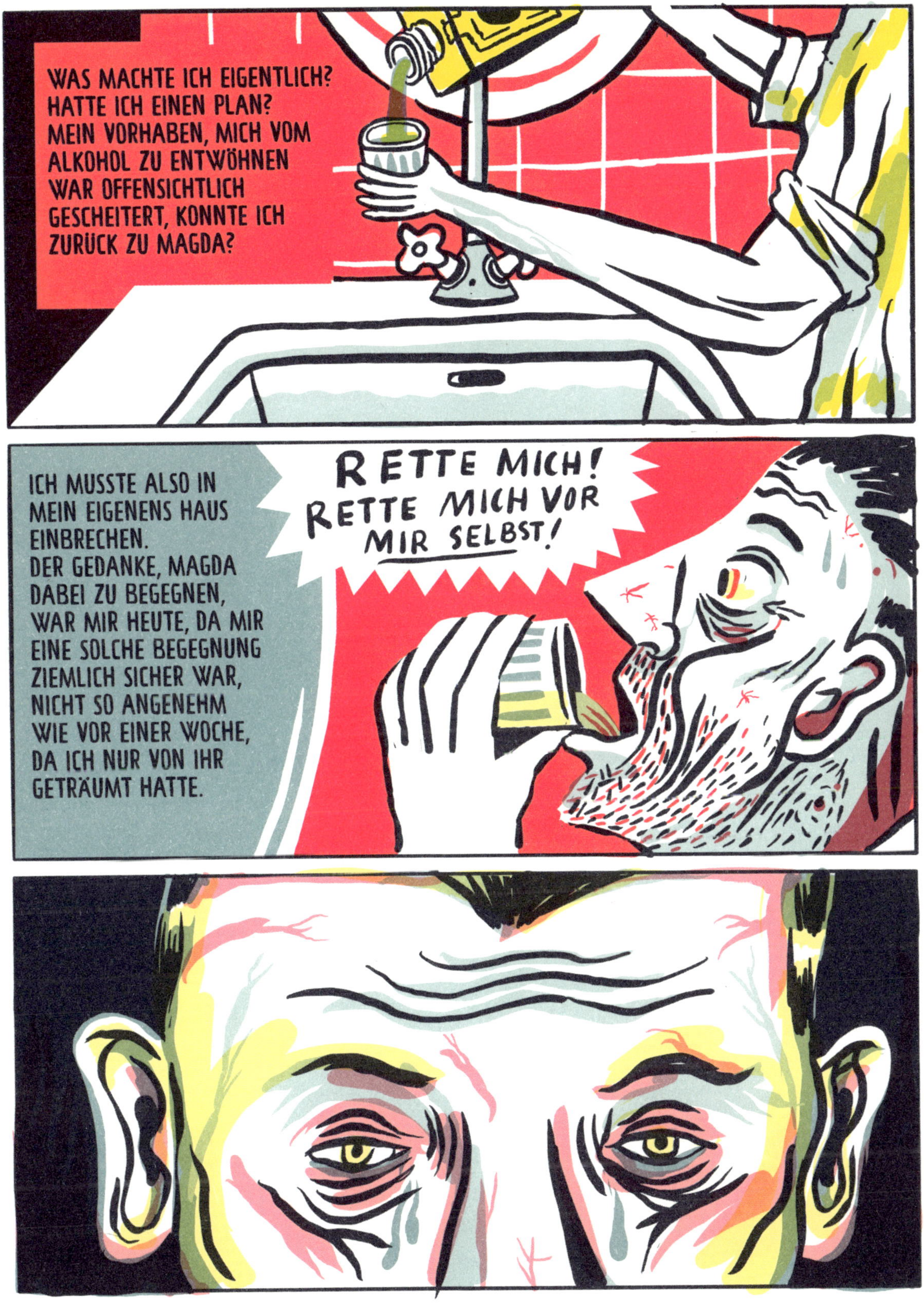
WAS MACHTE ICH EIGENTLICH? HATTE ICH EINEN PLAN? MEIN VORHABEN, MICH VOM ALKOHOL ZU ENTWÖHNEN WAR OFFENSICHTLICH GESCHEITERT, KONNTE ICH ZURÜCK ZU MAGDA?
ICH MUSSTE ALSO IN MEIN EIGENENS HAUS EINBRECHEN. DER GEDANKE, MAGDA DABEI ZU BEGEGNEN, WAR MIR HEUTE, DA MIR EINE SOLCHE BEGEGNUNG ZIEMLICH SICHER WAR, NICHT SO ANGENEHM WIE VOR EINER WOCHE, DA ICH NUR VON IHR GETRÄUMT HATTE.
RETTE MICH! RETTE MICH VOR MIR SELBST!

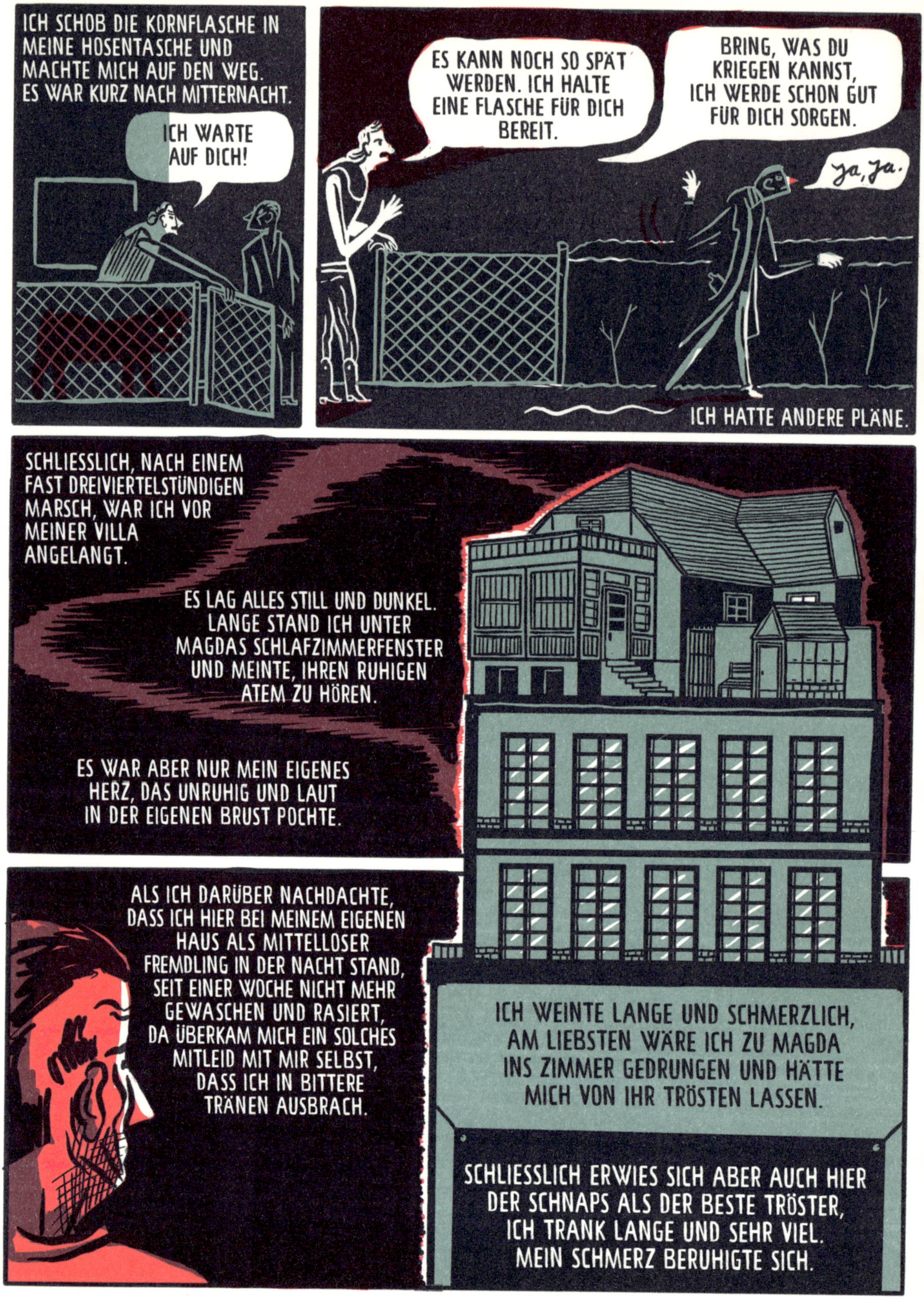

ICH SCHOB DIE KORNFLASCHE IN MEINE HOSENTASCHE UND MACHTE MICH AUF DEN WEG. ES WAR KURZ NACH MITTERNACHT.
ICH WARTE AUF DICH!
ES KANN NOCH SO SPÄT WERDEN. ICH HALTE EINE FLASCHE FÜR DICH BEREIT.
BRING, WAS DU KRIEGEN KANNST, ICH WERDE SCHON GUT FÜR DICH SORGEN.
Ja, Ja.
ICH HATTE ANDERE PLÄNE.
SCHLIESSLICH, NACH EINEM FAST DREIVIERTELSTÜNDIGEN MARSCH, WAR ICH VOR MEINER VILLA ANGELANGT.
ES LAG ALLES STILL UND DUNKEL. LANGE STAND ICH UNTER MAGDAS SCHLAFZIMMERFENSTER UND MEINTE, IHREN RUHIGEN ATEM ZU HÖREN.
ES WAR ABER NUR MEIN EIGENES HERZ, DAS UNRUHIG UND LAUT IN DER EIGENEN BRUST POCHTE.
ALS ICH DARÜBER NACHDACHTE, DASS ICH HIER BEI MEINEM EIGENEN HAUS ALS MITTELLOSER FREMDLING IN DER NACHT STAND, SEIT EINER WOCHE NICHT MEHR GEWASCHEN UND RASIERT, DA ÜBERKAM MICH EIN SOLCHES MITLEID MIT MIR SELBST, DASS ICH IN BITTERE TRÄNEN AUSBRACH.
ICH WEINTE LANGE UND SCHMERZLICH, AM LIEBSTEN WÄRE ICH ZU MAGDA INS ZIMMER GEDRUNGEN UND HÄTTE MICH VON IHR TRÖSTEN LASSEN.
SCHLIESSLICH ERWIES SICH ABER AUCH HIER DER SCHNAPS ALS DER BESTE TRÖSTER, ICH TRANK LANGE UND SEHR VIEL. MEIN SCHMERZ BERUHIGTE SICH.

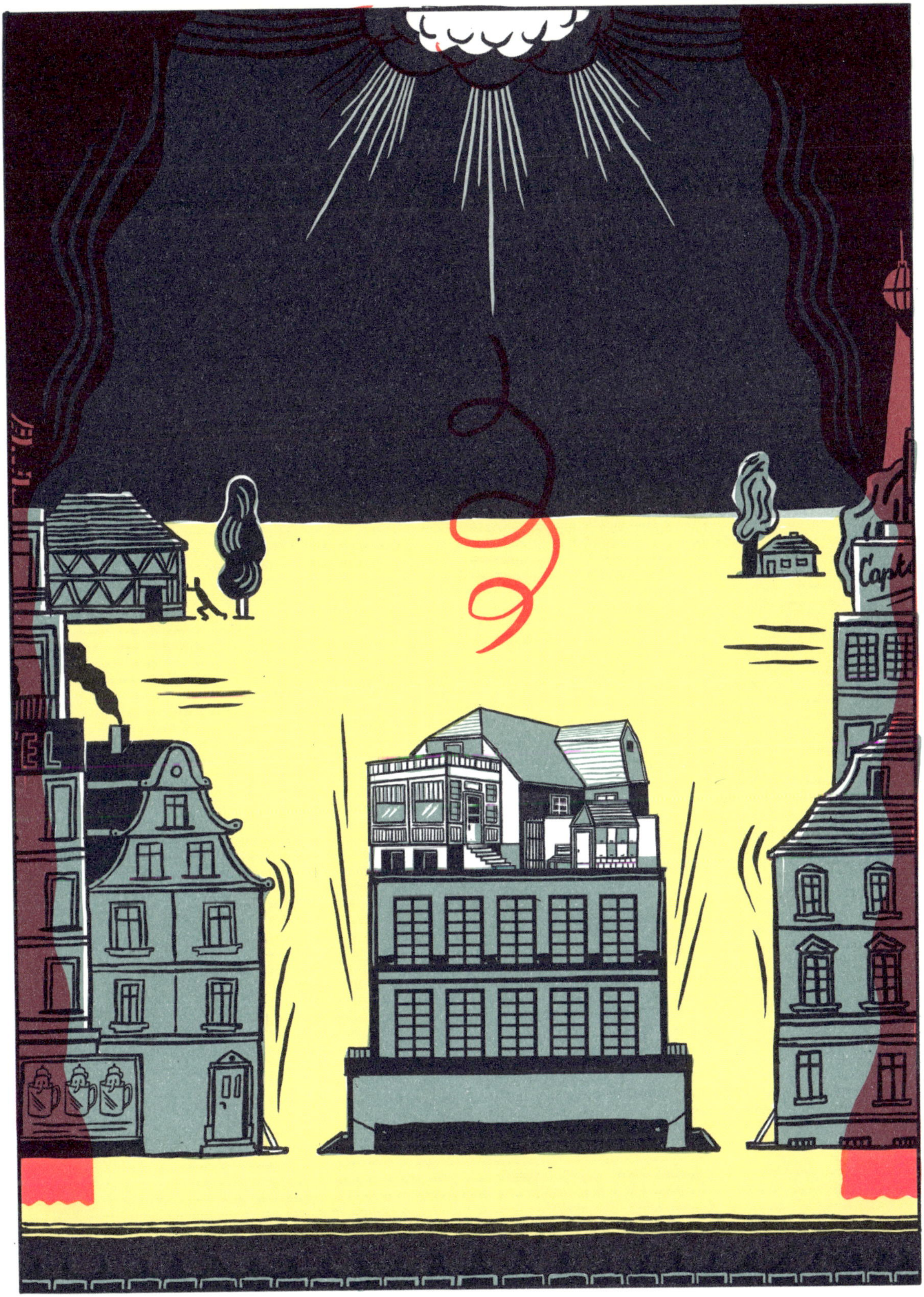

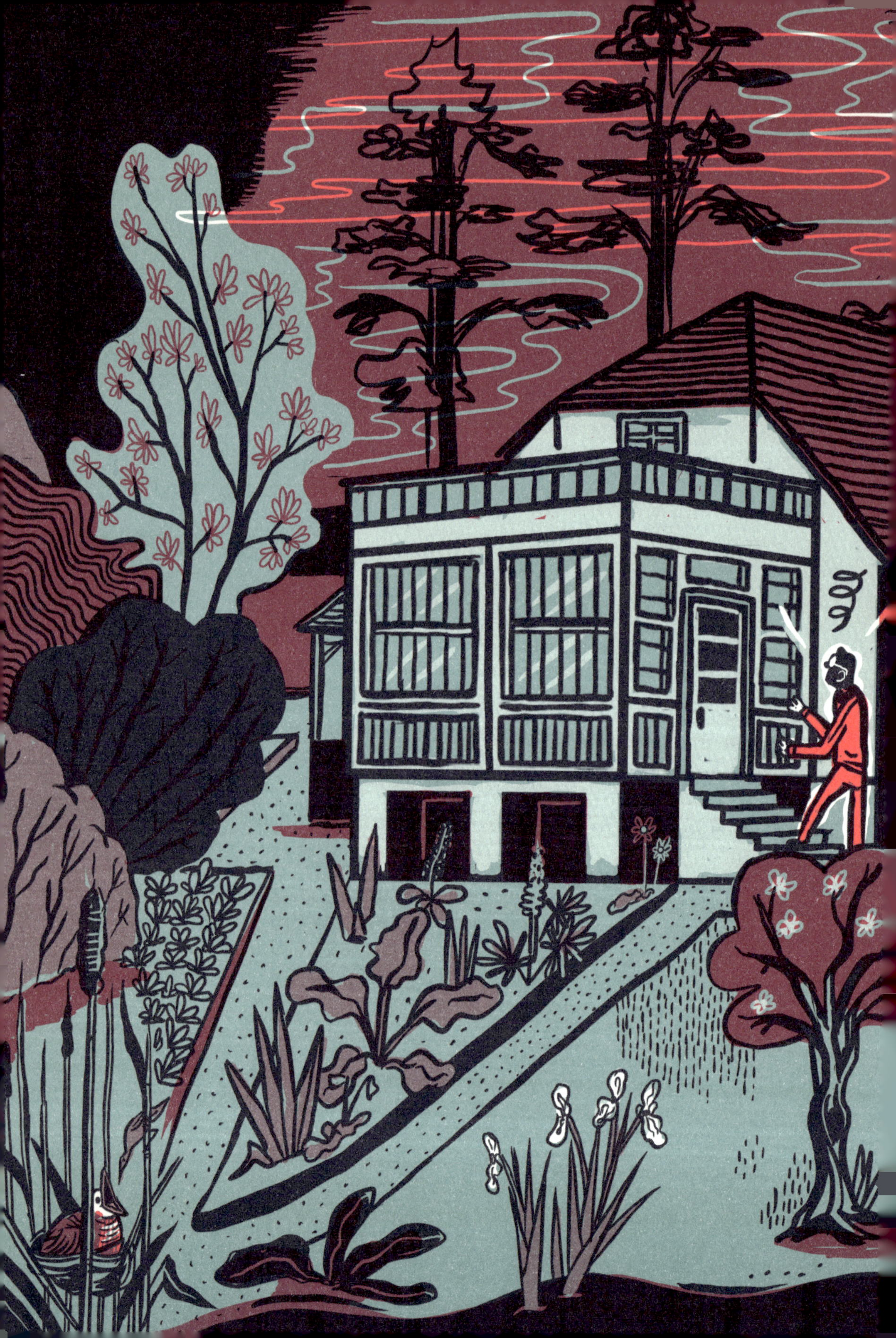

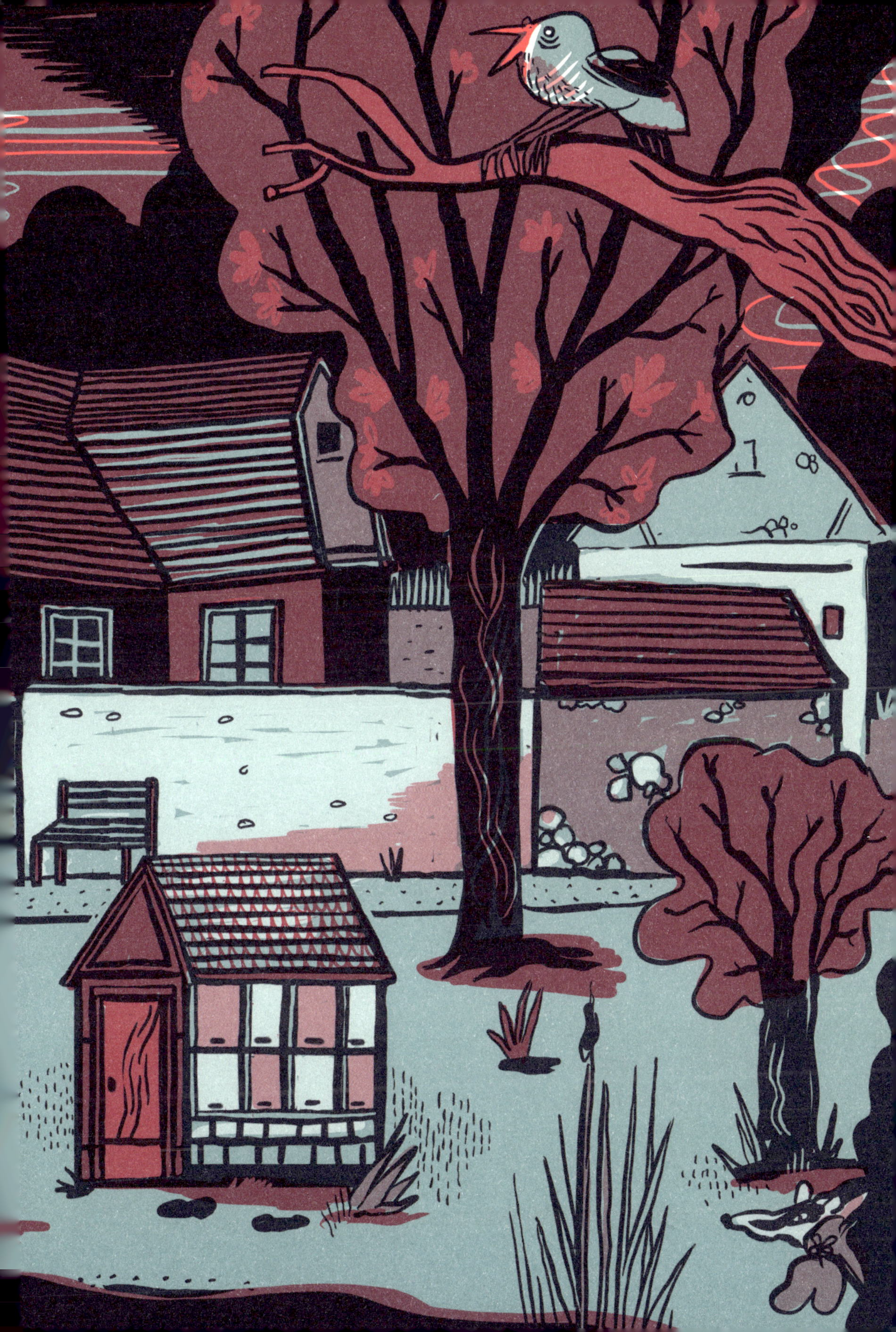

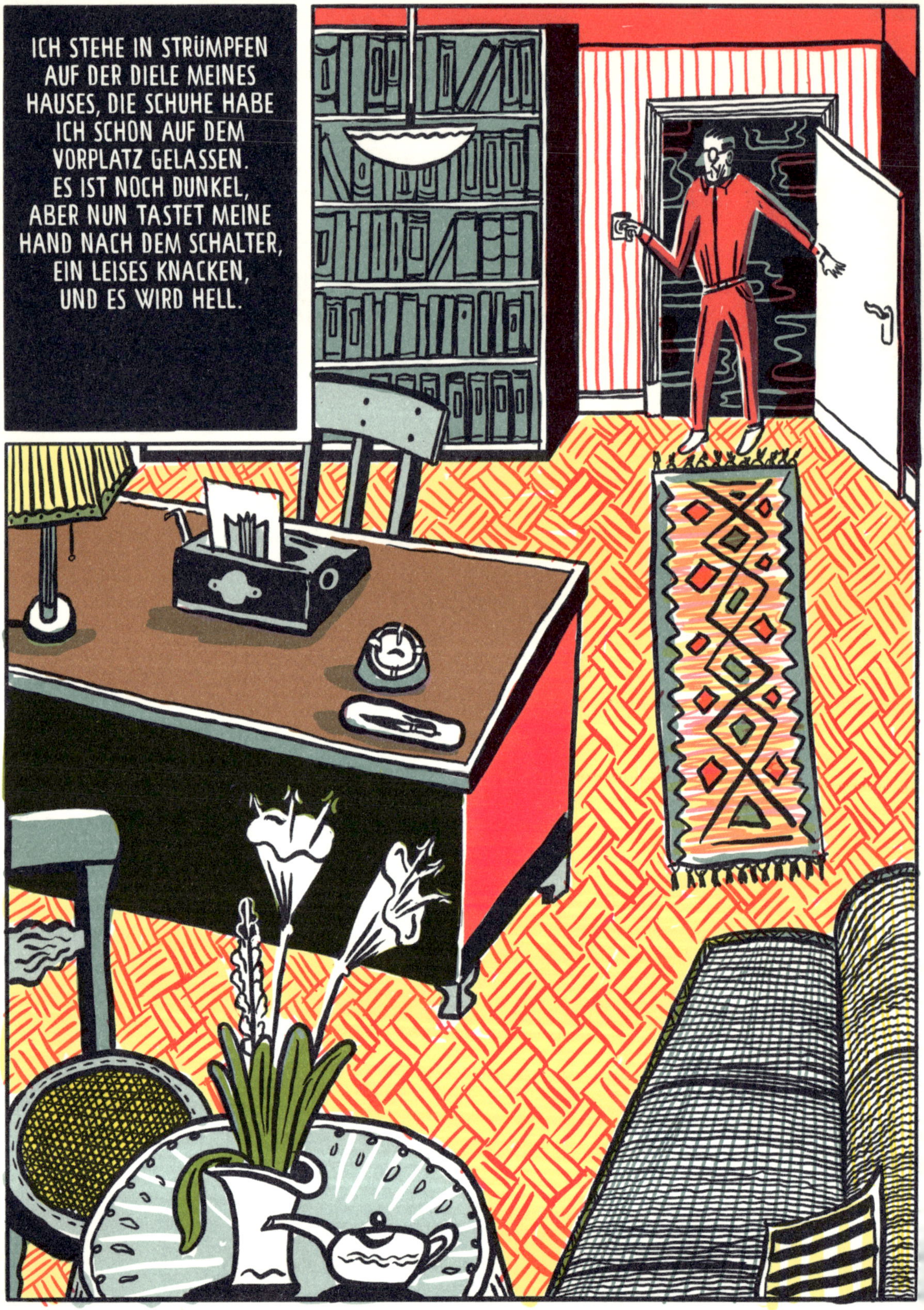
ICH STEHE IN STRÜMPFEN AUF DER DIELE MEINES HAUSES, DIE SCHUHE HABE ICH SCHON AUF DEM VORPLATZ GELASSEN. ES IST NOCH DUNKEL, ABER NUN TASTET MEINE HAND NACH DEM SCHALTER, EIN LEISES KNACKEN, UND ES WIRD HELL.

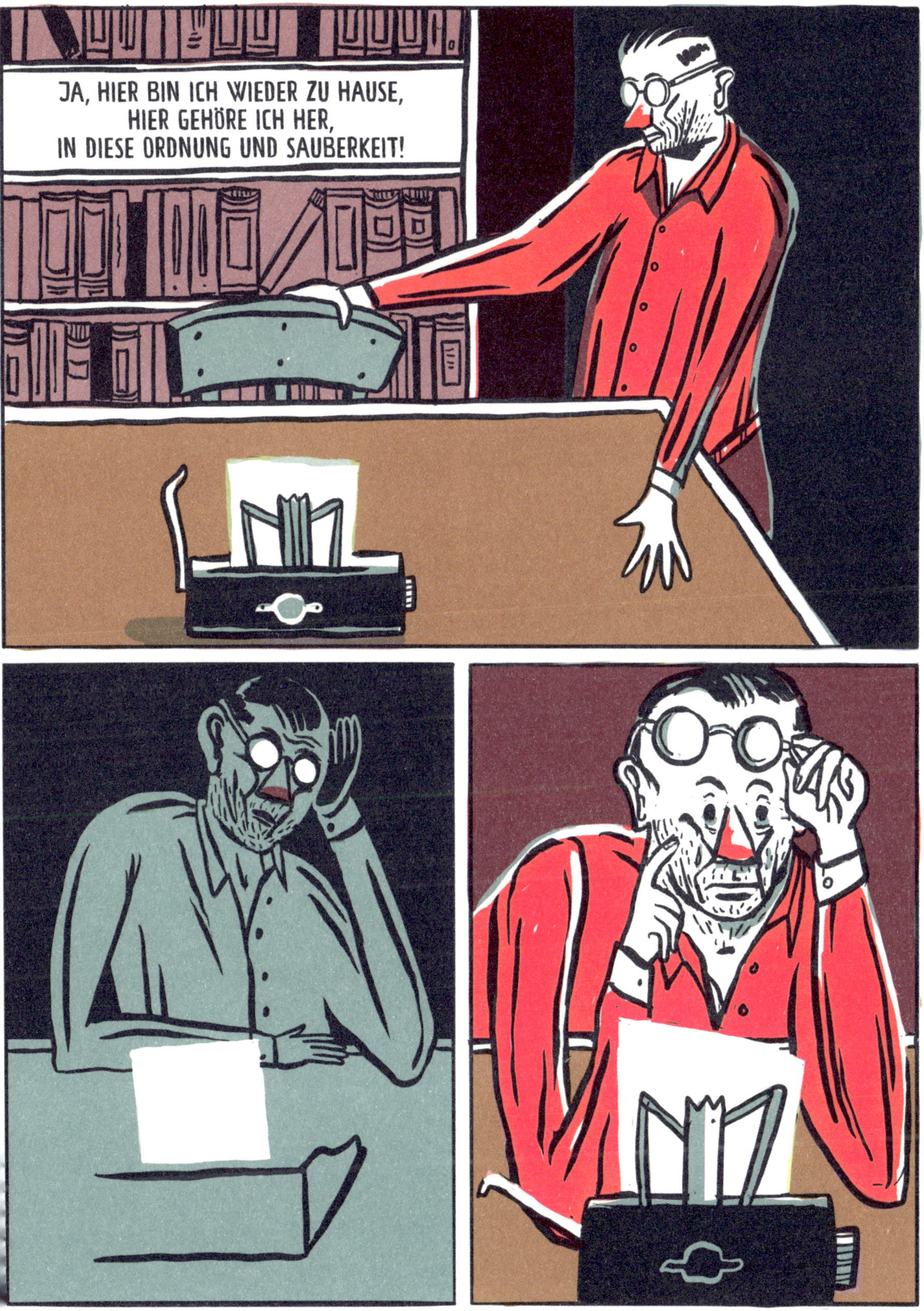
JA, HIER BIN ICH WIEDER ZU HAUSE, HIER GEHÖRE ICH HER, IN DIESE ORDNUNG UND SAUBERKEIT!

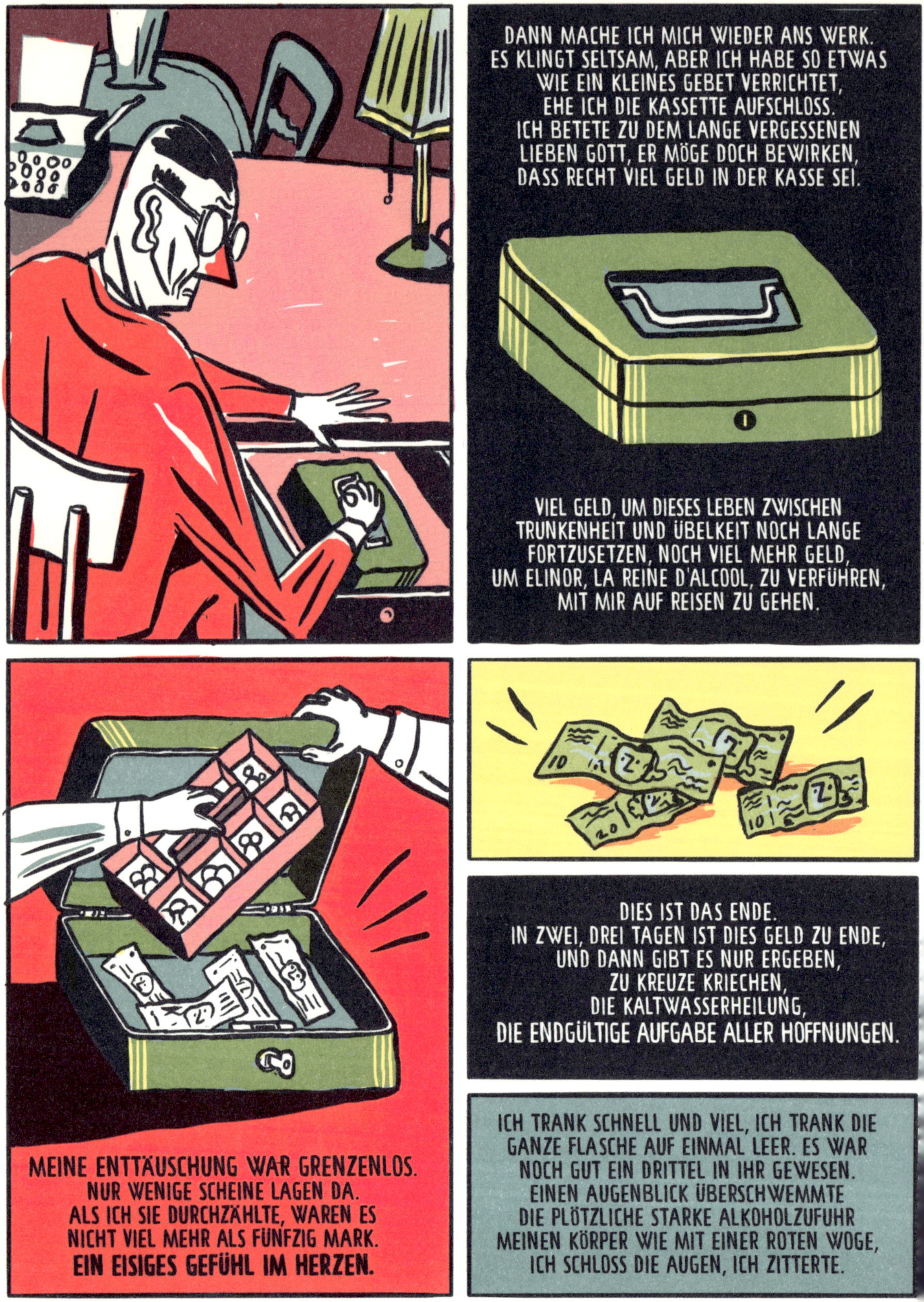
DANN MACHE ICH MICH WIEDER ANS WERK.
ES KLINGT SELTSAM, ABER ICH HABE SO ETWAS WIE EIN KLEINES GEBET VERRICHTET, EHE ICH DIE KASSETTE AUFSCHLOSS.
ICH BETETE ZU DEM LANGE VERGESSENEN LIEBEN GOTT, ER MÖGE DOCH BEWIRKEN, DASS RECHT VIEL GELD IN DER KASSE SEI.
VIEL GELD, UM DIESES LEBEN ZWISCHEN TRUNKENHEIT UND ÜBELKEIT NOCH LANGE FORTZUSETZEN, NOCH VIEL MEHR GELD, UM ELINOR, LA REINE D'ALCOOL, ZU VERFÜHREN, MIT MIR AUF REISEN ZU GEHEN.
MEINE ENTTÄUSCHUNG WAR GRENZENLOS. NUR WENIGE SCHEINE LAGEN DA. ALS ICH SIE DURCHZÄHLTE, WAREN ES NICHT VIEL MEHR ALS FÜNFZIG MARK.
EIN EISIGES GEFÜHL IM HERZEN.
DIES IST DAS ENDE.
IN ZWEI, DREI TAGEN IST DIES GELD ZU ENDE, UND DANN GIBT ES NUR ERGEBEN, ZU KREUZE KRIECHEN, DIE KALTWASSERHEILUNG,
DIE ENDGÜLTIGE AUFGABE ALLER HOFFNUNGEN.
ICH TRANK SCHNELL UND VIEL, ICH TRANK DIE GANZE FLASCHE AUF EINMAL LEER. ES WAR NOCH GUT EIN DRITTEL IN IHR GEWESEN. EINEN AUGENBLICK ÜBERSCHWEMMTE DIE PLÖTZLICHE STARKE ALKOHOLZUFUHR MEINEN KÖRPER WIE MIT EINER ROTEN WOGE, ICH SCHLOSS DIE AUGEN, ICH ZITTERTE.

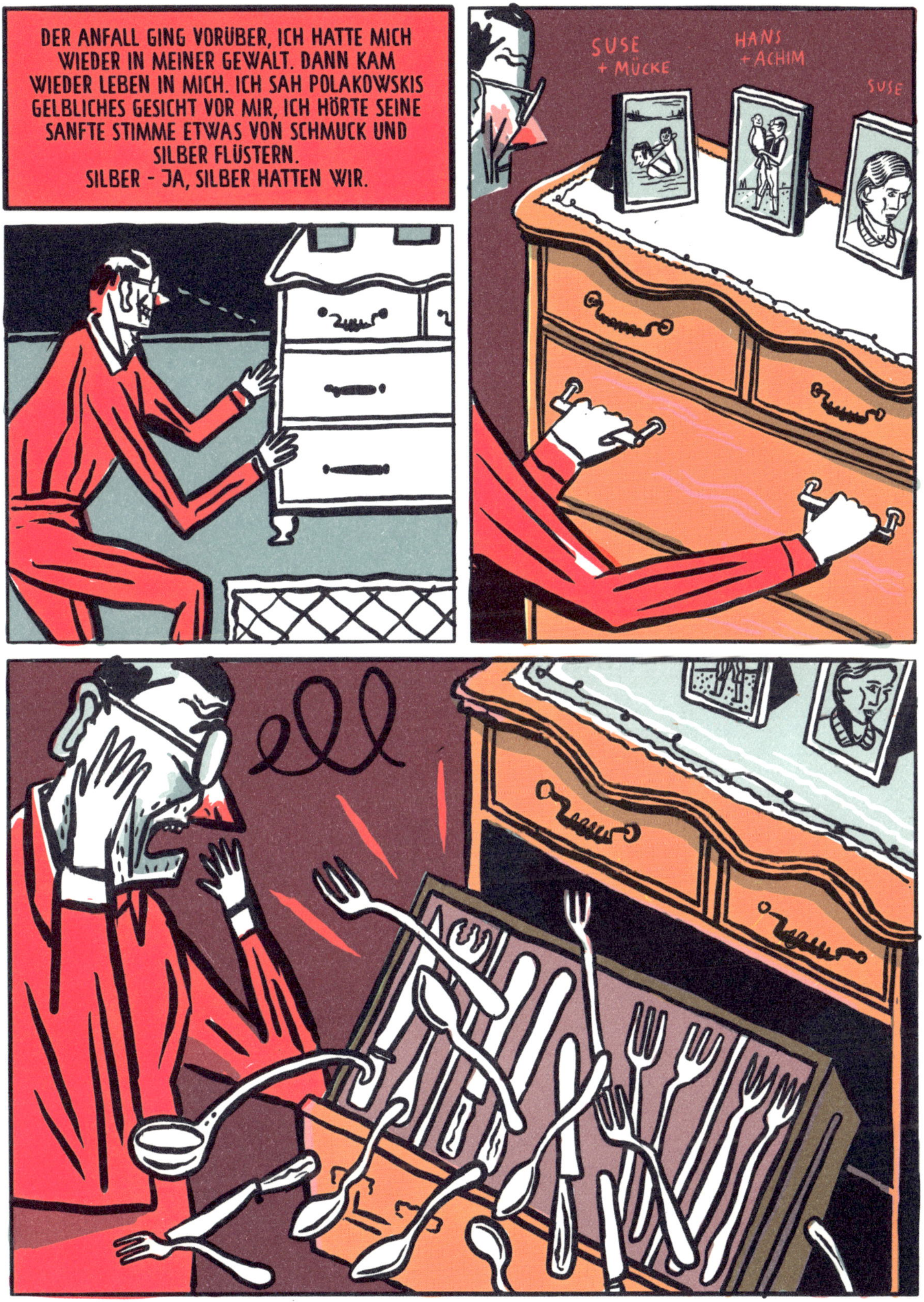
DER ANFALL GING VORÜBER, ICH HATTE MICH WIEDER IN MEINER GEWALT. DANN KAM WIEDER LEBEN IN MICH. ICH SAH POLAKOWSKIS GELBLICHES GESICHT VOR MIR, ICH HÖRTE SEINE SANFTE STIMME ETWAS VON SCHMUCK UND SILBER FLÜSTERN.
SILBER – JA, SILBER HATTEN WIR.
SUSE + MÜCKE
HANS + ACHIM
SUSE

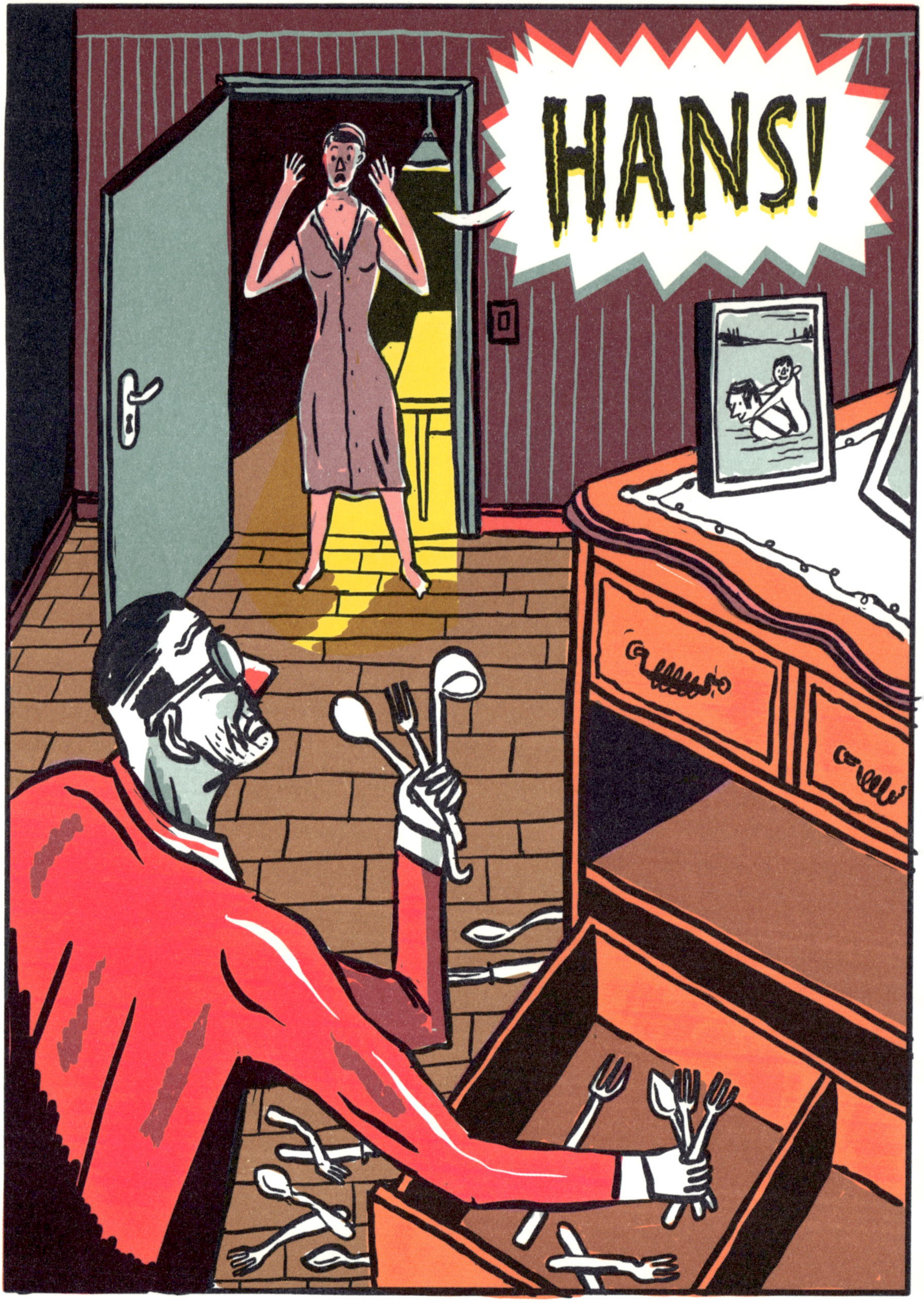
HANS!

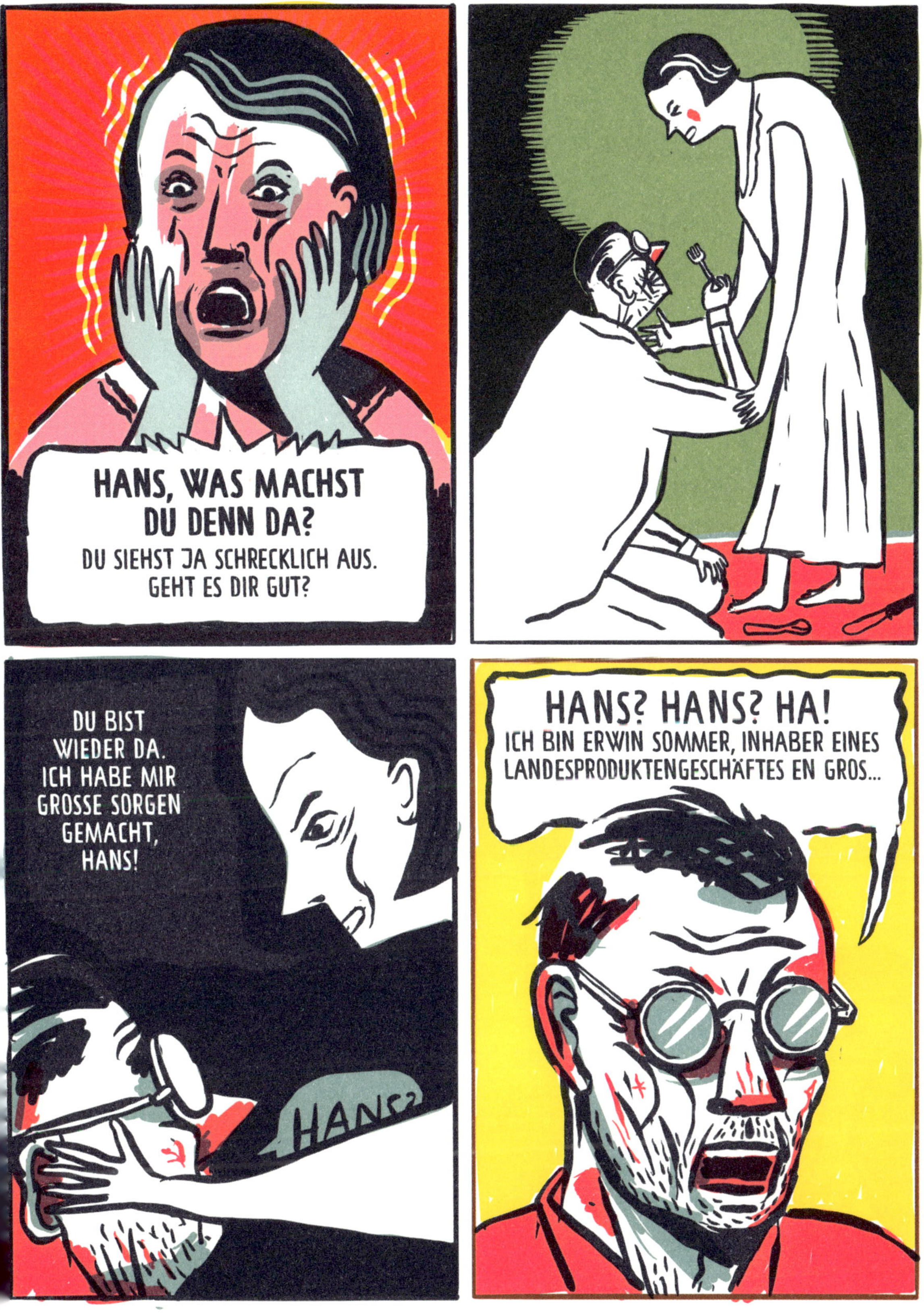
HANS, WAS MACHST DU DENN DA?
DU SIEHST JA SCHRECKLICH AUS. GEHT ES DIR GUT?
DU BIST WIEDER DA. ICH HABE MIR GROSSE SORGEN GEMACHT, HANS!
HANS?
HANS? HANS? HA!
ICH BIN ERWIN SOMMER, INHABER EINES LANDESPRODUKTENGESCHÄFTES EN GROS...

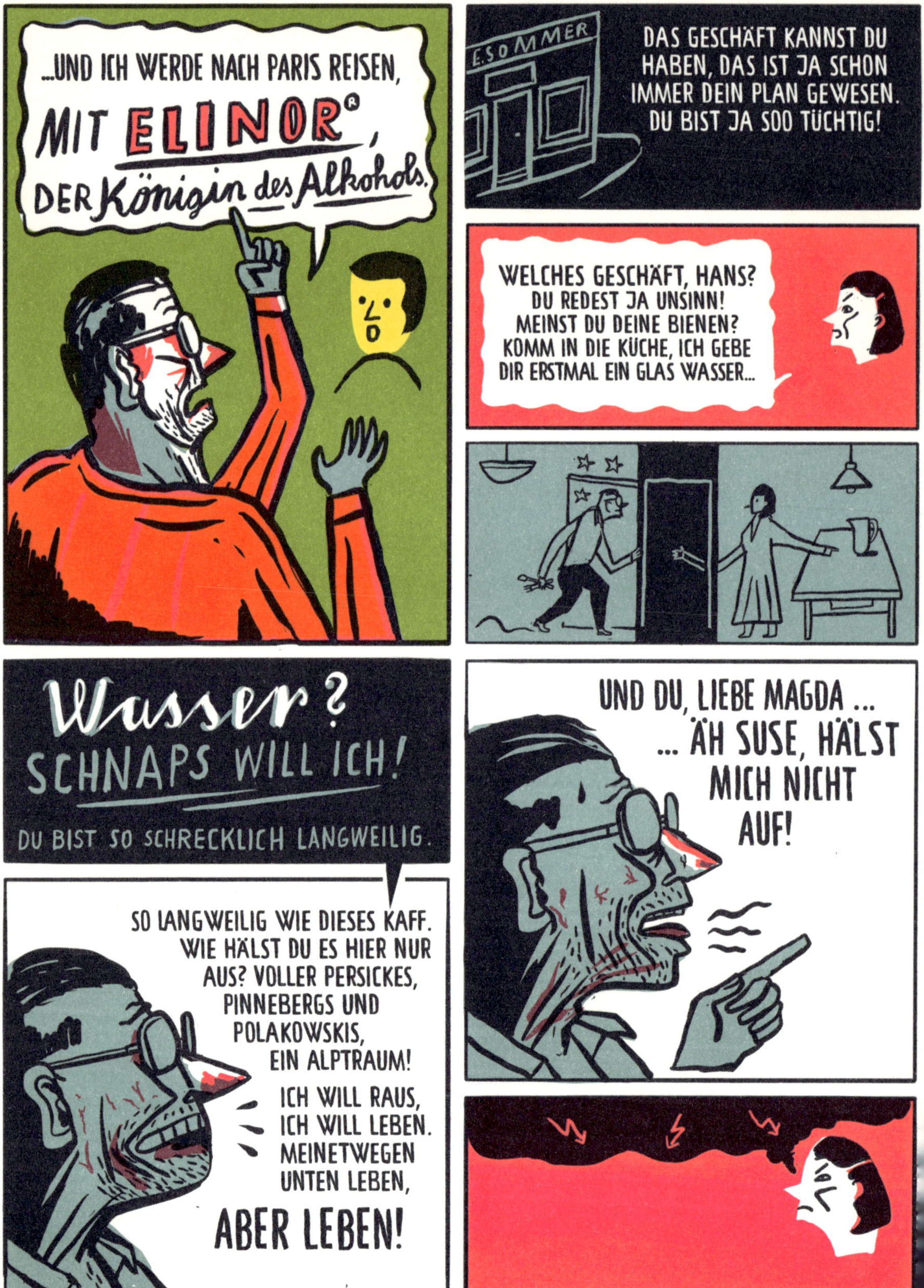
...UND ICH WERDE NACH PARIS REISEN, MIT ELINOR®, DER Königin des Alkohols.
E. SOMMER
DAS GESCHÄFT KANNST DU HABEN, DAS IST JA SCHON IMMER DEIN PLAN GEWESEN. DU BIST JA SOO TÜCHTIG!
WELCHES GESCHÄFT, HANS? DU REDEST JA UNSINN! MEINST DU DEINE BIENEN? KOMM IN DIE KÜCHE, ICH GEBE DIR ERSTMAL EIN GLAS WASSER...
Wasser? SCHNAPS WILL ICH!
DU BIST SO SCHRECKLICH LANGWEILIG.
SO LANGWEILIG WIE DIESES KAFF. WIE HÄLST DU ES HIER NUR AUS? VOLLER PERSICKES, PINNEBERGS UND POLAKOWSKIS, EIN ALPTRAUM!
ICH WILL RAUS, ICH WILL LEBEN. MEINETWEGEN UNTEN LEBEN,
ABER LEBEN!
UND DU, LIEBE MAGDA ... ... ÄH SUSE, HÄLST MICH NICHT AUF!

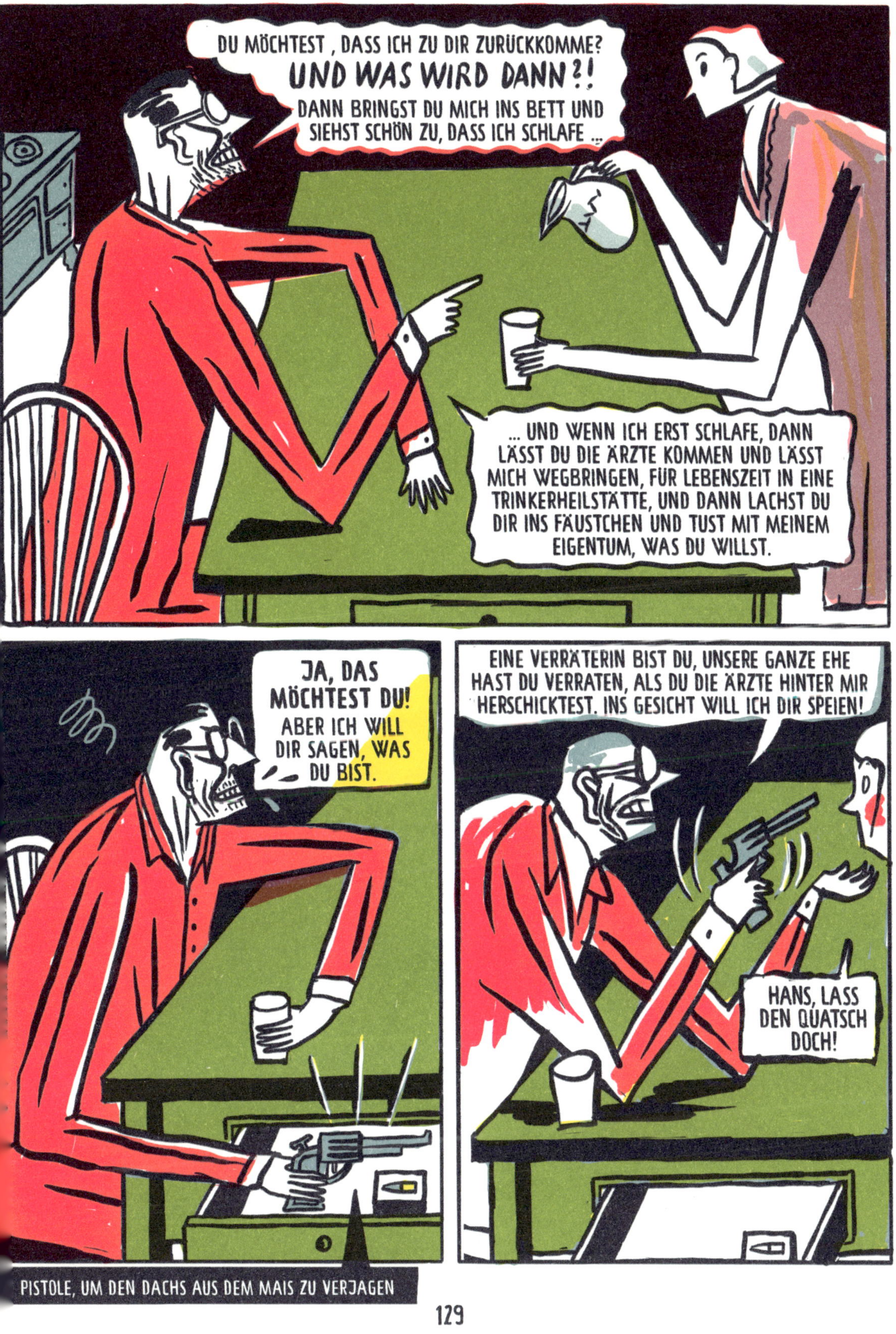
DU MÖCHTEST , DASS ICH ZU DIR ZURÜCKKOMME?
UND WAS WIRD DANN?!
DANN BRINGST DU MICH INS BETT UND SIEHST SCHÖN ZU, DASS ICH SCHLAFE ...
... UND WENN ICH ERST SCHLAFE, DANN LÄSST DU DIE ÄRZTE KOMMEN UND LÄSST MICH WEGBRINGEN, FÜR LEBENSZEIT IN EINE TRINKERHEILSTÄTTE, UND DANN LACHST DU DIR INS FÄUSTCHEN UND TUST MIT MEINEM EIGENTUM, WAS DU WILLST.
JA, DAS MÖCHTEST DU!
ABER ICH WILL DIR SAGEN, WAS DU BIST.
PISTOLE, UM DEN DACHS AUS DEM MAIS ZU VERJAGEN
EINE VERRÄTERIN BIST DU, UNSERE GANZE EHE HAST DU VERRATEN, ALS DU DIE ÄRZTE HINTER MIR HERSCHICKTEST. INS GESICHT WILL ICH DIR SPEIEN!
HANS, LASS DEN QUATSCH DOCH!

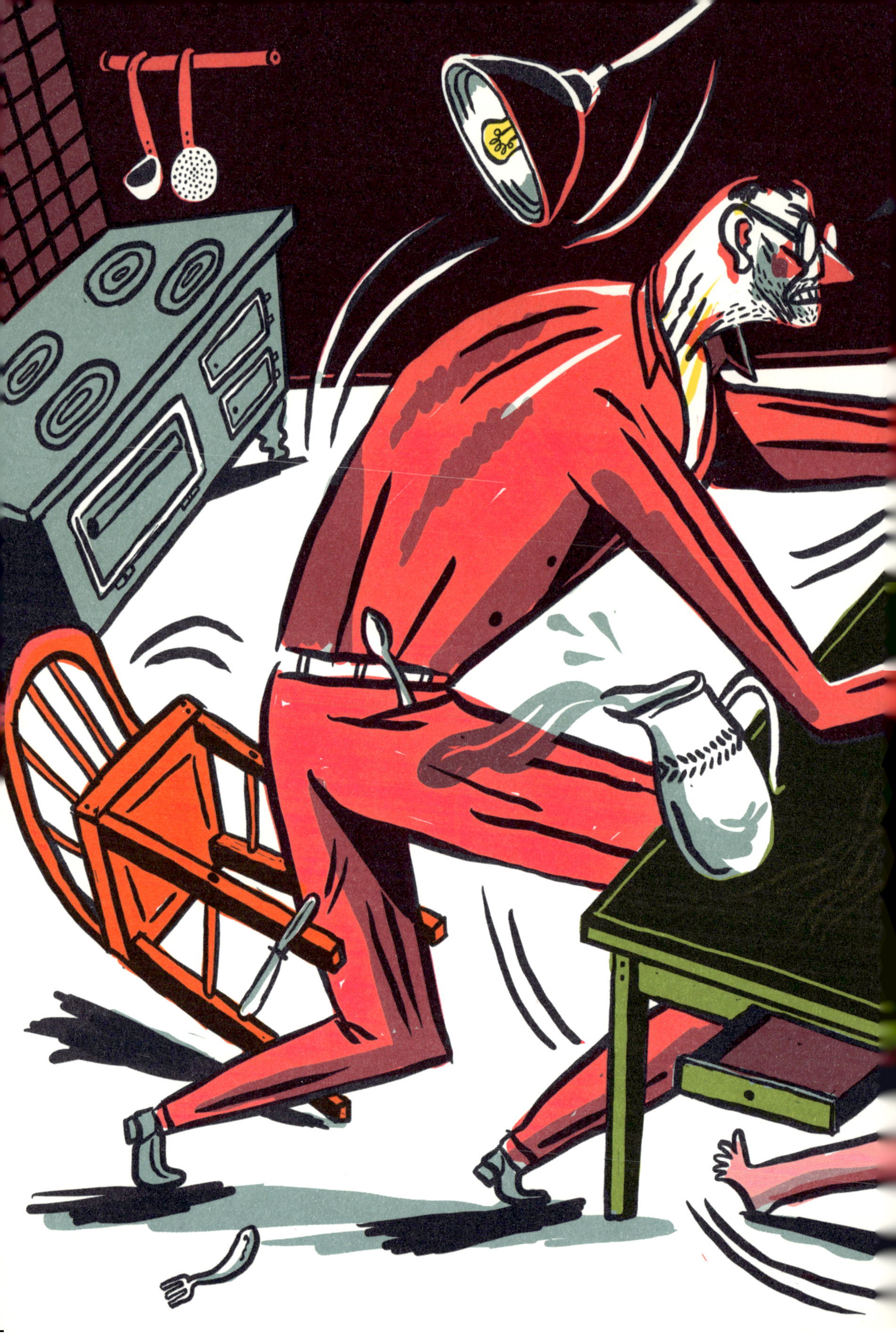

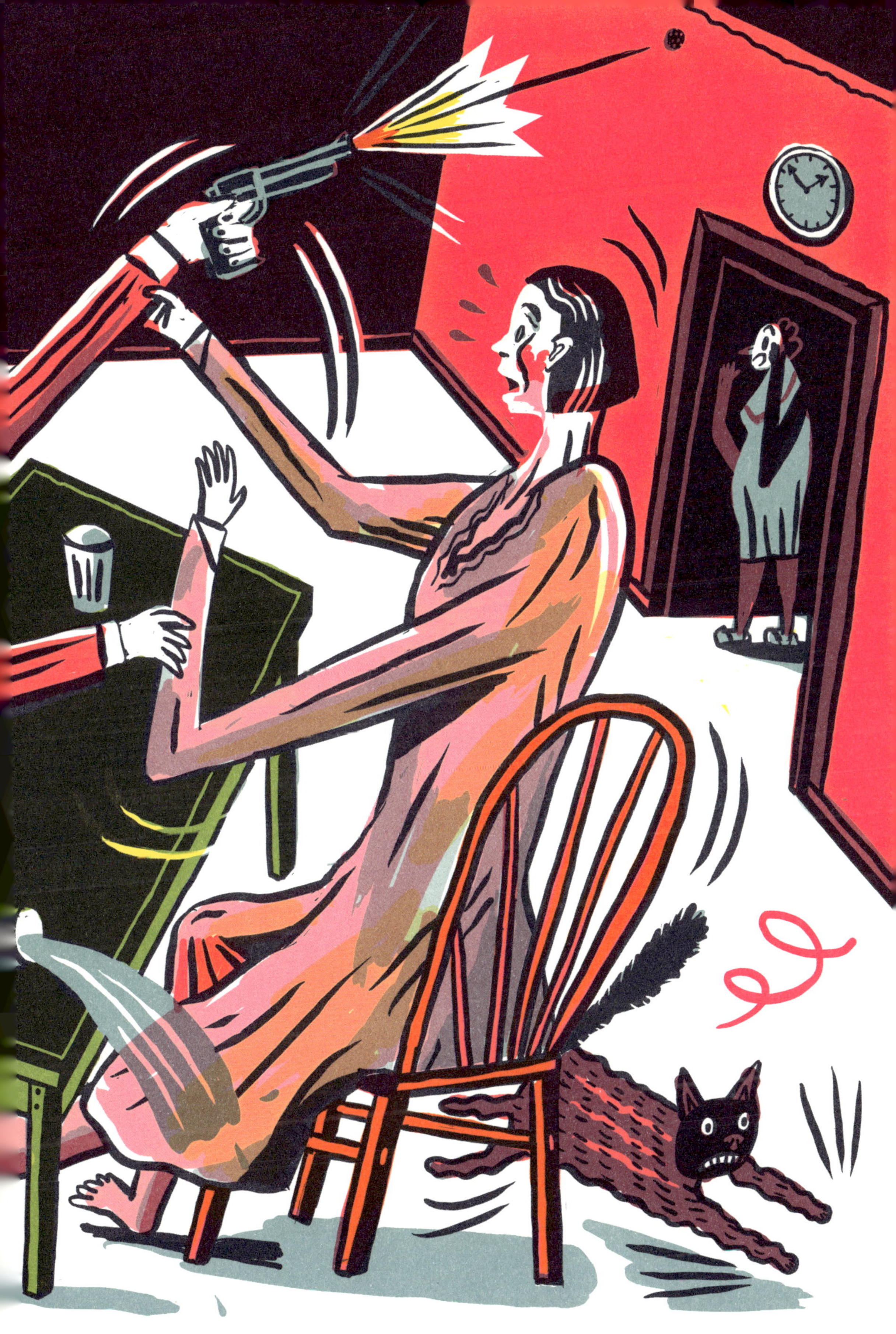

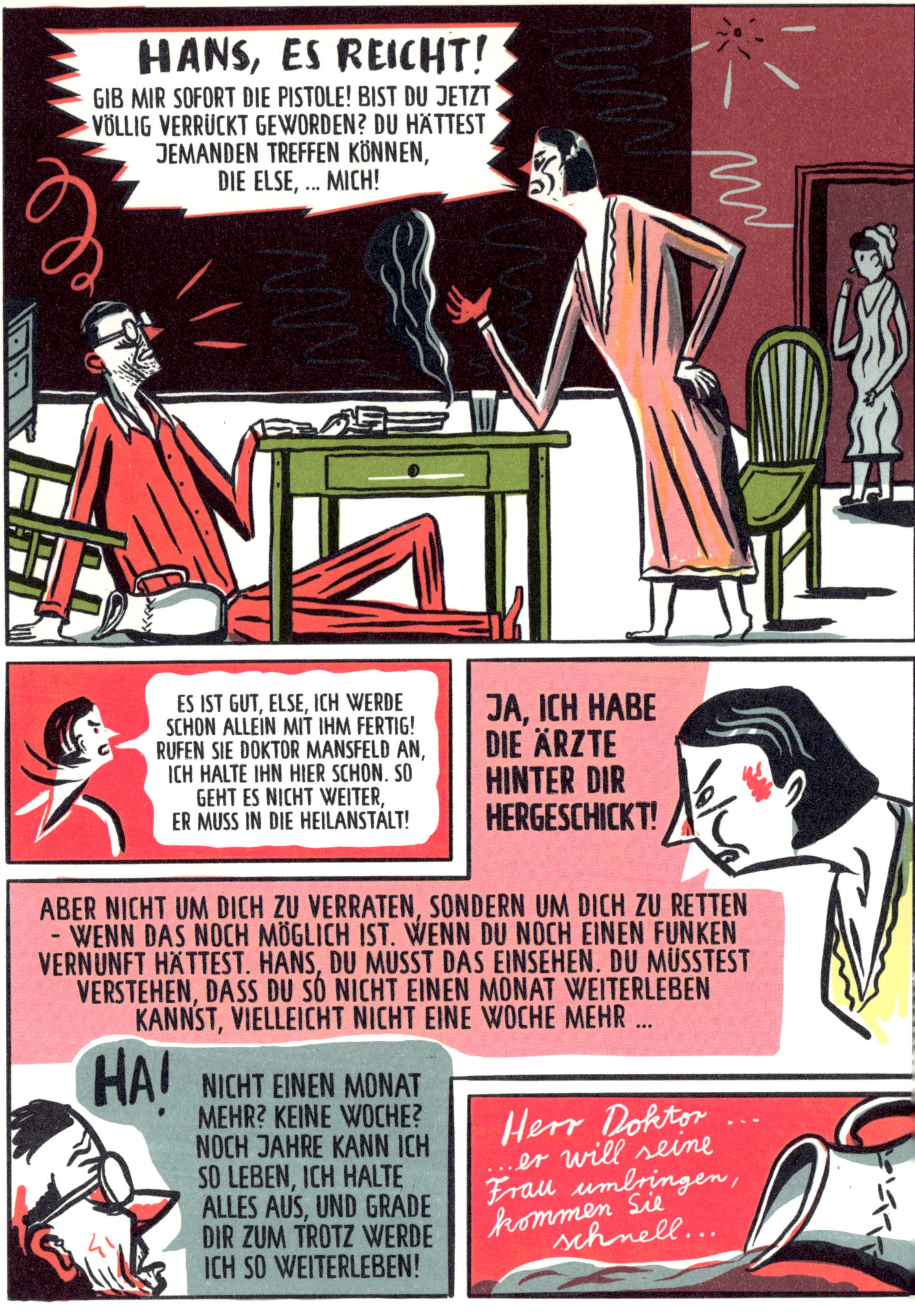
HANS, ES REICHT!
GIB MIR SOFORT DIE PISTOLE! BIST DU JETZT VÖLLIG VERRÜCKT GEWORDEN? DU HÄTTEST JEMANDEN TREFFEN KÖNNEN, DIE ELSE, ... MICH!
ES IST GUT, ELSE, ICH WERDE SCHON ALLEIN MIT IHM FERTIG! RUFEN SIE DOKTOR MANSFELD AN, ICH HALTE IHN HIER SCHON. SO GEHT ES NICHT WEITER, ER MUSS IN DIE HEILANSTALT!
JA, ICH HABE DIE ÄRZTE HINTER DIR HERGESCHICKT!
ABER NICHT UM DICH ZU VERRATEN, SONDERN UM DICH ZU RETTEN - WENN DAS NOCH MÖGLICH IST. WENN DU NOCH EINEN FUNKEN VERNUNFT HÄTTEST. HANS, DU MUSST DAS EINSEHEN. DU MÜSSTEST VERSTEHEN, DASS DU SO NICHT EINEN MONAT WEITERLEBEN KANNST, VIELLEICHT NICHT EINE WOCHE MEHR ...
HA!
NICHT EINEN MONAT MEHR? KEINE WOCHE? NOCH JAHRE KANN ICH SO LEBEN, ICH HALTE ALLES AUS, UND GRADE DIR ZUM TROTZ WERDE ICH SO WEITERLEBEN!
Herr Doktor ... ... er will seine Frau umbringen, kommen Sie schnell ...

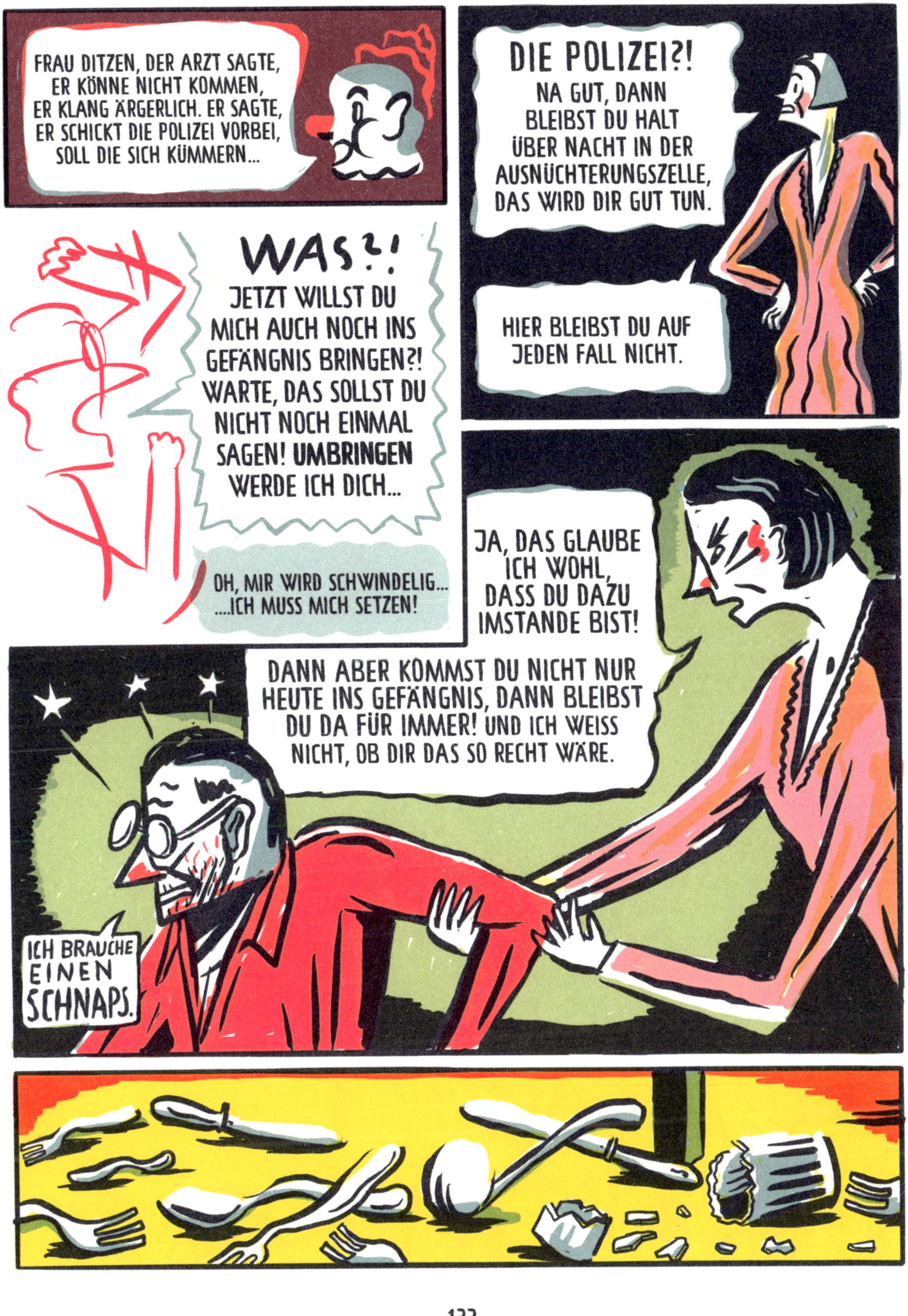
FRAU DITZEN, DER ARZT SAGTE, ER KÖNNE NICHT KOMMEN, ER KLANG ÄRGERLICH. ER SAGTE, ER SCHICKT DIE POLIZEI VORBEI, SOLL DIE SICH KÜMMERN...
DIE POLIZEI?! NA GUT, DANN BLEIBST DU HALT ÜBER NACHT IN DER AUSNÜCHTERUNGSZELLE, DAS WIRD DIR GUT TUN.
HIER BLEIBST DU AUF JEDEN FALL NICHT.
WAS?! JETZT WILLST DU MICH AUCH NOCH INS GEFÄNGNIS BRINGEN?! WARTE, DAS SOLLST DU NICHT NOCH EINMAL SAGEN! UMBRINGEN WERDE ICH DICH...
OH, MIR WIRD SCHWINDELIG... ...ICH MUSS MICH SETZEN!
JA, DAS GLAUBE ICH WOHL, DASS DU DAZU IMSTANDE BIST!
DANN ABER KOMMST DU NICHT NUR HEUTE INS GEFÄNGNIS, DANN BLEIBST DU DA FÜR IMMER! UND ICH WEISS NICHT, OB DIR DAS SO RECHT WÄRE.
ICH BRAUCHE EINEN SCHNAPS.

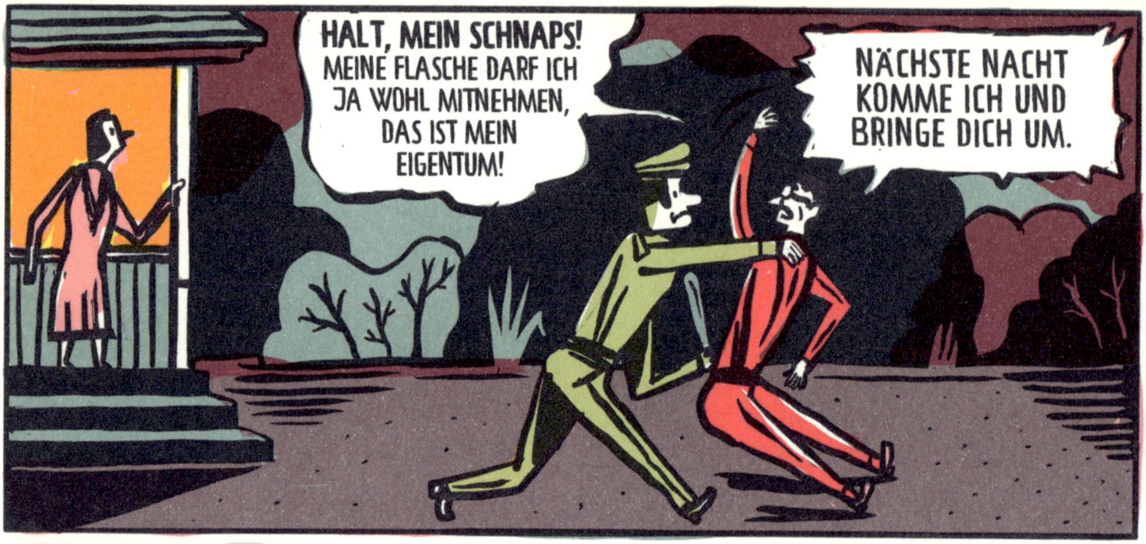
HALT, MEIN SCHNAPS! MEINE FLASCHE DARF ICH JA WOHL MITNEHMEN, DAS IST MEIN EIGENTUM!
NÄCHSTE NACHT KOMME ICH UND BRINGE DICH UM.

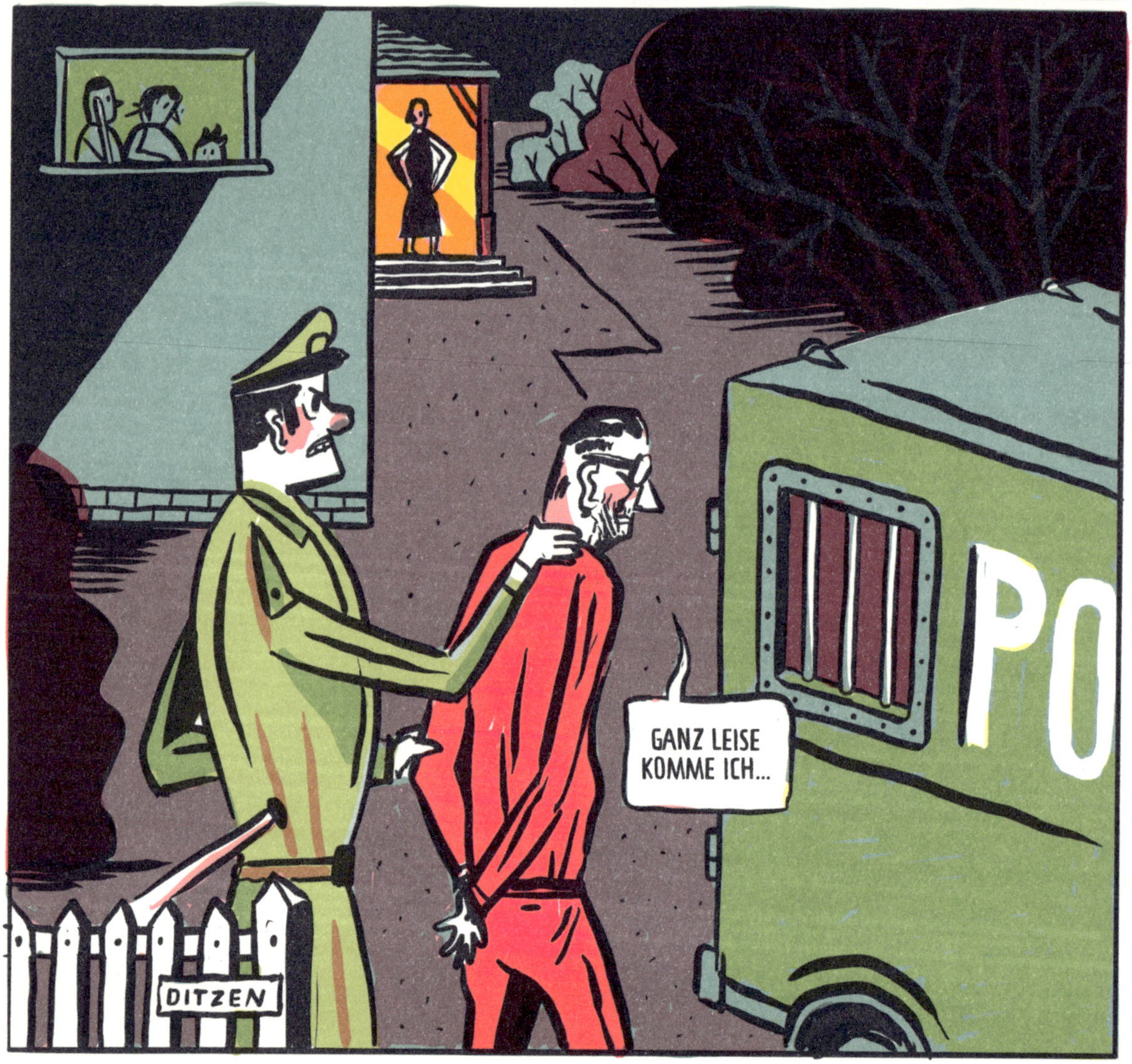
GANZ LEISE KOMME ICH...
DITZEN
PO

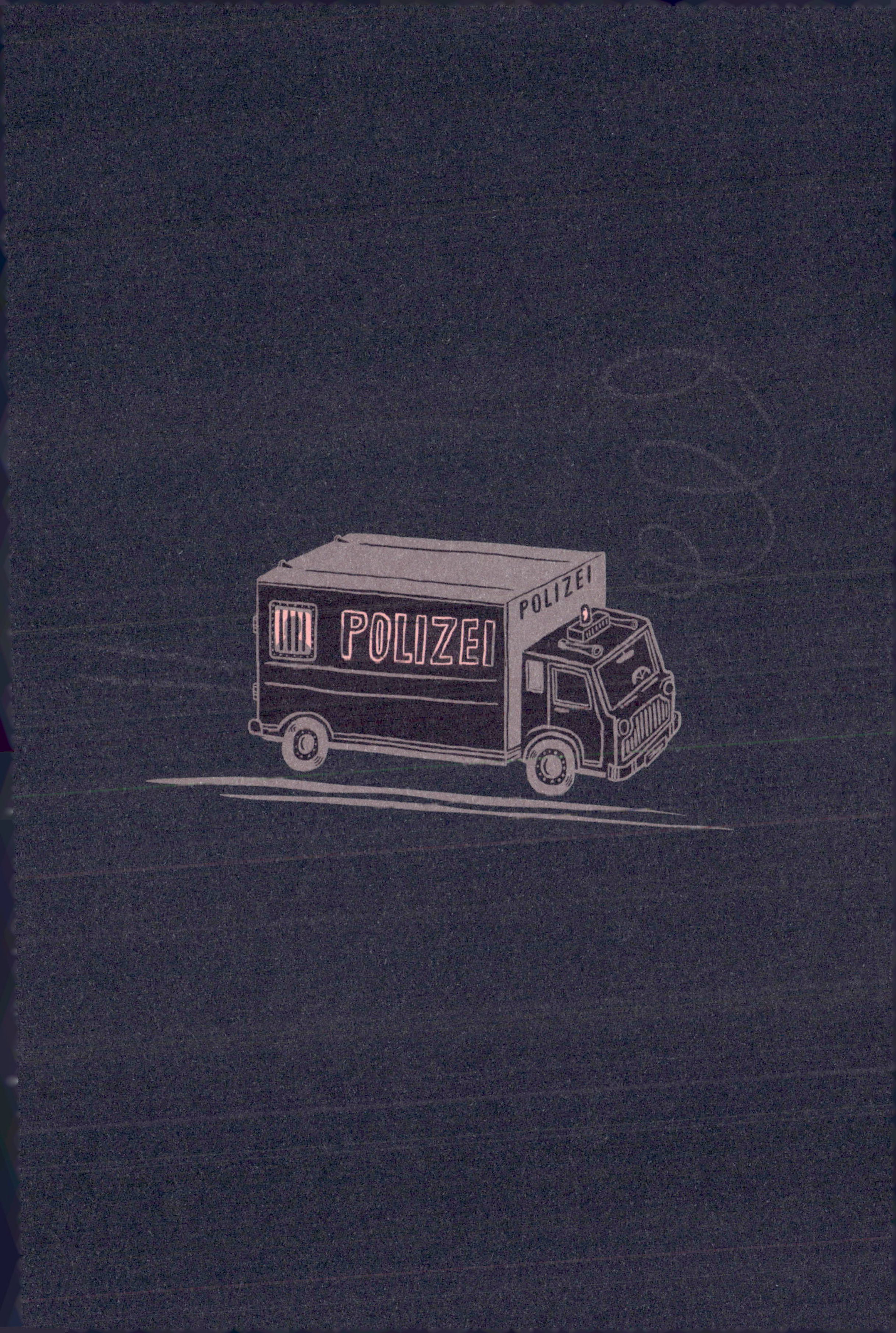
POLIZEI
POLIZEI

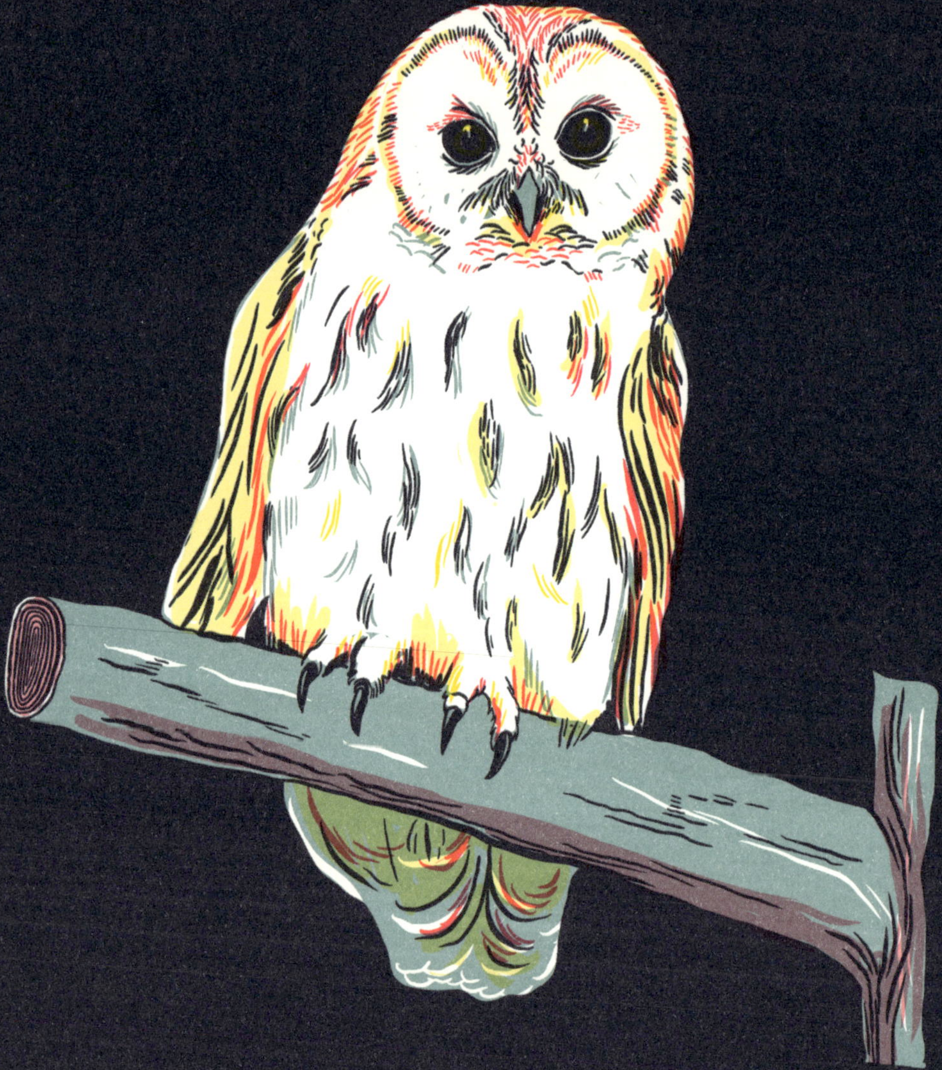

## WALDKAUZ

Waldkäuze (Strix aluco) werden wegen ihres nacht- und dämmerungsaktiven Lebens verhältnismässig selten beobachtet. Ihr langgezogener Ruf ist dagegen vielen Menschen bekannt. Im Paarungsduett ruft das Männchen "Hu" und das Weibchen antwortet darauf mit "Ku-witt". Dieser charakteristische Laut wird im Volksaberglauben als "Komm-mit!" gedeutet und gibt dem Waldkauz den Ruf eines ungeliebten Todesvogels.

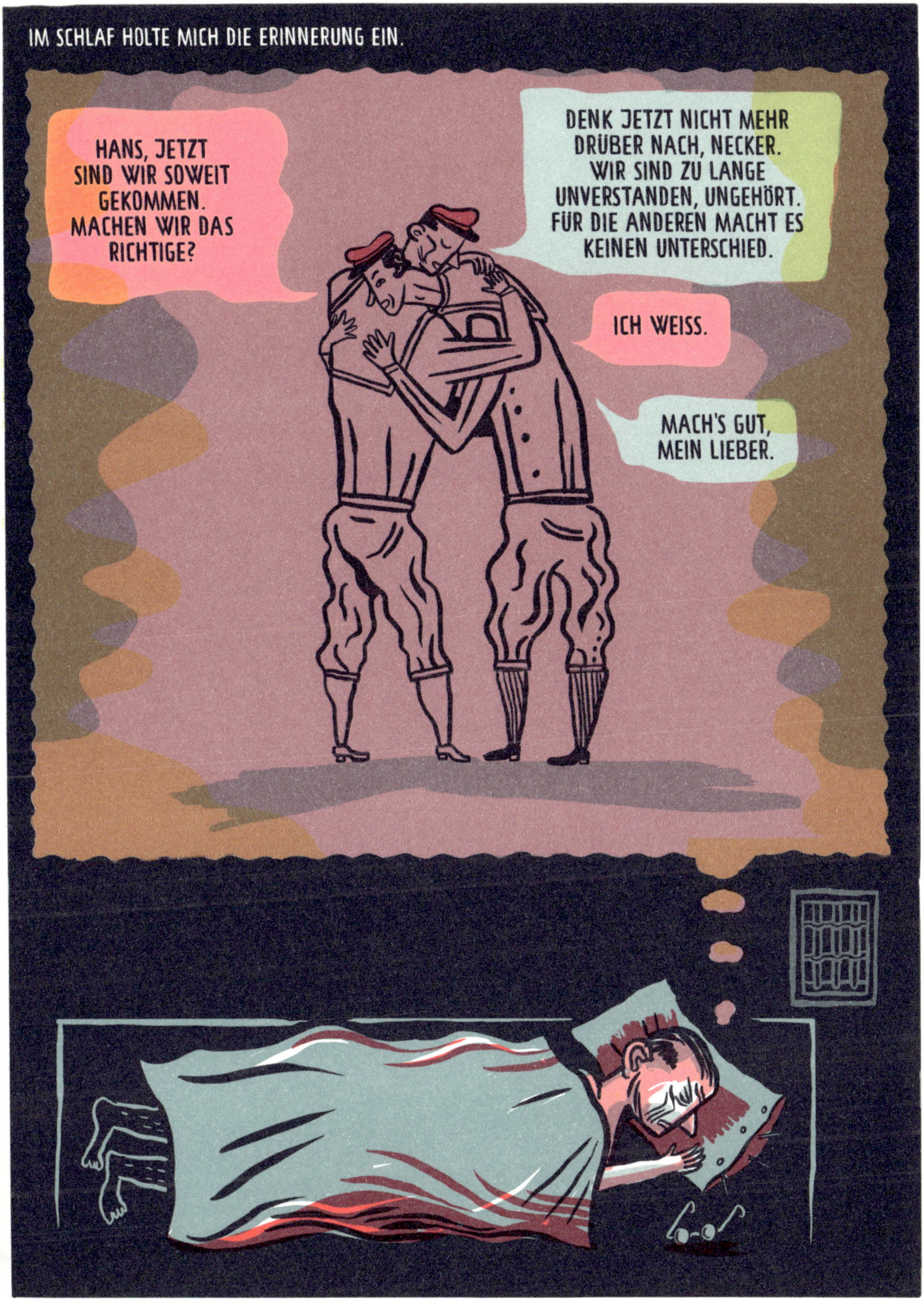
IM SCHLAF HOLTE MICH DIE ERINNERUNG EIN.
HANS, JETZT SIND WIR SOWEIT GEKOMMEN. MACHEN WIR DAS RICHTIGE?
DENK JETZT NICHT MEHR DRÜBER NACH, NECKER. WIR SIND ZU LANGE UNVERSTANDEN, UNGEHÖRT. FÜR DIE ANDEREN MACHT ES KEINEN UNTERSCHIED.
ICH WEISS.
MACH'S GUT, MEIN LIEBER.

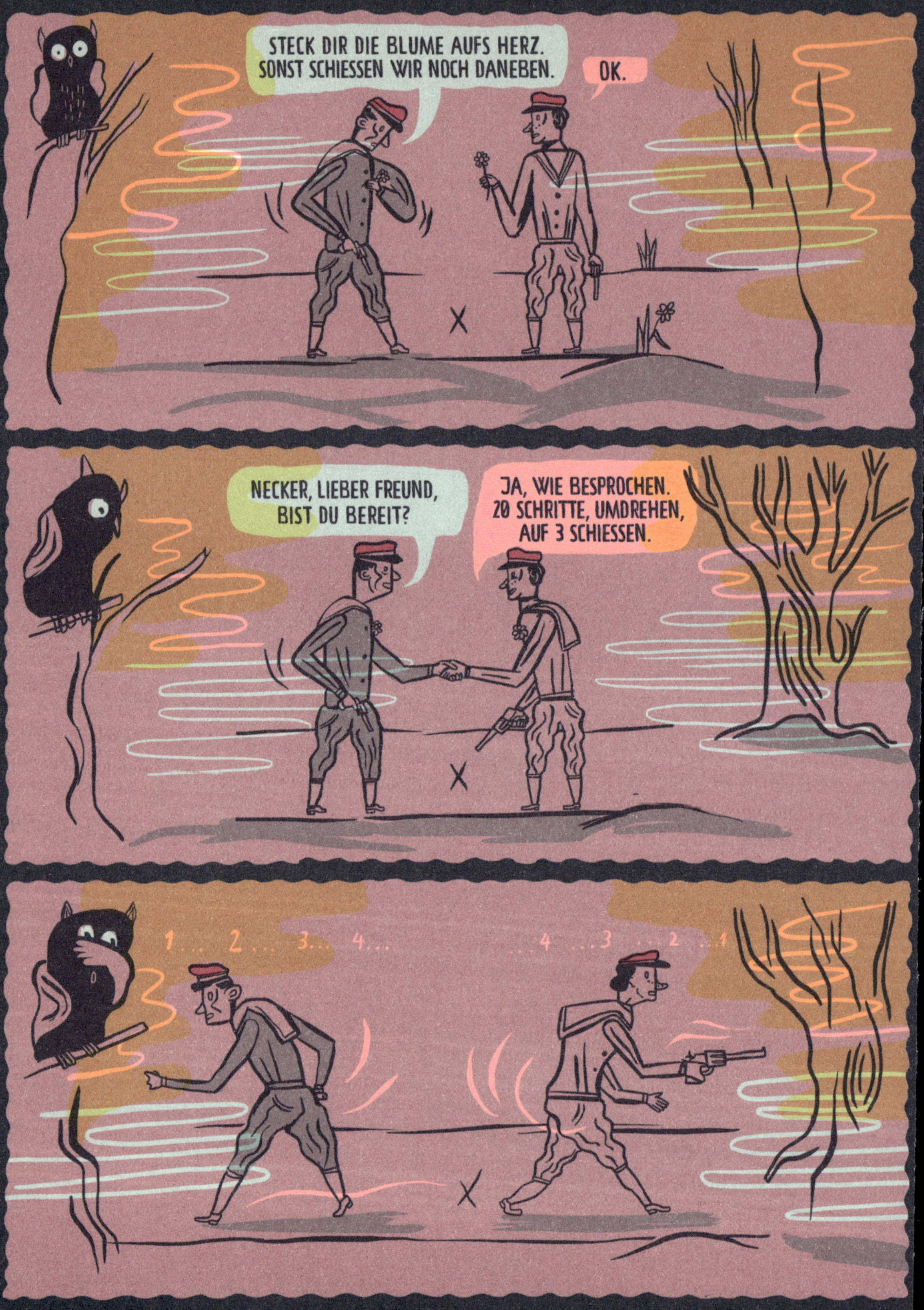
STECK DIR DIE BLUME AUFS HERZ. SONST SCHIESSEN WIR NOCH DANEBEN.
OK.
NECKER, LIEBER FREUND, BIST DU BEREIT?
JA, WIE BESPROCHEN. 20 SCHRITTE, UMDREHEN, AUF 3 SCHIESSEN.
1... 2... 3... 4...
...4 ...3 ...2 ...1

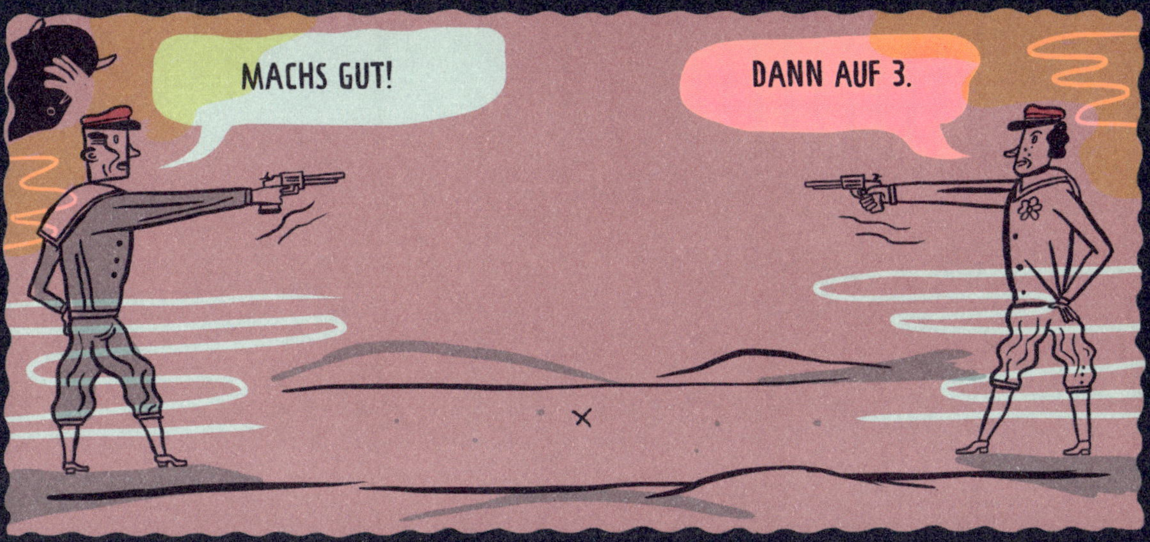
MACHS GUT!
DANN AUF 3.

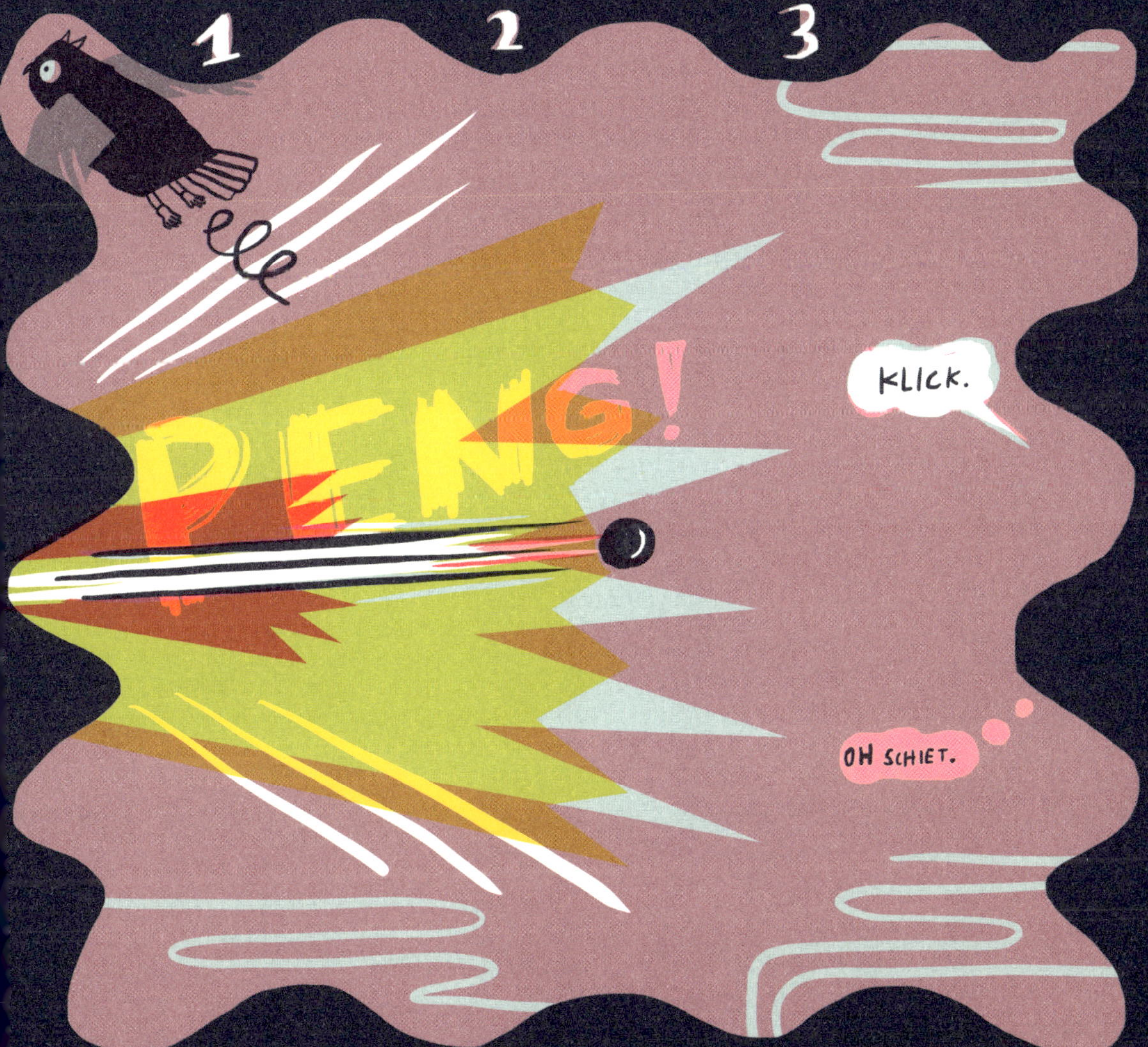
1
2
3
PENG!
KLICK.
OH SCHIET.

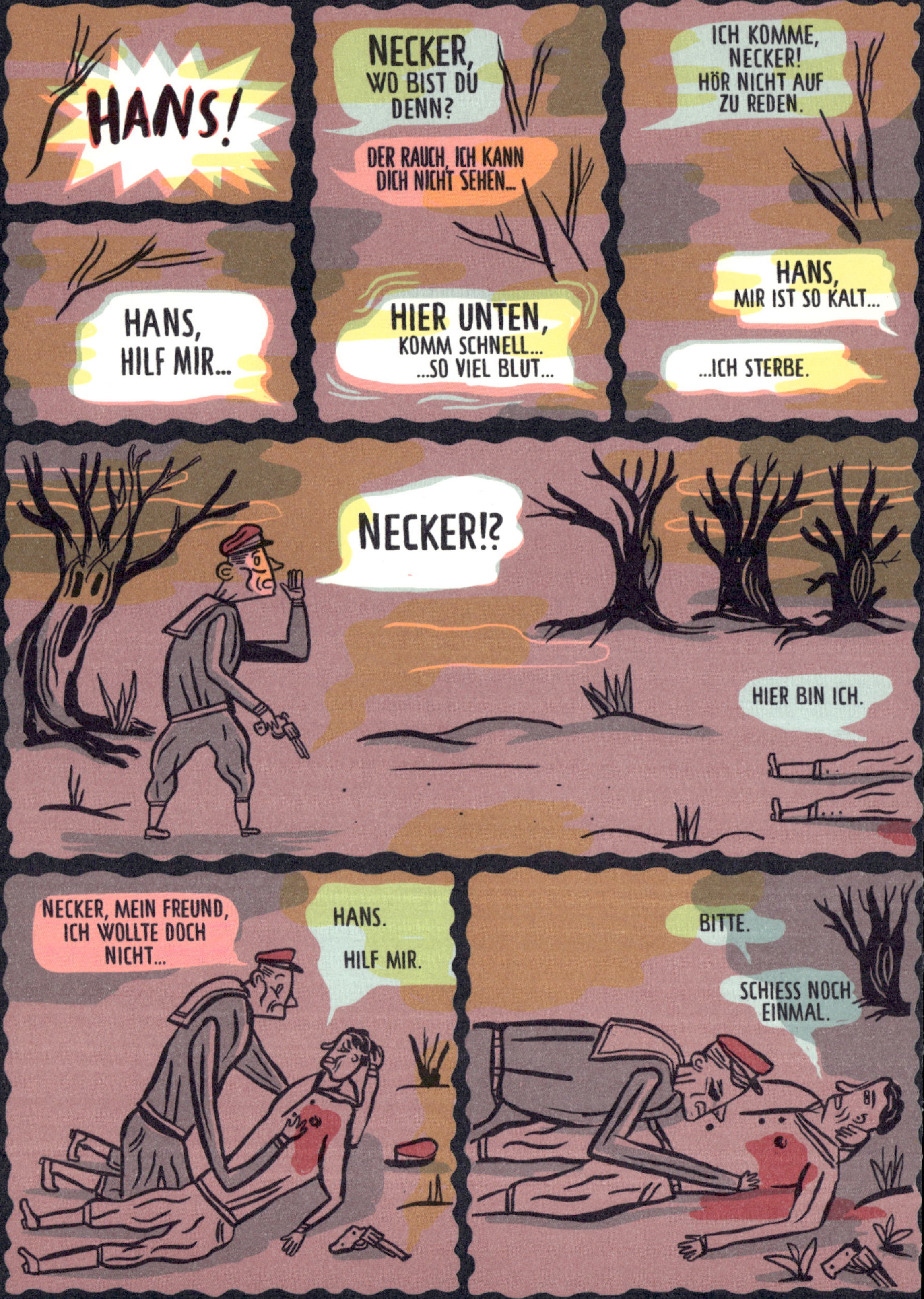
HANS!
NECKER, WO BIST DU DENN?
DER RAUCH, ICH KANN DICH NICHT SEHEN...
ICH KOMME, NECKER! HÖR NICHT AUF ZU REDEN.
HANS, HILF MIR...
HIER UNTEN, KOMM SCHNELL... ...SO VIEL BLUT...
HANS, MIR IST SO KALT...
...ICH STERBE.
NECKER!?
HIER BIN ICH.
NECKER, MEIN FREUND, ICH WOLLTE DOCH NICHT...
HANS.
HILF MIR.
BITTE.
SCHIESS NOCH EINMAL.

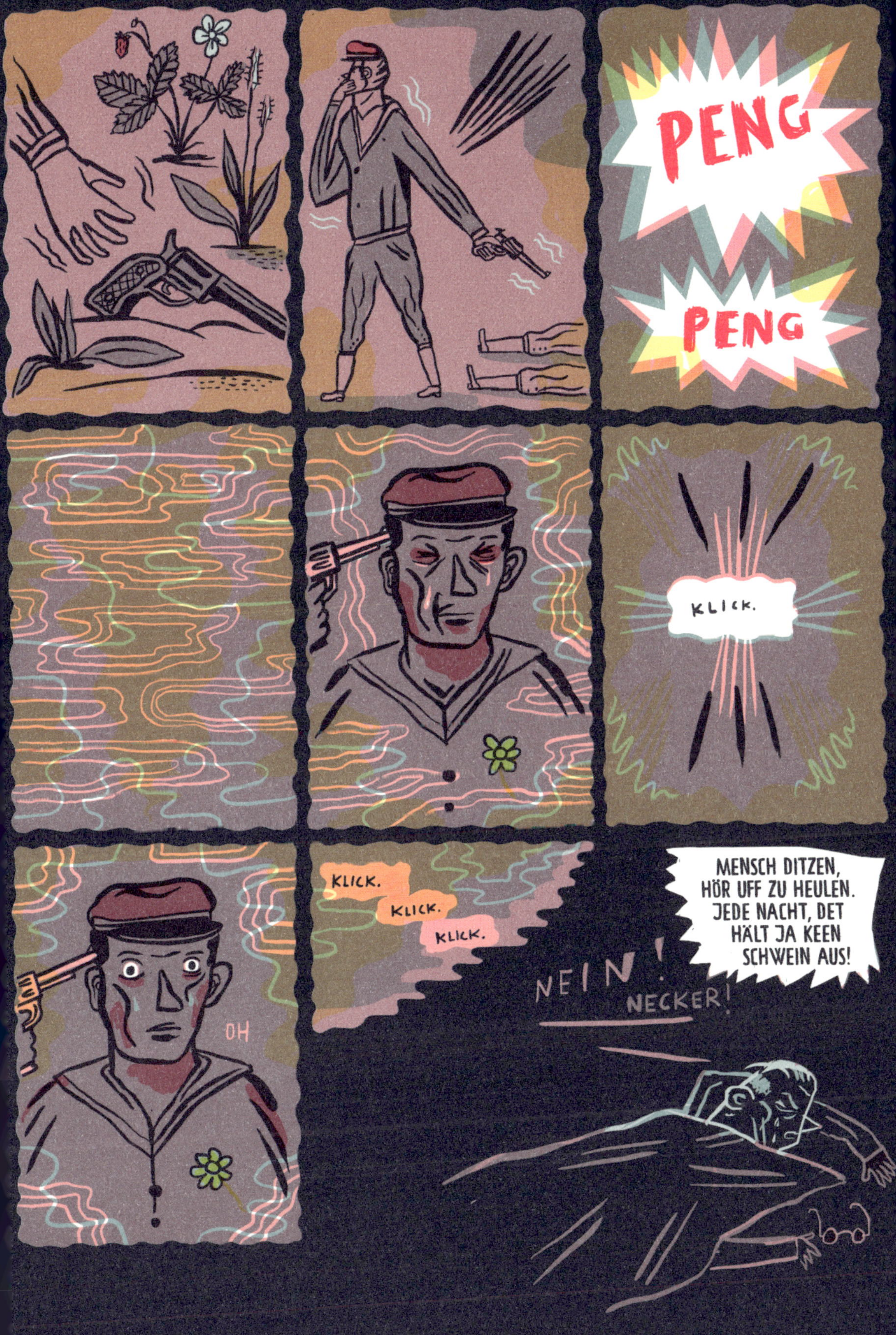
PENG
PENG
KLICK.
OH
KLICK.
KLICK.
KLICK.
MENSCH DITZEN, HÖR UFF ZU HEULEN. JEDE NACHT, DET HÄLT JA KEEN SCHWEIN AUS!
NEIN!
NECKER!

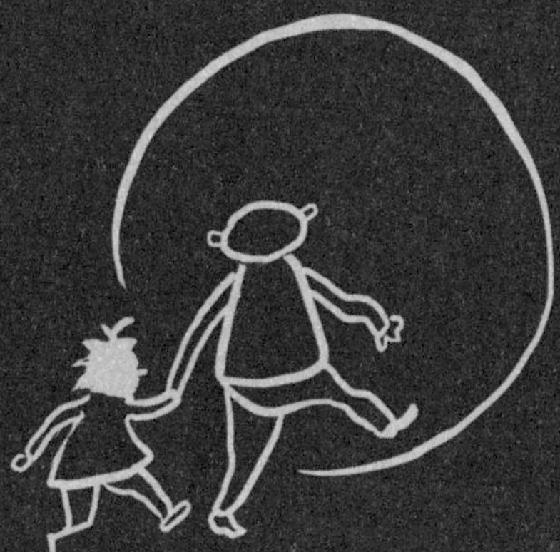

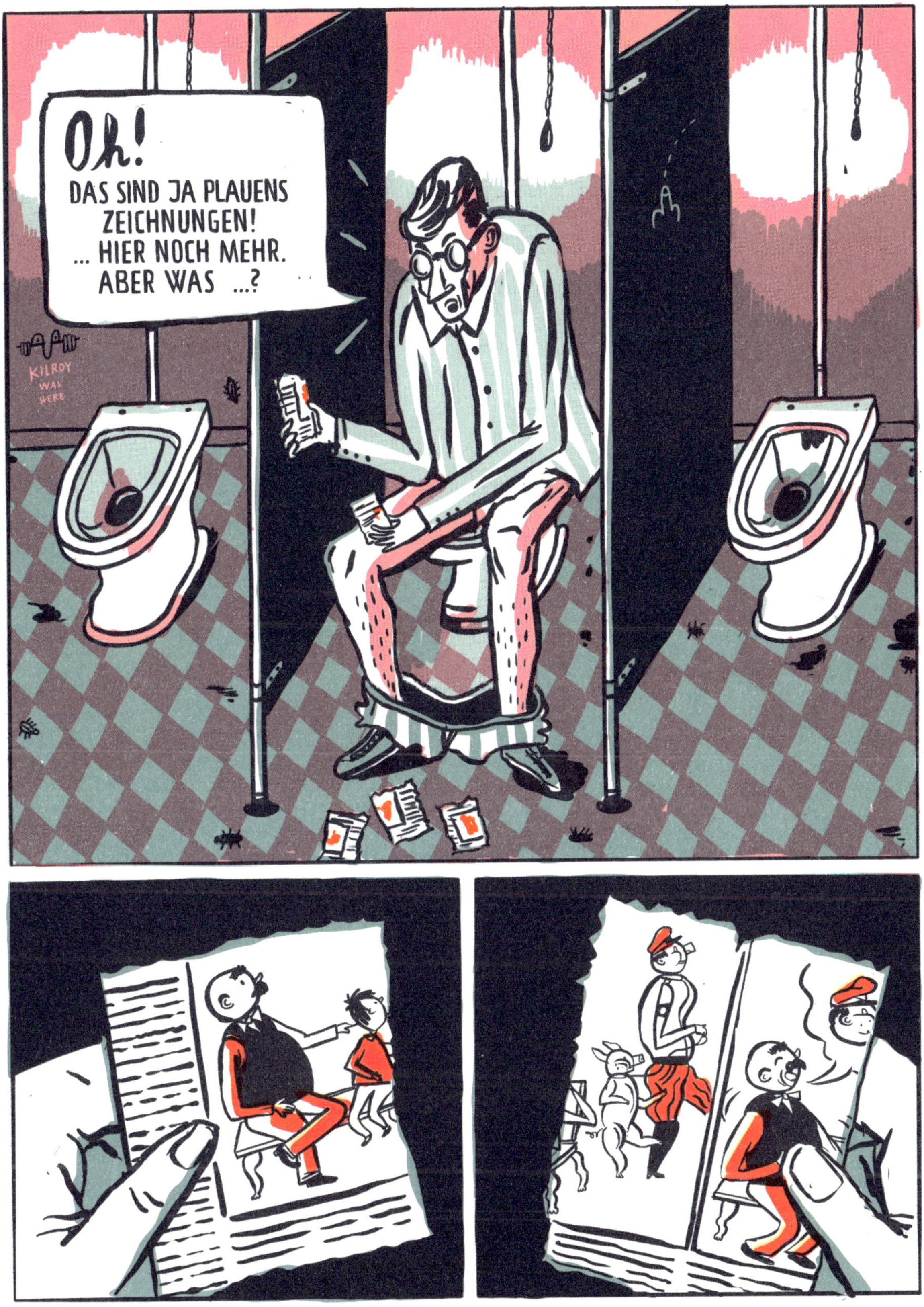
Oh!
DAS SIND JA PLAUENS ZEICHNUNGEN! ... HIER NOCH MEHR. ABER WAS ...?
KILROY WAS HERE

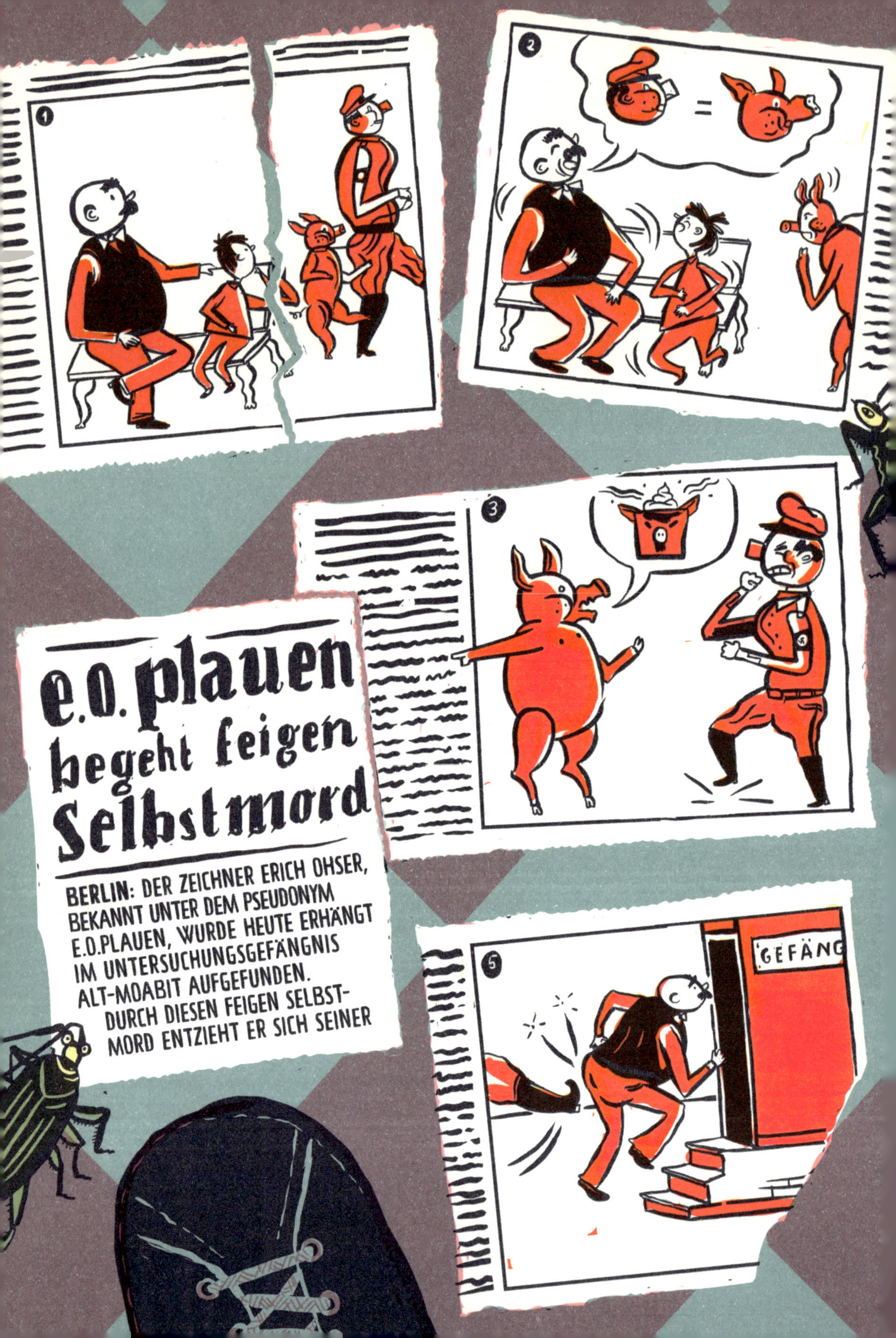
1
2
3
e.o. plauen begeht feigen Selbstmord
BERLIN: DER ZEICHNER ERICH OHSER, BEKANNT UNTER DEM PSEUDONYM E.O.PLAUEN, WURDE HEUTE ERHÄNGT IM UNTERSUCHUNGSGEFÄNGNIS ALT-MOABIT AUFGEFUNDEN. DURCH DIESEN FEIGEN SELBST-MORD ENTZIEHT ER SICH SEINER
5
GEFÄNG

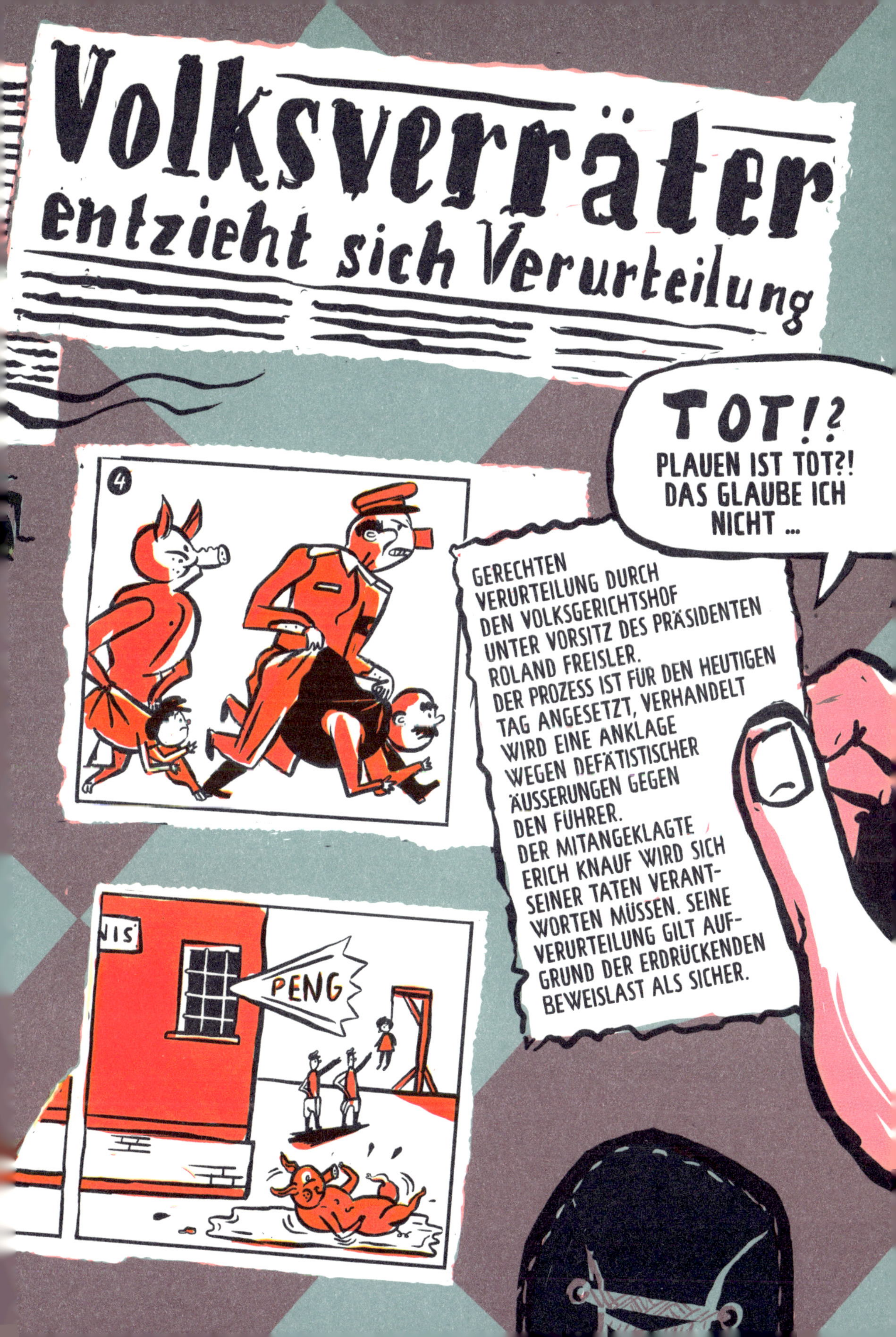
Volksverräter entzieht sich Verurteilung
4
TOT!?
PLAUEN IST TOT?! DAS GLAUBE ICH NICHT ...
GERECHTEN VERURTEILUNG DURCH DEN VOLKSGERICHTSHOF UNTER VORSITZ DES PRÄSIDENTEN ROLAND FREISLER. DER PROZESS IST FÜR DEN HEUTIGEN TAG ANGESETZT, VERHANDELT WIRD EINE ANKLAGE WEGEN DEFÄTISTISCHER ÄUSSERUNGEN GEGEN DEN FÜHRER. DER MITANGEKLAGTE ERICH KNAUF WIRD SICH SEINER TATEN VERANTWORTEN MÜSSEN. SEINE VERURTEILUNG GILT AUFGRUND DER ERDRÜCKENDEN BEWEISLAST ALS SICHER.
NIS
PENG

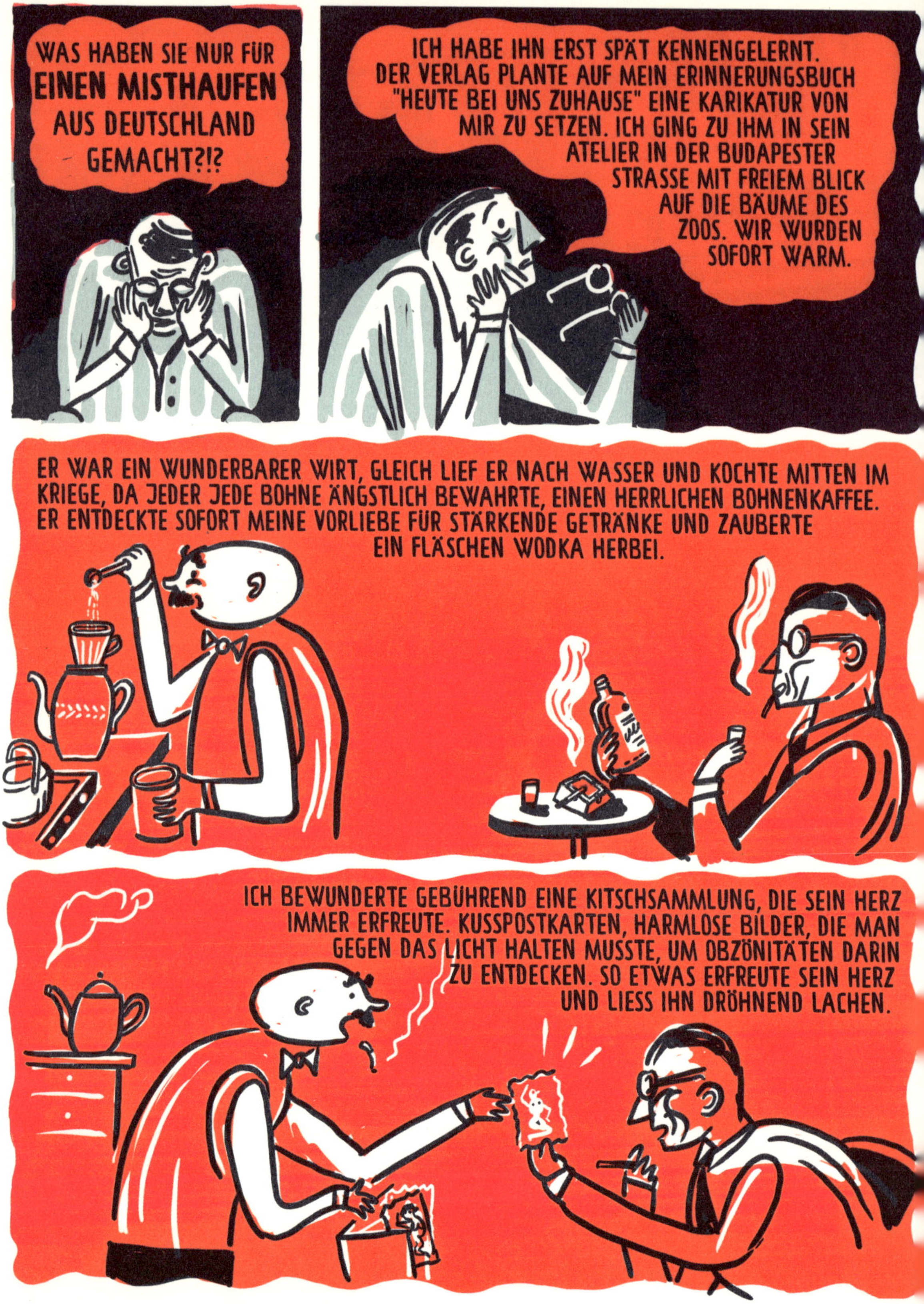
WAS HABEN SIE NUR FÜR EINEN MISTHAUFEN AUS DEUTSCHLAND GEMACHT?!?
ICH HABE IHN ERST SPÄT KENNENGELERNT. DER VERLAG PLANTE AUF MEIN ERINNERUNGSBUCH "HEUTE BEI UNS ZUHAUSE" EINE KARIKATUR VON MIR ZU SETZEN. ICH GING ZU IHM IN SEIN ATELIER IN DER BUDAPESTER STRASSE MIT FREIEM BLICK AUF DIE BÄUME DES ZOOS. WIR WURDEN SOFORT WARM.
ER WAR EIN WUNDERBARER WIRT, GLEICH LIEF ER NACH WASSER UND KOCHTE MITTEN IM KRIEGE, DA JEDER JEDE BOHNE ÄNGSTLICH BEWAHRTE, EINEN HERRLICHEN BOHNENKAFFEE. ER ENTDECKTE SOFORT MEINE VORLIEBE FÜR STÄRKENDE GETRÄNKE UND ZAUBERTE EIN FLÄSCHEN WODKA HERBEI.
ICH BEWUNDERTE GEBÜHREND EINE KITSCHSAMMLUNG, DIE SEIN HERZ IMMER ERFREUTE. KUSSPOSTKARTEN, HARMLOSE BILDER, DIE MAN GEGEN DAS LICHT HALTEN MUSSTE, UM OBZÖNITÄTEN DARIN ZU ENTDECKEN. SO ETWAS ERFREUTE SEIN HERZ UND LIESS IHN DRÖHNEND LACHEN.

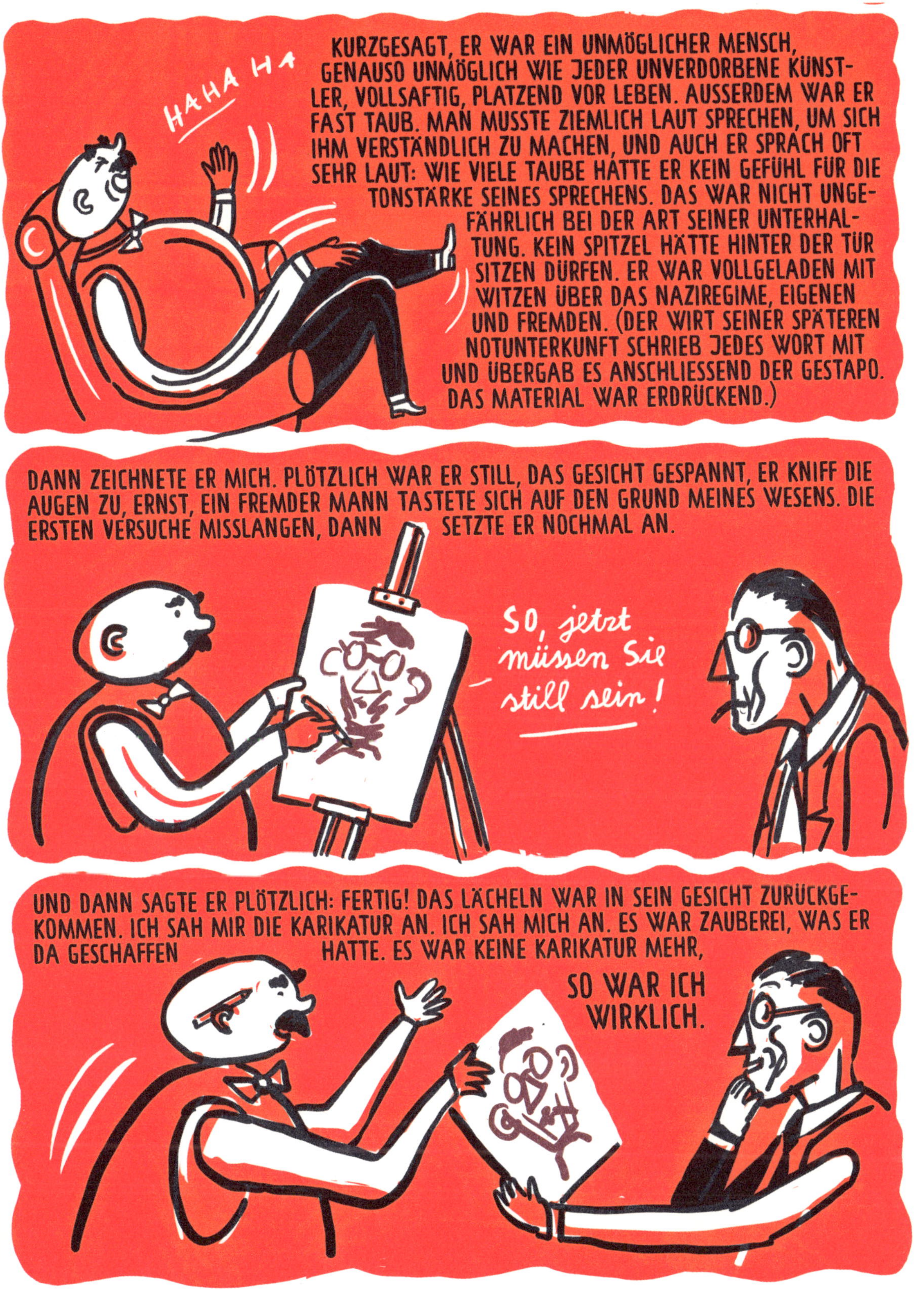
HAHA HA
KURZGESAGT, ER WAR EIN UNMÖGLICHER MENSCH, GENAUSO UNMÖGLICH WIE JEDER UNVERDORBENE KÜNSTLER, VOLLSAFTIG, PLATZEND VOR LEBEN. AUSSERDEM WAR ER FAST TAUB. MAN MUSSTE ZIEMLICH LAUT SPRECHEN, UM SICH IHM VERSTÄNDLICH ZU MACHEN, UND AUCH ER SPRACH OFT SEHR LAUT: WIE VIELE TAUBE HÄTTE ER KEIN GEFÜHL FÜR DIE TONSTÄRKE SEINES SPRECHENS. DAS WAR NICHT UNGEFÄHRLICH BEI DER ART SEINER UNTERHALTUNG. KEIN SPITZEL HÄTTE HINTER DER TÜR SITZEN DÜRFEN. ER WAR VOLLGELADEN MIT WITZEN ÜBER DAS NAZIREGIME, EIGENEN UND FREMDEN. (DER WIRT SEINER SPÄTEREN NOTUNTERKUNFT SCHRIEB JEDES WORT MIT UND ÜBERGAB ES ANSCHLIESSEND DER GESTAPO. DAS MATERIAL WAR ERDRÜCKEND.)
DANN ZEICHNETE ER MICH. PLÖTZLICH WAR ER STILL, DAS GESICHT GESPANNT, ER KNIFF DIE AUGEN ZU, ERNST, EIN FREMDER MANN TASTETE SICH AUF DEN GRUND MEINES WESENS. DIE ERSTEN VERSUCHE MISSLANGEN, DANN SETZTE ER NOCHMAL AN.
SO, jetzt müssen Sie still sein!
UND DANN SAGTE ER PLÖTZLICH: FERTIG! DAS LÄCHELN WAR IN SEIN GESICHT ZURÜCKGEKOMMEN. ICH SAH MIR DIE KARIKATUR AN. ICH SAH MICH AN. ES WAR ZAUBEREI, WAS ER DA GESCHAFFEN HATTE. ES WAR KEINE KARIKATUR MEHR,
SO WAR ICH WIRKLICH.

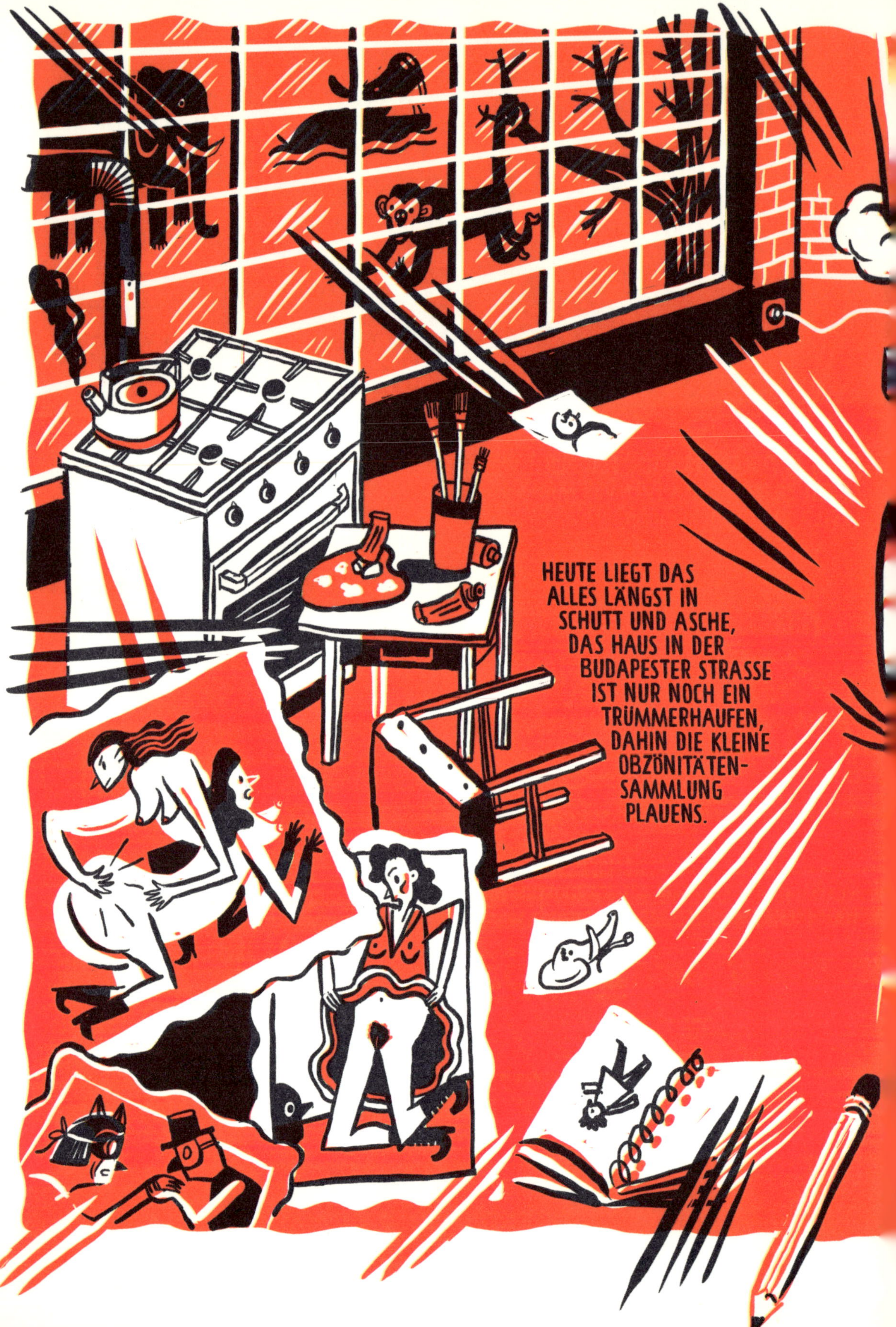
HEUTE LIEGT DAS ALLES LÄNGST IN SCHUTT UND ASCHE, DAS HAUS IN DER BUDAPESTER STRASSE IST NUR NOCH EIN TRÜMMERHAUFEN, DAHIN DIE KLEINE OBZÖNITÄTEN-SAMMLUNG PLAUENS.

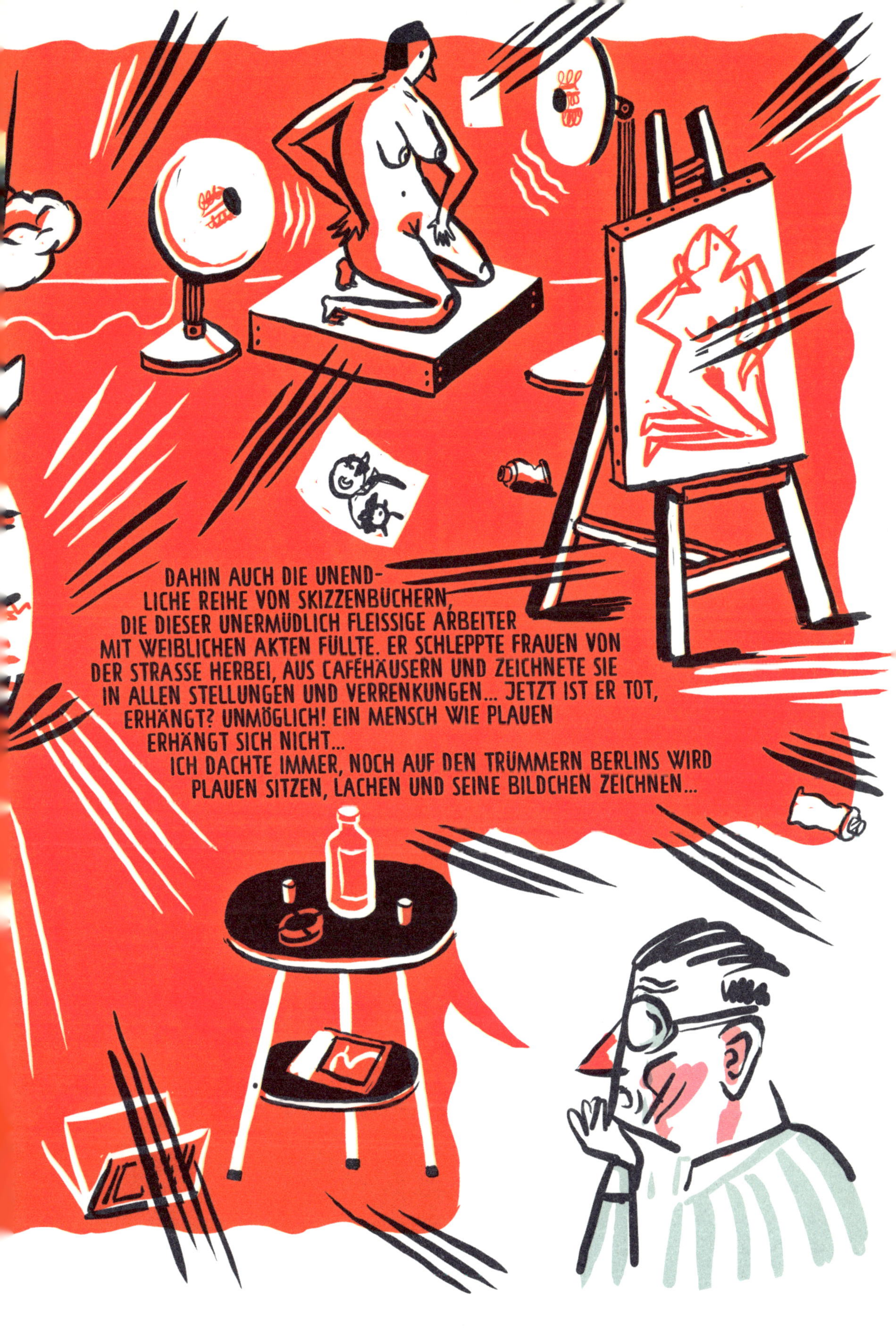
DAHIN AUCH DIE UNENDLICHE REIHE VON SKIZZENBÜCHERN, DIE DIESER UNERMÜDLICH FLEISSIGE ARBEITER MIT WEIBLICHEN AKTEN FÜLLTE. ER SCHLEPPTE FRAUEN VON DER STRASSE HERBEI, AUS CAFÉHÄUSERN UND ZEICHNETE SIE IN ALLEN STELLUNGEN UND VERRENKUNGEN... JETZT IST ER TOT, ERHÄNGT? UNMÖGLICH! EIN MENSCH WIE PLAUEN ERHÄNGT SICH NICHT...
ICH DACHTE IMMER, NOCH AUF DEN TRÜMMERN BERLINS WIRD PLAUEN SITZEN, LACHEN UND SEINE BILDCHEN ZEICHNEN...

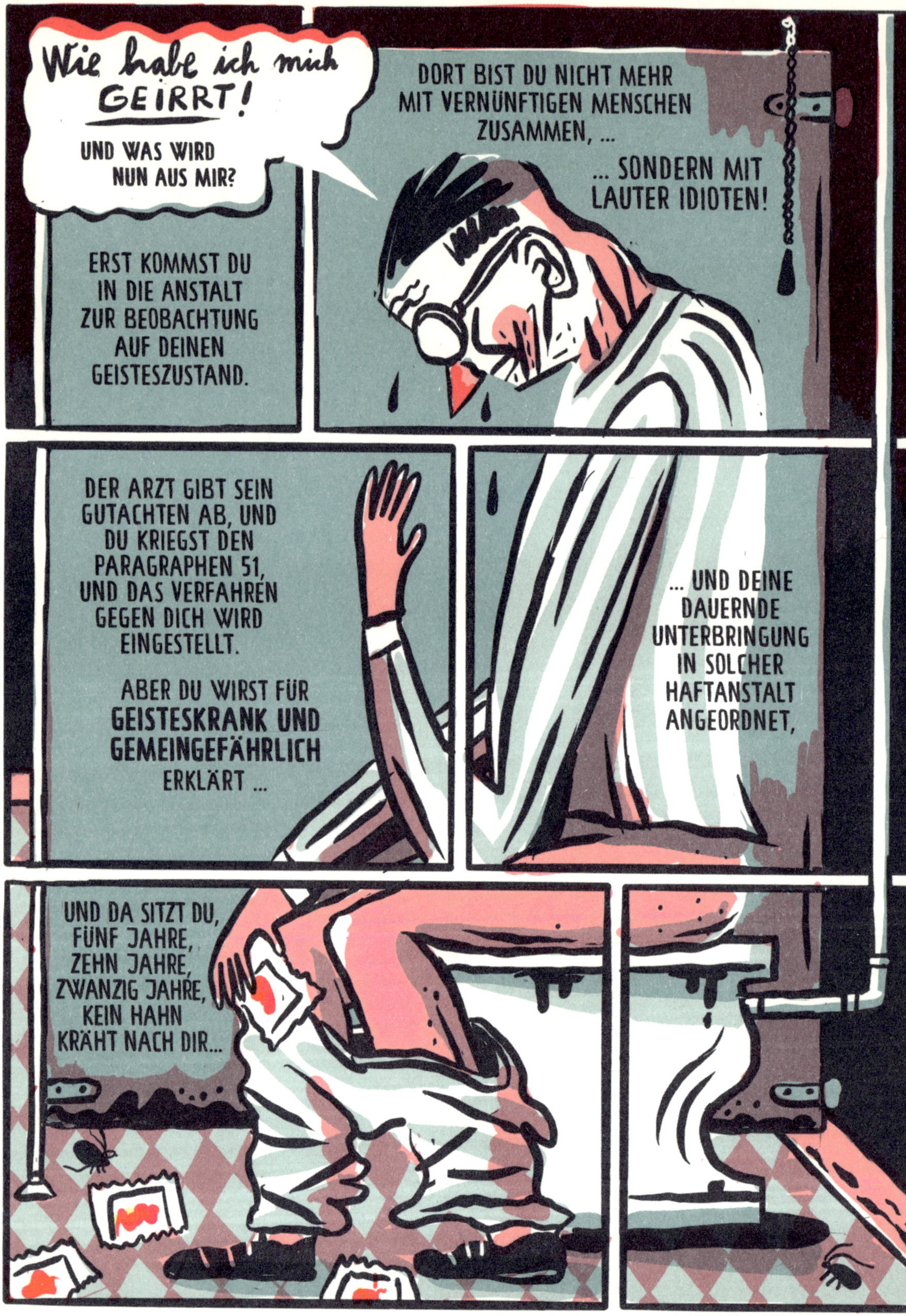

Wie habe ich mich GEIRRT!
UND WAS WIRD NUN AUS MIR?
DORT BIST DU NICHT MEHR MIT VERNÜNFTIGEN MENSCHEN ZUSAMMEN, ...
... SONDERN MIT LAUTER IDIOTEN!
ERST KOMMST DU IN DIE ANSTALT ZUR BEOBACHTUNG AUF DEINEN GEISTESZUSTAND.
DER ARZT GIBT SEIN GUTACHTEN AB, UND DU KRIEGST DEN PARAGRAPHEN 51, UND DAS VERFAHREN GEGEN DICH WIRD EINGESTELLT.
ABER DU WIRST FÜR GEISTESKRANK UND GEMEINGEFÄHRLICH ERKLÄRT ...
... UND DEINE DAUERNDE UNTERBRINGUNG IN SOLCHER HAFTANSTALT ANGEORDNET,
UND DA SITZT DU, FÜNF JAHRE, ZEHN JAHRE, ZWANZIG JAHRE, KEIN HAHN KRÄHT NACH DIR ...

...UND LANGSAM WIRST DU UNTER ALL DEN IDIOTEN AUCH EIN IDIOT.

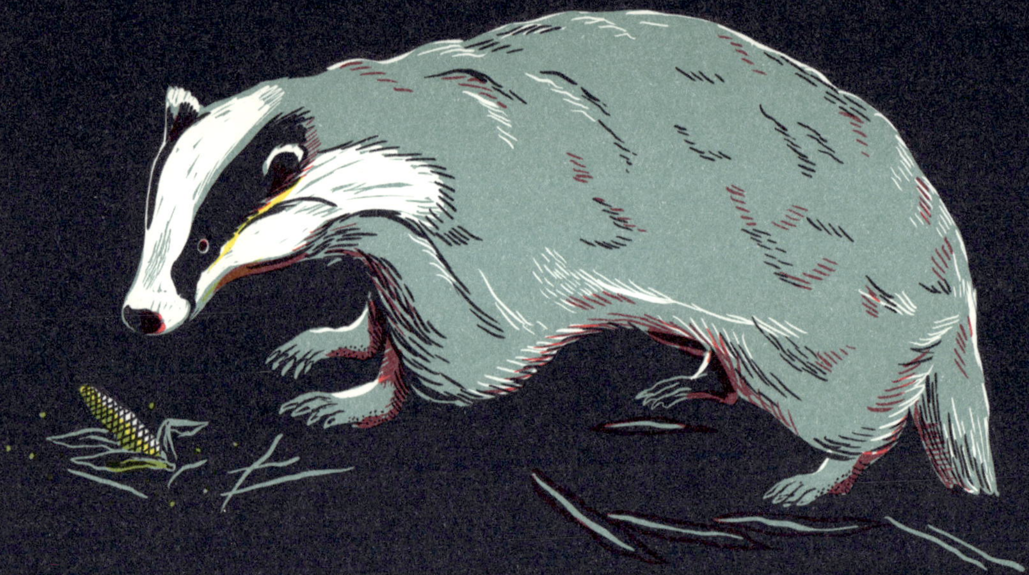

# DACHS

Das vollendetste Bild eines selbstsüchtigen, misstrauischen, übellaunischen und gleichsam mit sich selbst im Streit liegenden Gesellen ist der Dachs. Hierüber sind so ziemlich alle Beobachter einverstanden, obgleich sie den Nutzen, den dieser eigentümliche Marder gewährt, nicht verkennen. Der Dachs ist unter den grösseren europäischen Raubtieren das unschädlichste und wird gleichwohl verfolgt und befehdet wie der Wolf oder der Fuchs. Man schilt und verurteilt ihn rücksichtslos, ohne zu bedenken, dass er nach seiner Weise schlecht und gerecht lebt und sich, so gut es gehen will, ehrlich und redlich durchs Leben schlägt. Nur die eigentümliche Lebensweise, die er führt, trägt die Schuld der Härte des Urteils über ihn. Er ist allerdings ein griesgrämiger, menschen- und tierscheuer Einsiedler und dabei ein so bequemer und fauler Gesell, wie es nur irgendeinen geben kann, und alle diese Eigenschaften sind in der Tat nicht geeignet, sich Freunde zu erwerben. Ich für mein Teil muss gestehen, dass ich ihn nicht ungern habe: mich ergötzt sein Leben und Wesen.

(ALFRED BREHM, BREHMS TIERLEBEN, 1876)

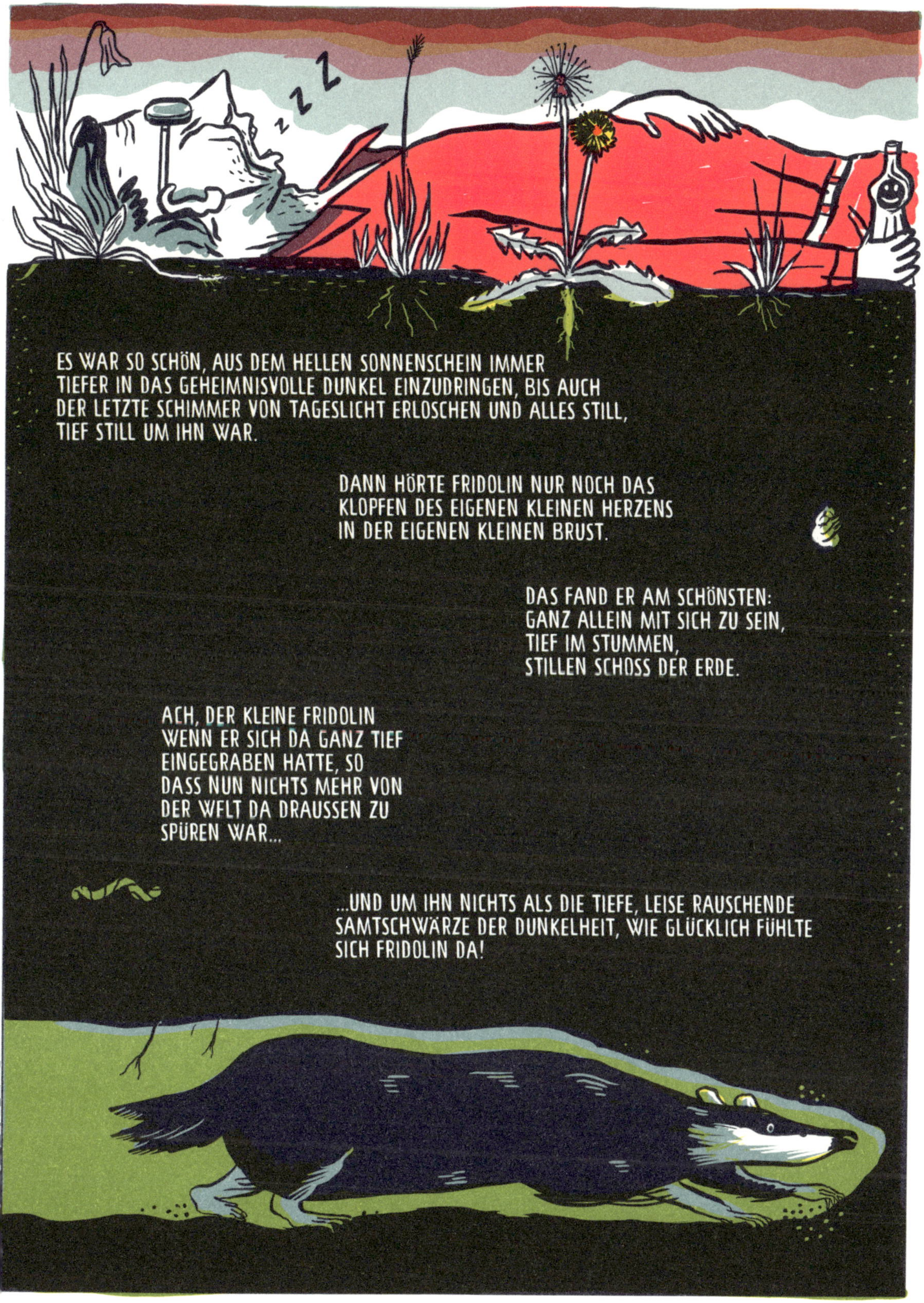
ES WAR SO SCHÖN, AUS DEM HELLEN SONNENSCHEIN IMMER TIEFER IN DAS GEHEIMNISVOLLE DUNKEL EINZUDRINGEN, BIS AUCH DER LETZTE SCHIMMER VON TAGESLICHT ERLOSCHEN UND ALLES STILL, TIEF STILL UM IHN WAR.
DANN HÖRTE FRIDOLIN NUR NOCH DAS KLOPFEN DES EIGENEN KLEINEN HERZENS IN DER EIGENEN KLEINEN BRUST.
DAS FAND ER AM SCHÖNSTEN: GANZ ALLEIN MIT SICH ZU SEIN, TIEF IM STUMMEN, STILLEN SCHOSS DER ERDE.
ACH, DER KLEINE FRIDOLIN WENN ER SICH DA GANZ TIEF EINGEGRABEN HATTE, SO DASS NUN NICHTS MEHR VON DER WELT DA DRAUSSEN ZU SPÜREN WAR...
...UND UM IHN NICHTS ALS DIE TIEFE, LEISE RAUSCHENDE SAMTSCHWÄRZE DER DUNKELHEIT, WIE GLÜCKLICH FÜHLTE SICH FRIDOLIN DA!

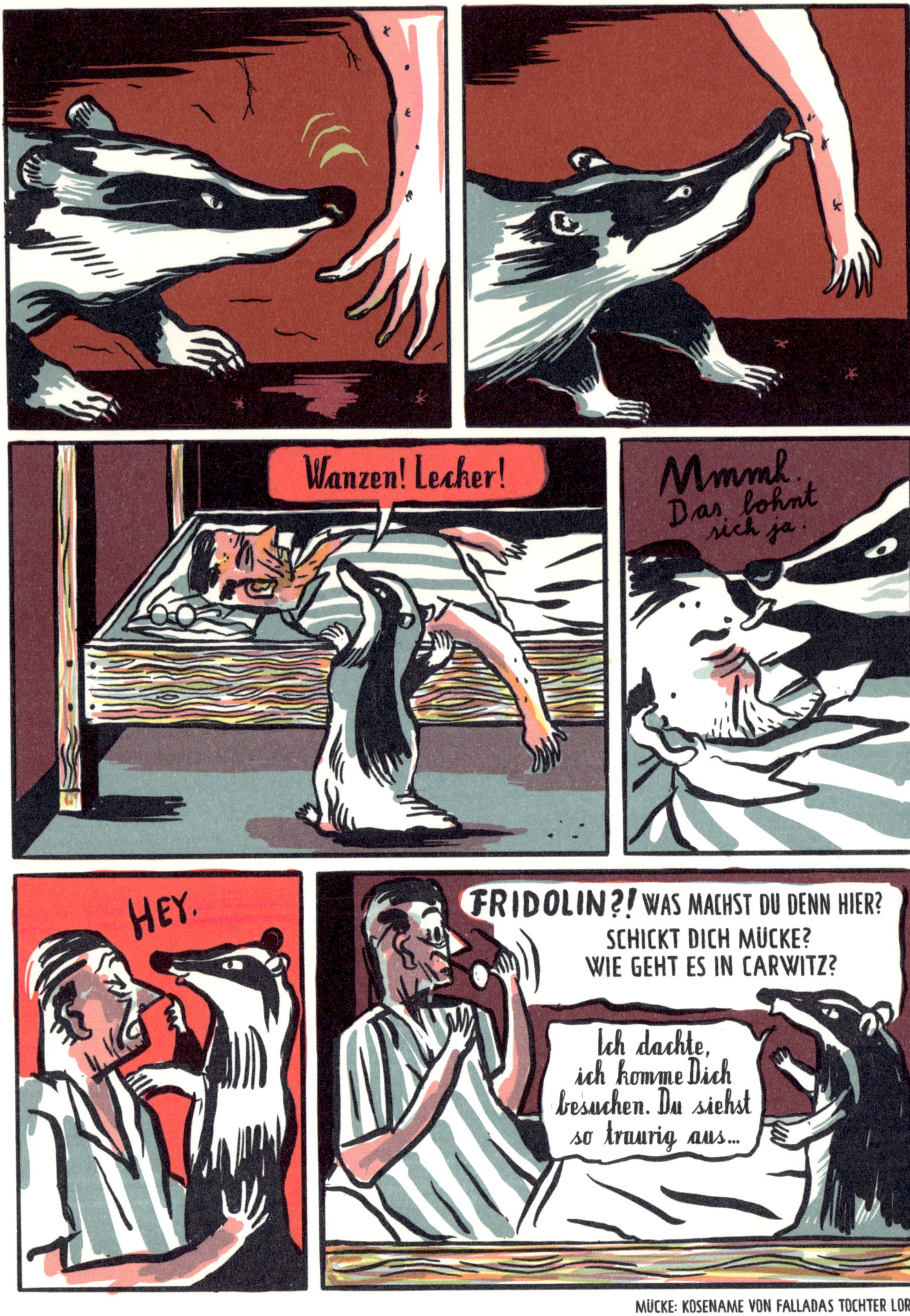
Wanzen! Lecker!
Mmmh. Das lohnt sich ja.
HEY.
FRIDOLIN?! WAS MACHST DU DENN HIER? SCHICKT DICH MÜCKE? WIE GEHT ES IN CARWITZ?
Ich dachte, ich komme Dich besuchen. Du siehst so traurig aus...

MÜCKE: KOSENAME VON FALLADAS TOCHTER LORE

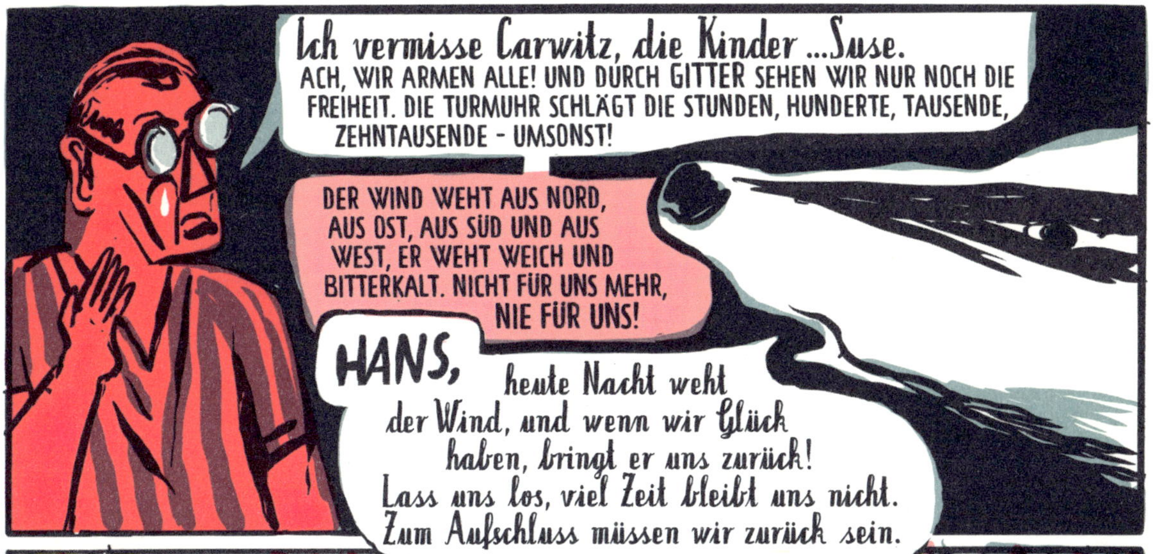
Ich vermisse Carwitz, die Kinder ...Suse.
ACH, WIR ARMEN ALLE! UND DURCH GITTER SEHEN WIR NUR NOCH DIE FREIHEIT. DIE TURMUHR SCHLÄGT DIE STUNDEN, HUNDERTE, TAUSENDE, ZEHNTAUSENDE - UMSONST!
DER WIND WEHT AUS NORD, AUS OST, AUS SÜD UND AUS WEST, ER WEHT WEICH UND BITTERKALT. NICHT FÜR UNS MEHR, NIE FÜR UNS!
HANS, heute Nacht weht der Wind, und wenn wir Glück haben, bringt er uns zurück! Lass uns los, viel Zeit bleibt uns nicht. Zum Aufschluss müssen wir zurück sein.
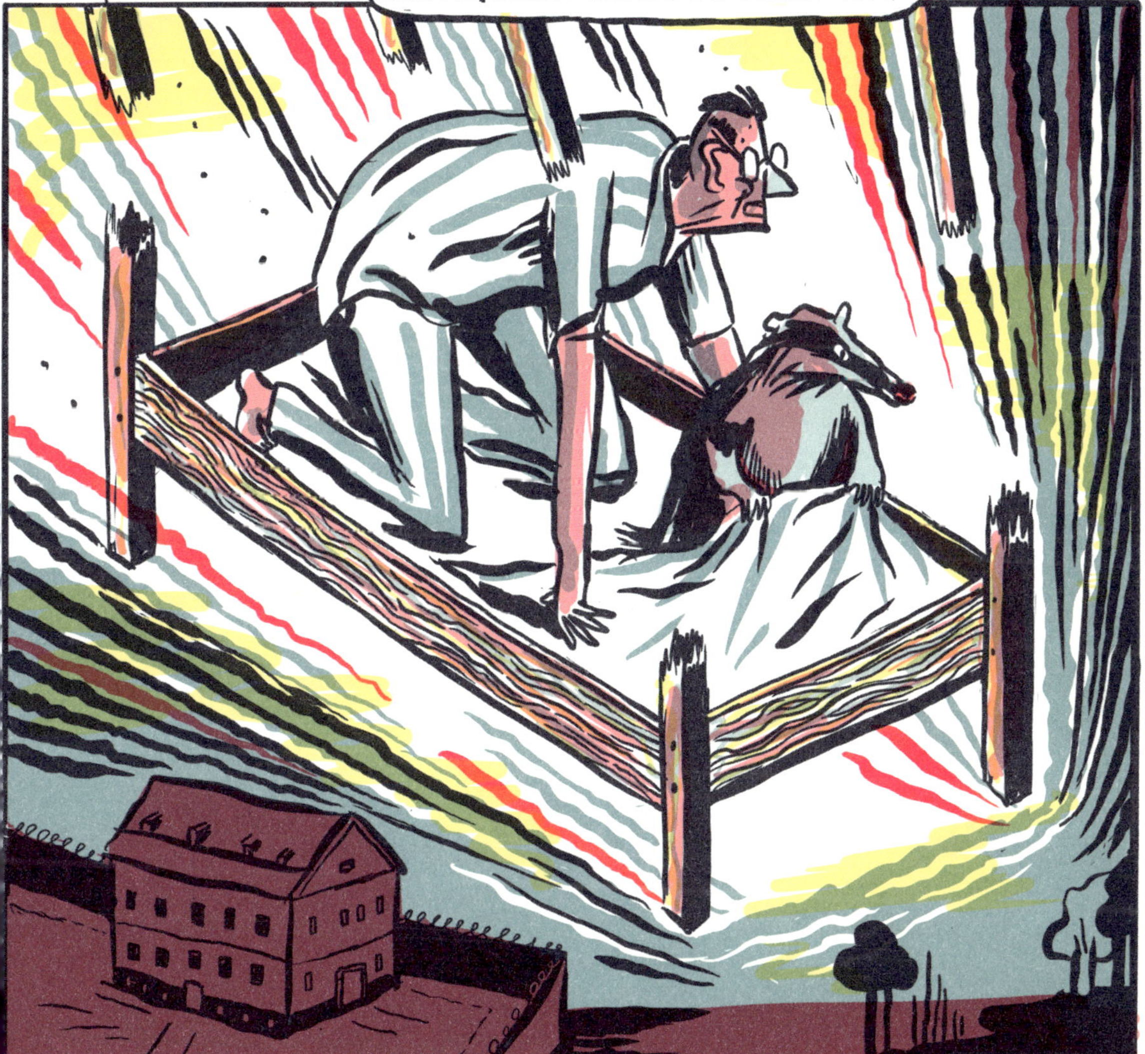

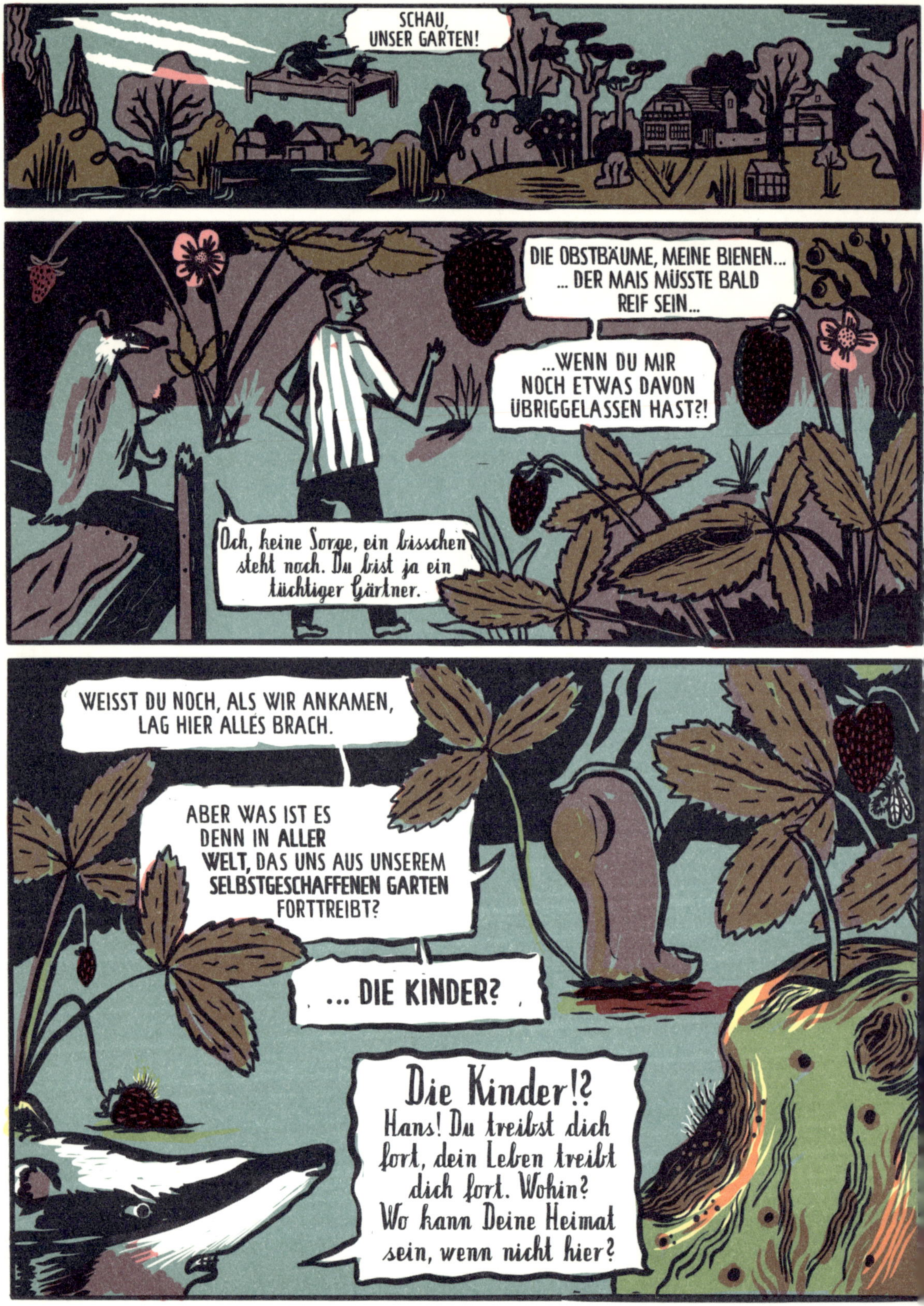
SCHAU, UNSER GARTEN!
DIE OBSTBÄUME, MEINE BIENEN... ... DER MAIS MÜSSTE BALD REIF SEIN...
...WENN DU MIR NOCH ETWAS DAVON ÜBRIGGELASSEN HAST?!
Och, keine Sorge, ein bisschen steht noch. Du bist ja ein tüchtiger Gärtner.
WEISST DU NOCH, ALS WIR ANKAMEN, LAG HIER ALLES BRACH.
ABER WAS IST ES DENN IN ALLER WELT, DAS UNS AUS UNSEREM SELBSTGESCHAFFENEN GARTEN FORTTREIBT?
... DIE KINDER?
Die Kinder!? Hans! Du treibst dich fort, dein Leben treibt dich fort. Wohin? Wo kann Deine Heimat sein, wenn nicht hier?

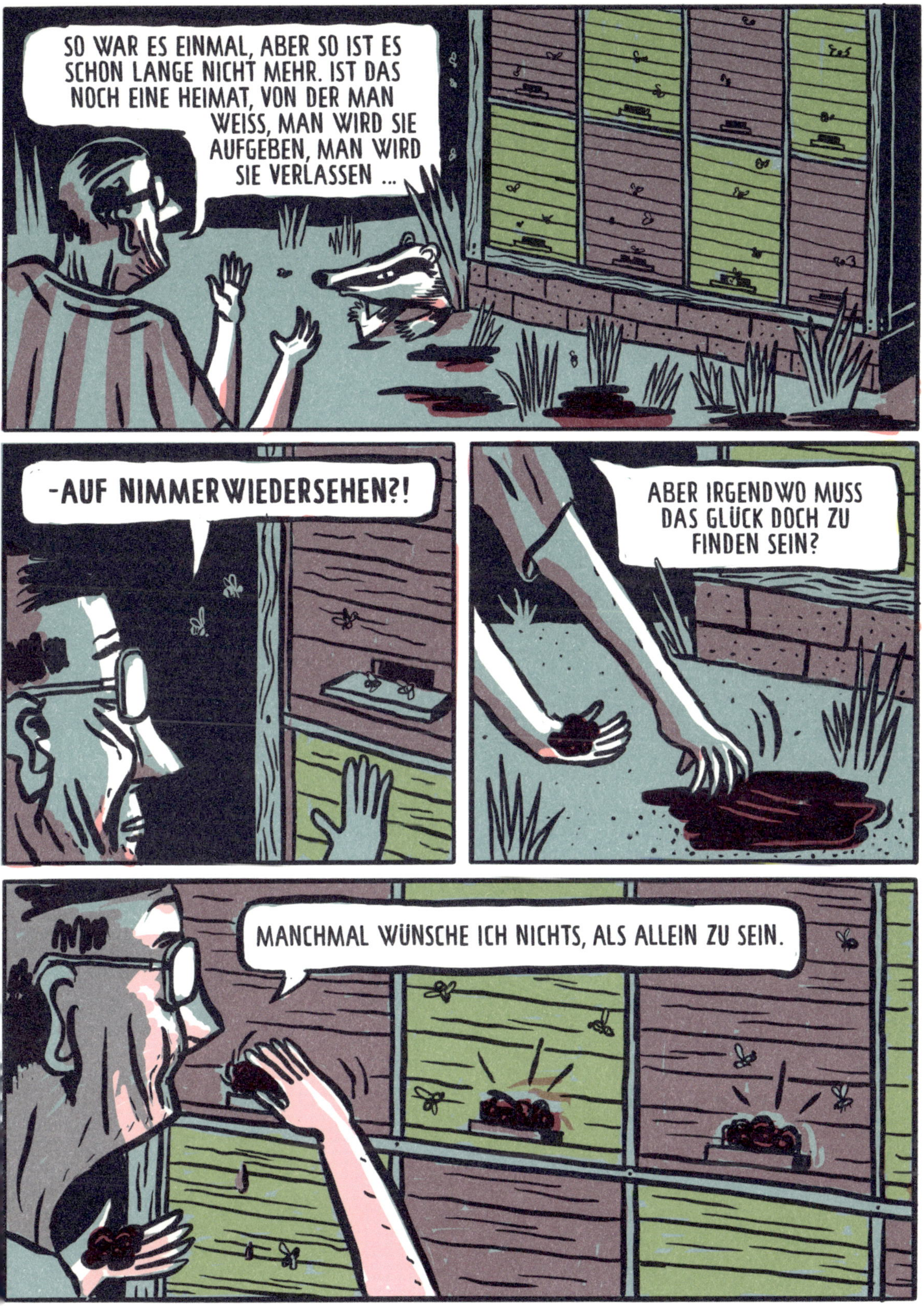
SO WAR ES EINMAL, ABER SO IST ES SCHON LANGE NICHT MEHR. IST DAS NOCH EINE HEIMAT, VON DER MAN WEISS, MAN WIRD SIE AUFGEBEN, MAN WIRD SIE VERLASSEN ...
-AUF NIMMERWIEDERSEHEN?!
ABER IRGENDWO MUSS DAS GLÜCK DOCH ZU FINDEN SEIN?
MANCHMAL WÜNSCHE ICH NICHTS, ALS ALLEIN ZU SEIN.

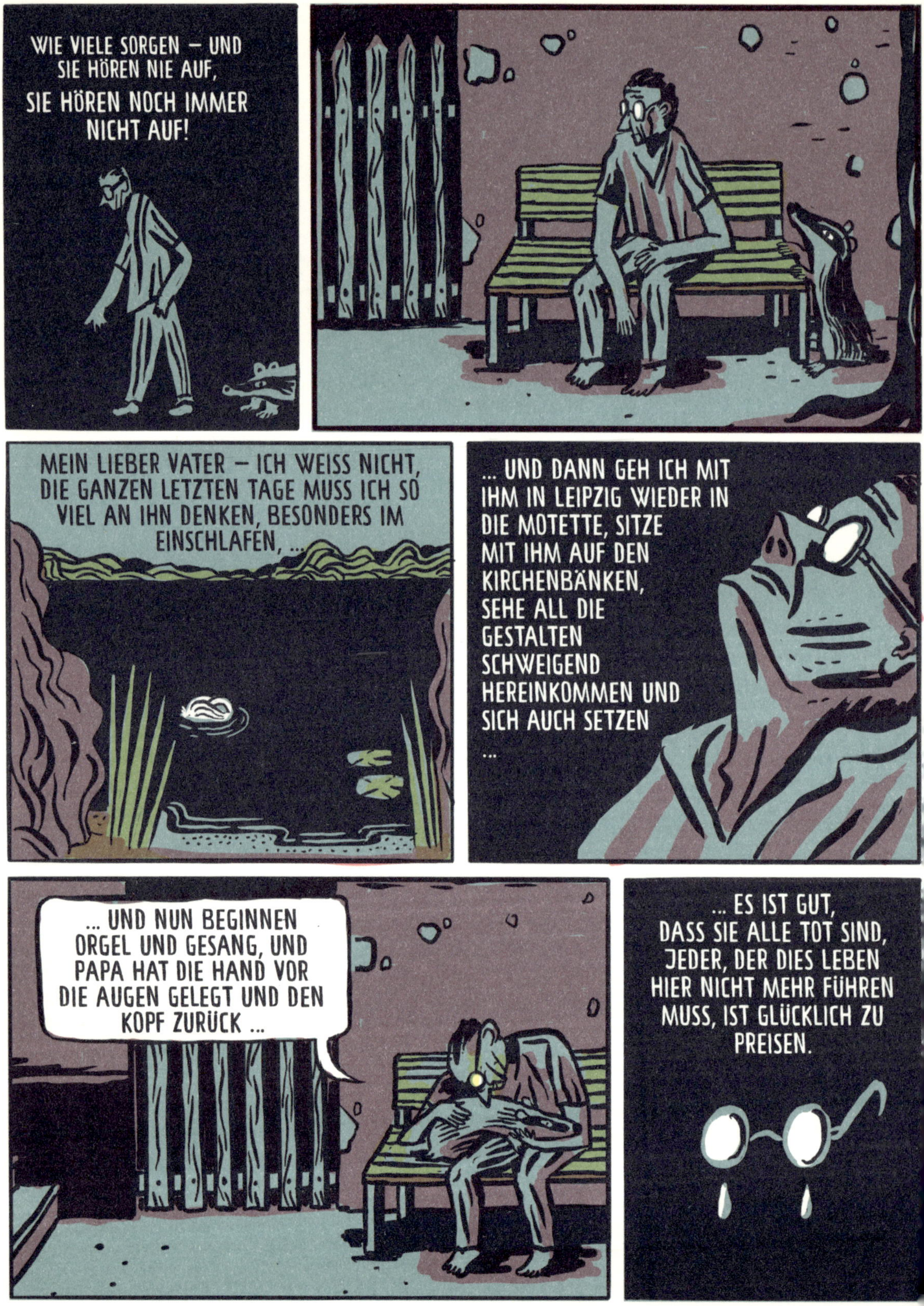
WIE VIELE SORGEN – UND SIE HÖREN NIE AUF,
SIE HÖREN NOCH IMMER NICHT AUF!
MEIN LIEBER VATER – ICH WEISS NICHT, DIE GANZEN LETZTEN TAGE MUSS ICH SO VIEL AN IHN DENKEN, BESONDERS IM EINSCHLAFEN, ...
... UND DANN GEH ICH MIT IHM IN LEIPZIG WIEDER IN DIE MOTETTE, SITZE MIT IHM AUF DEN KIRCHENBÄNKEN, SEHE ALL DIE GESTALTEN SCHWEIGEND HEREINKOMMEN UND SICH AUCH SETZEN ...
... UND NUN BEGINNEN ORGEL UND GESANG, UND PAPA HAT DIE HAND VOR DIE AUGEN GELEGT UND DEN KOPF ZURÜCK ...
... ES IST GUT, DASS SIE ALLE TOT SIND, JEDER, DER DIES LEBEN HIER NICHT MEHR FÜHREN MUSS, IST GLÜCKLICH ZU PREISEN.

*MOTETTE: GEISTLICHE VOKALMUSIK, HIER IST WAHRSCHEINLICH EIN
AUFFÜHRUNG DES THOMANERCHORS GEMEIN

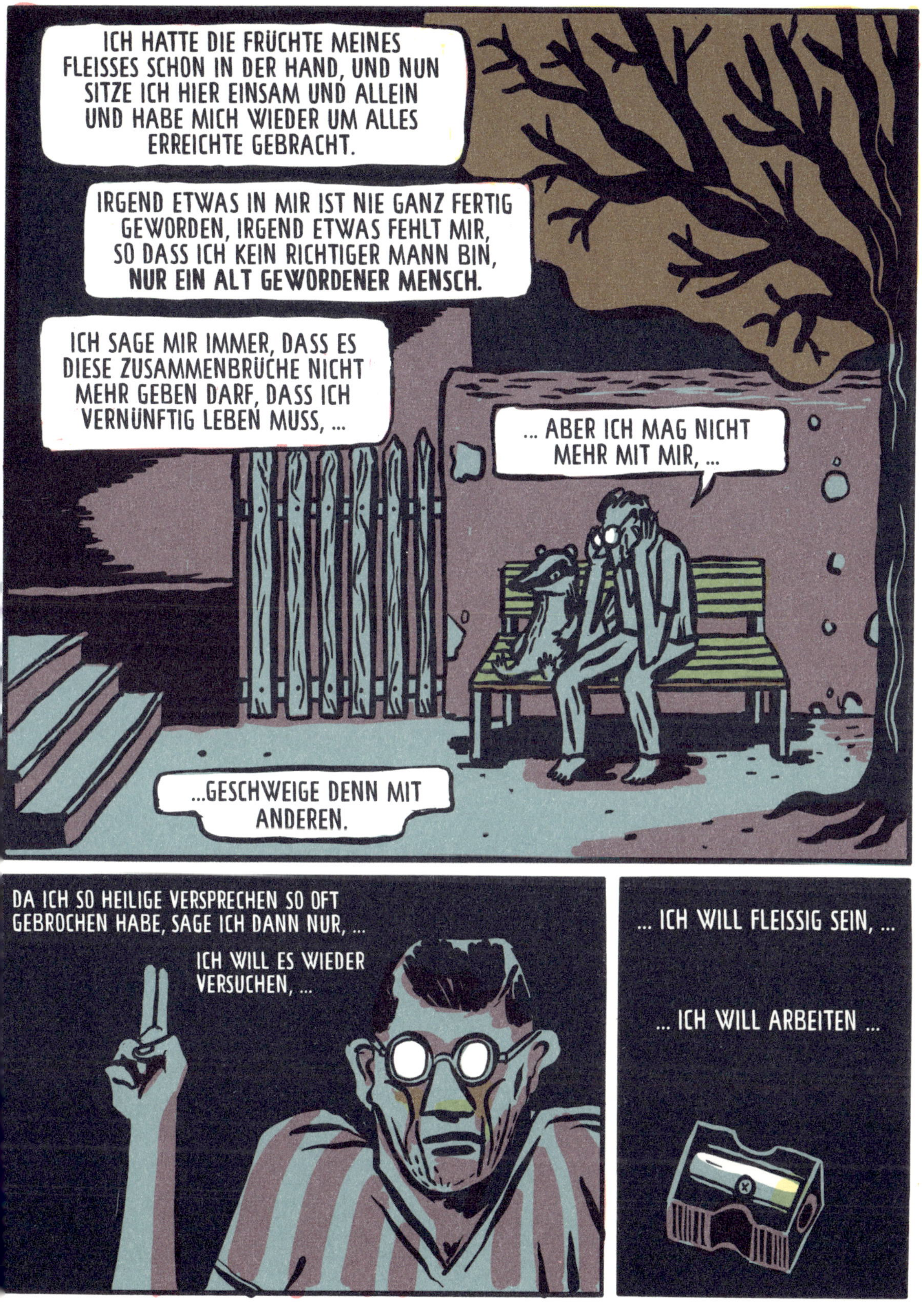
ICH HATTE DIE FRÜCHTE MEINES FLEISSES SCHON IN DER HAND, UND NUN SITZE ICH HIER EINSAM UND ALLEIN UND HABE MICH WIEDER UM ALLES ERREICHTE GEBRACHT.
IRGEND ETWAS IN MIR IST NIE GANZ FERTIG GEWORDEN, IRGEND ETWAS FEHLT MIR, SO DASS ICH KEIN RICHTIGER MANN BIN, **NUR EIN ALT GEWORDENER MENSCH.**
ICH SAGE MIR IMMER, DASS ES DIESE ZUSAMMENBRÜCHE NICHT MEHR GEBEN DARF, DASS ICH VERNÜNFTIG LEBEN MUSS, ...
... ABER ICH MAG NICHT MEHR MIT MIR, ...
...GESCHWEIGE DENN MIT ANDEREN.
DA ICH SO HEILIGE VERSPRECHEN SO OFT GEBROCHEN HABE, SAGE ICH DANN NUR, ...
ICH WILL ES WIEDER VERSUCHEN, ...
... ICH WILL FLEISSIG SEIN, ...
... ICH WILL ARBEITEN ...

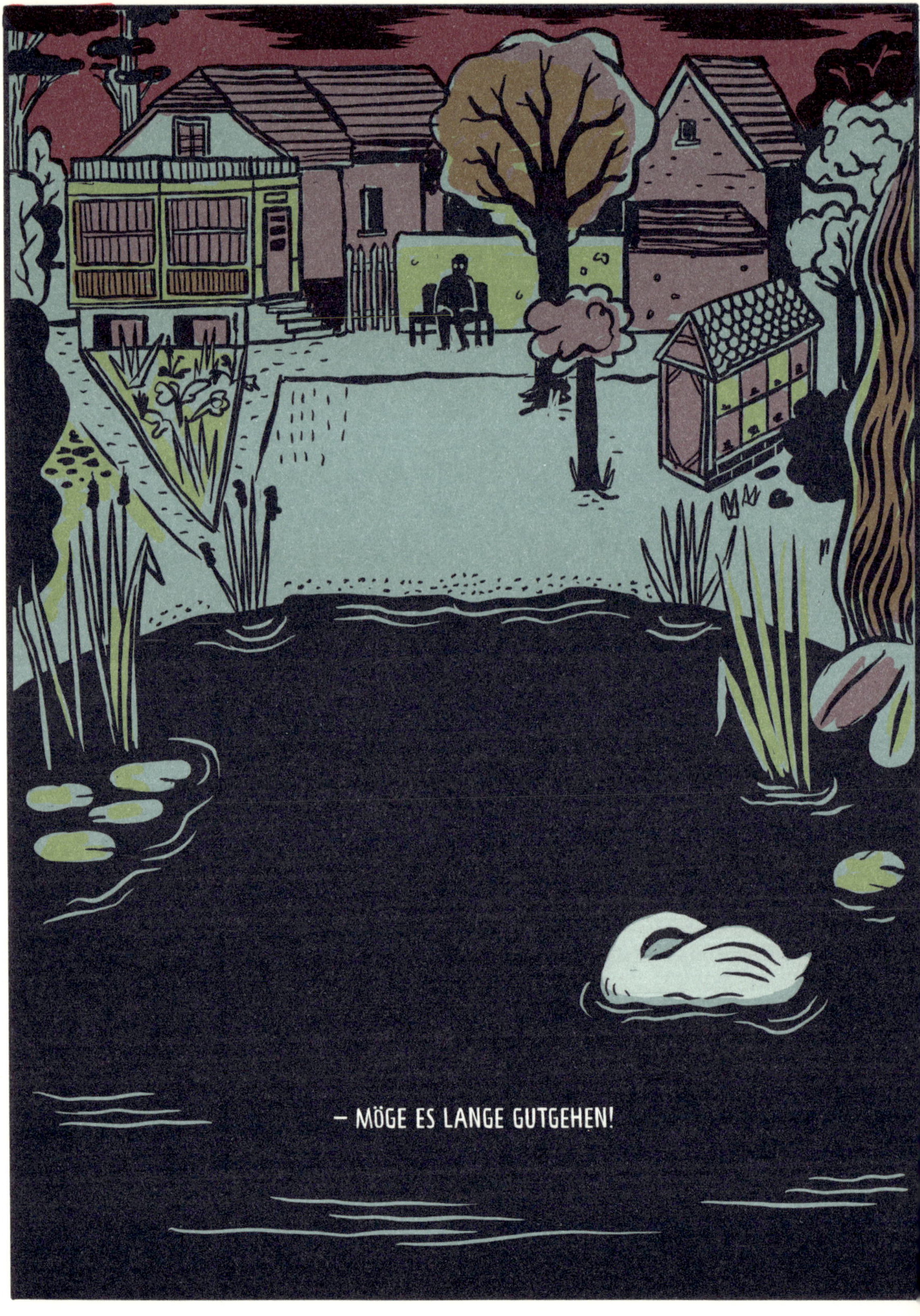
– MÖGE ES LANGE GUTGEHEN!

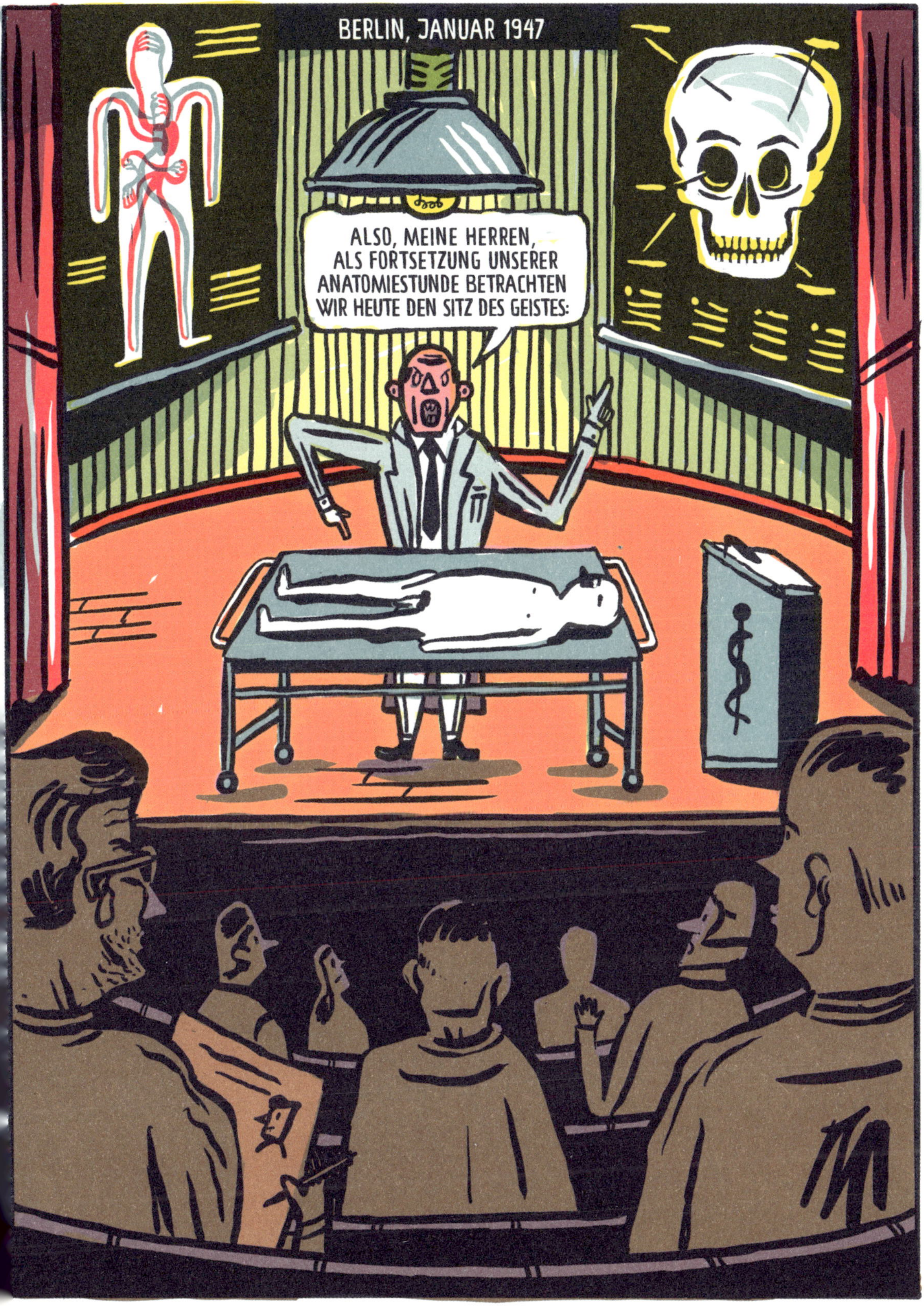
BERLIN, JANUAR 1947
ALSO, MEINE HERREN, ALS FORTSETZUNG UNSERER ANATOMIESTUNDE BETRACHTEN WIR HEUTE DEN SITZ DES GEISTES:

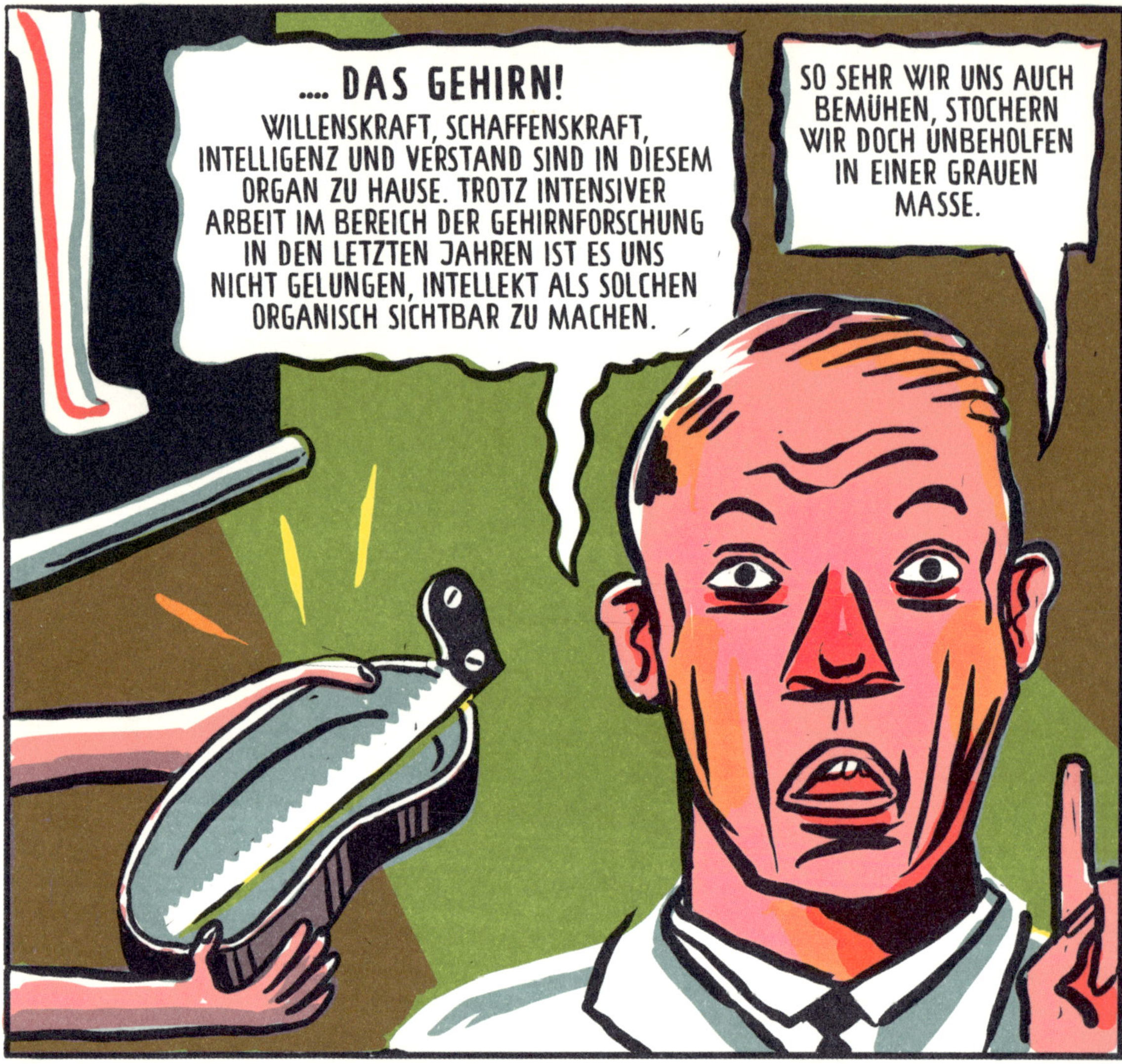
.... DAS GEHIRN! WILLENSKRAFT, SCHAFFENSKRAFT, INTELLIGENZ UND VERSTAND SIND IN DIESEM ORGAN ZU HAUSE. TROTZ INTENSIVER ARBEIT IM BEREICH DER GEHIRNFORSCHUNG IN DEN LETZTEN JAHREN IST ES UNS NICHT GELUNGEN, INTELLEKT ALS SOLCHEN ORGANISCH SICHTBAR ZU MACHEN.
SO SEHR WIR UNS AUCH BEMÜHEN, STOCHERN WIR DOCH UNBEHOLFEN IN EINER GRAUEN MASSE.

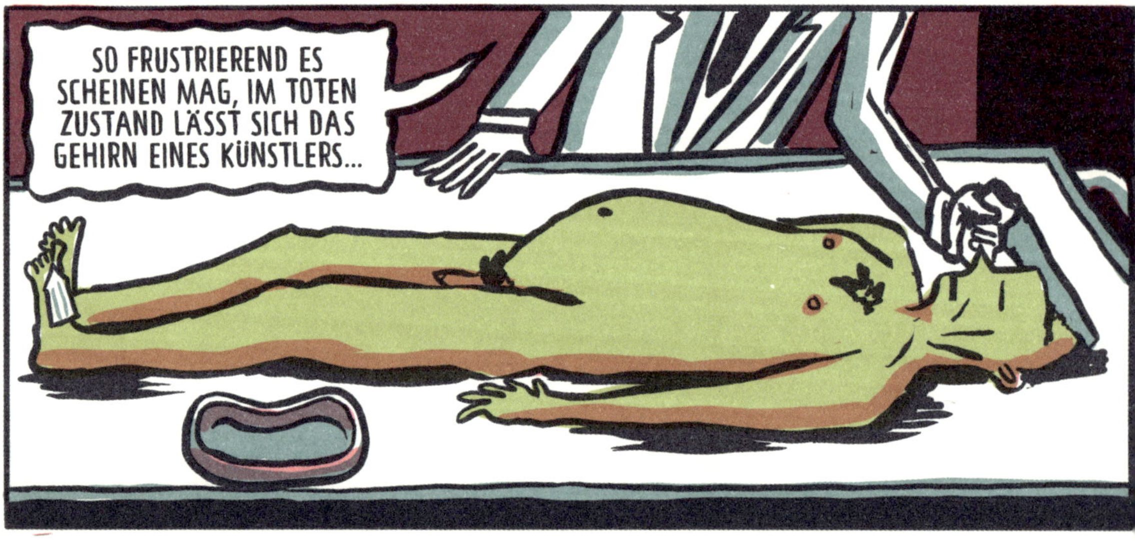
SO FRUSTRIEREND ES SCHEINEN MAG, IM TOTEN ZUSTAND LÄSST SICH DAS GEHIRN EINES KÜNSTLERS...

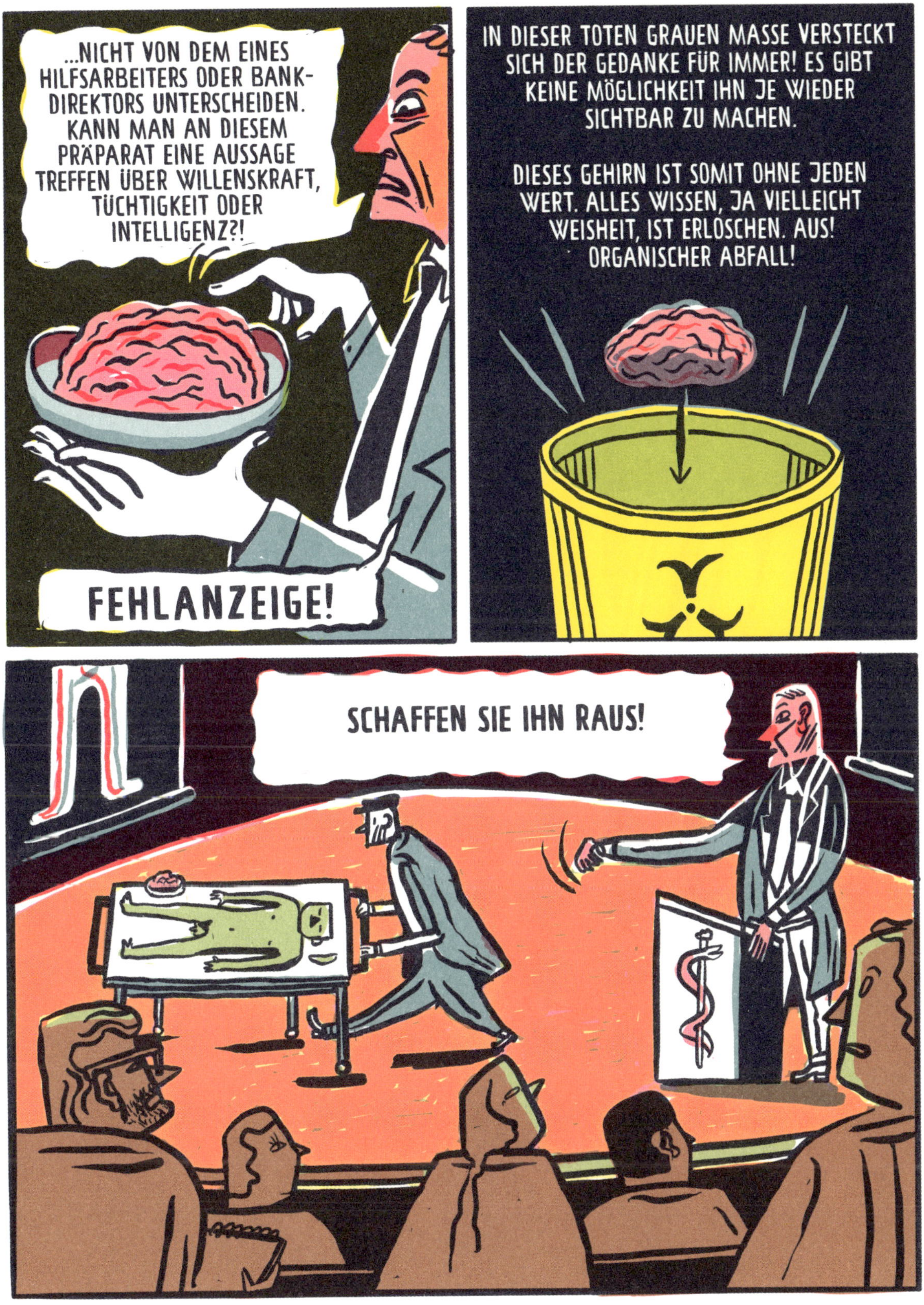
...NICHT VON DEM EINES HILFSARBEITERS ODER BANK-DIREKTORS UNTERSCHEIDEN. KANN MAN AN DIESEM PRÄPARAT EINE AUSSAGE TREFFEN ÜBER WILLENSKRAFT, TÜCHTIGKEIT ODER INTELLIGENZ?!
FEHLANZEIGE!
IN DIESER TOTEN GRAUEN MASSE VERSTECKT SICH DER GEDANKE FÜR IMMER! ES GIBT KEINE MÖGLICHKEIT IHN JE WIEDER SICHTBAR ZU MACHEN.
DIESES GEHIRN IST SOMIT OHNE JEDEN WERT. ALLES WISSEN, JA VIELLEICHT WEISHEIT, IST ERLOSCHEN. AUS! ORGANISCHER ABFALL!
SCHAFFEN SIE IHN RAUS!

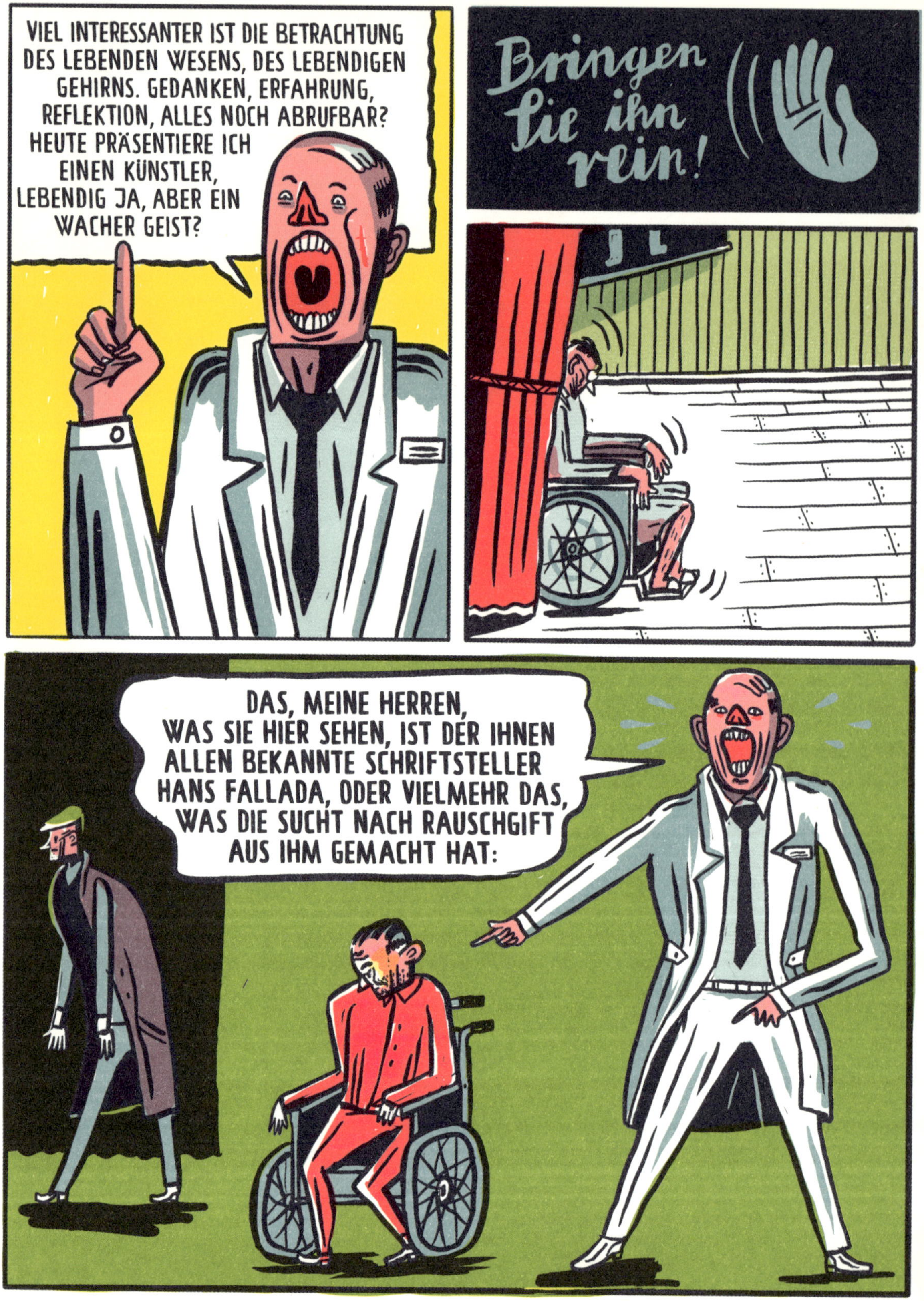
VIEL INTERESSANTER IST DIE BETRACHTUNG DES LEBENDEN WESENS, DES LEBENDIGEN GEHIRNS. GEDANKEN, ERFAHRUNG, REFLEKTION, ALLES NOCH ABRUFBAR? HEUTE PRÄSENTIERE ICH EINEN KÜNSTLER, LEBENDIG JA, ABER EIN WACHER GEIST?
Bringen Sie ihn rein!
DAS, MEINE HERREN, WAS SIE HIER SEHEN, IST DER IHNEN ALLEN BEKANNTE SCHRIFTSTELLER HANS FALLADA, ODER VIELMEHR DAS, WAS DIE SUCHT NACH RAUSCHGIFT AUS IHM GEMACHT HAT:

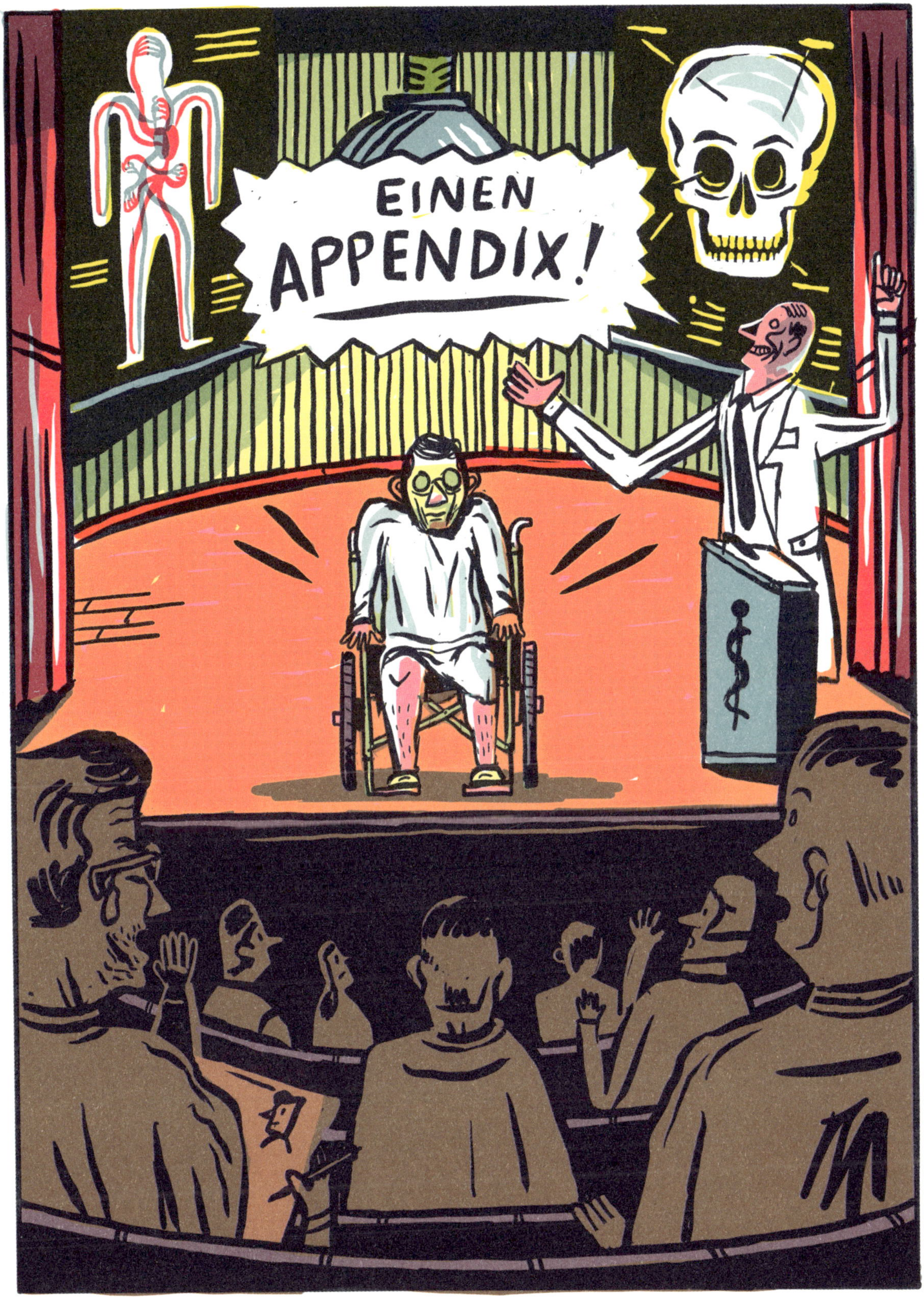
EINEN APPENDIX!

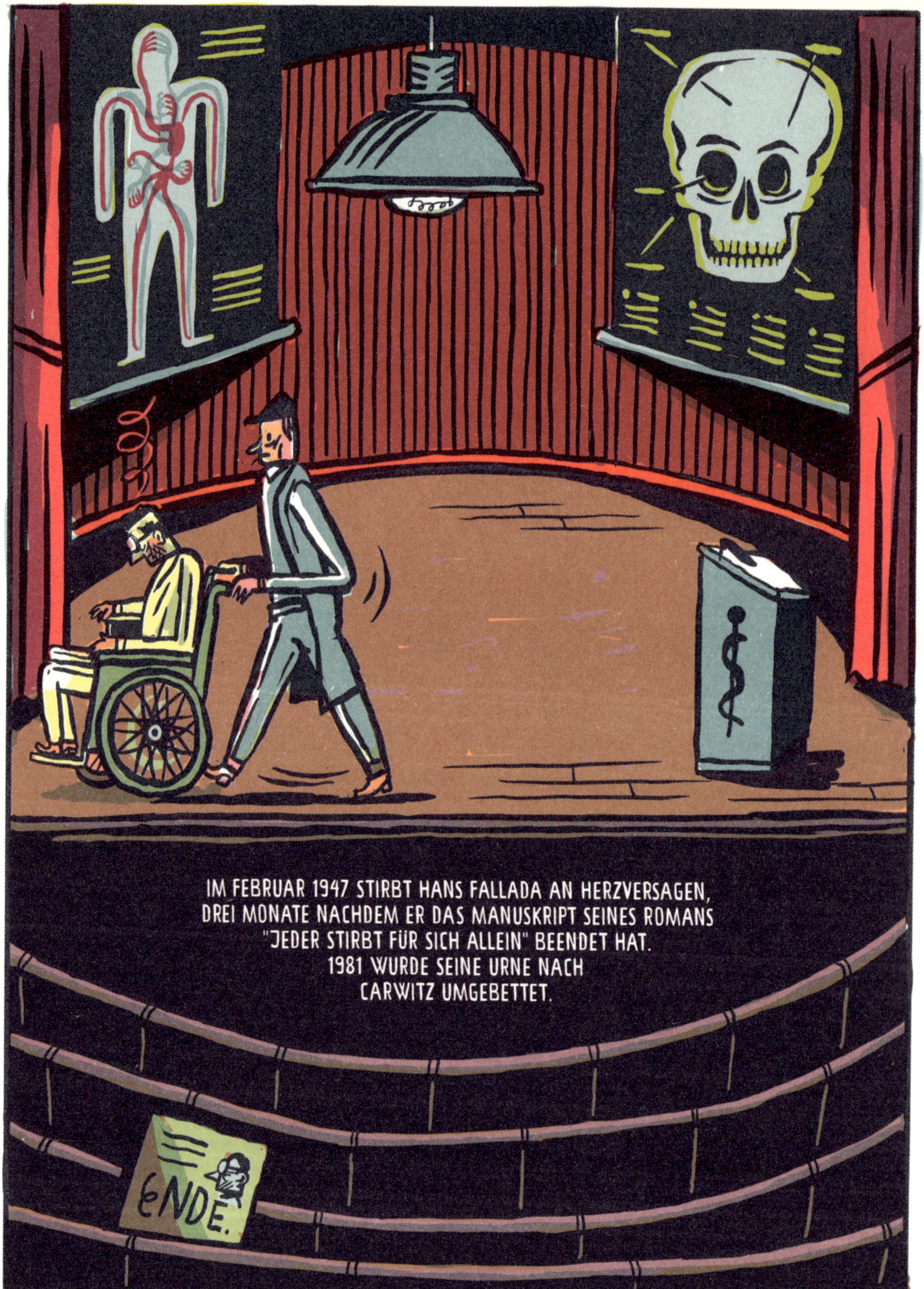
IM FEBRUAR 1947 STIRBT HANS FALLADA AN HERZVERSAGEN,
DREI MONATE NACHDEM ER DAS MANUSKRIPT SEINES ROMANS
"JEDER STIRBT FÜR SICH ALLEIN" BEENDET HAT.
1981 WURDE SEINE URNE NACH
CARWITZ UMGEBETTET.
ENDE.

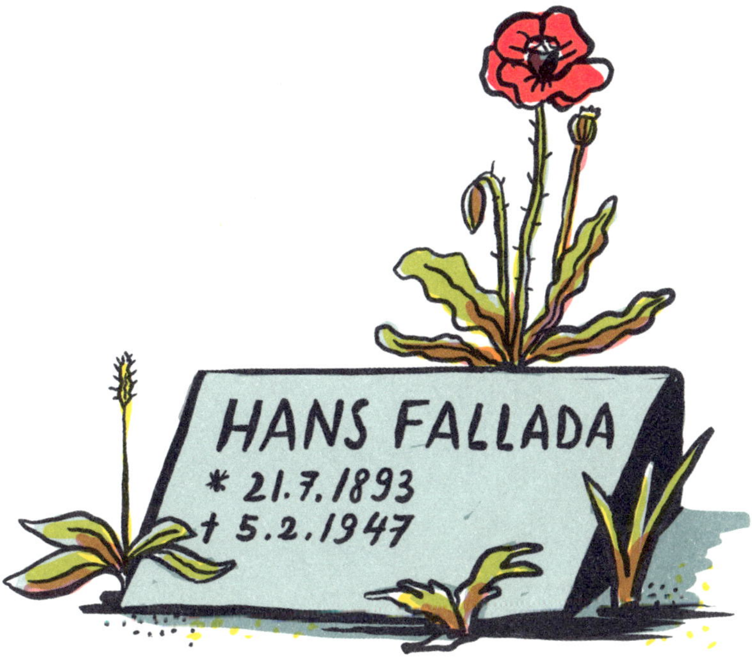
HANS FALLADA
* 21.7.1893
† 5.2.1947

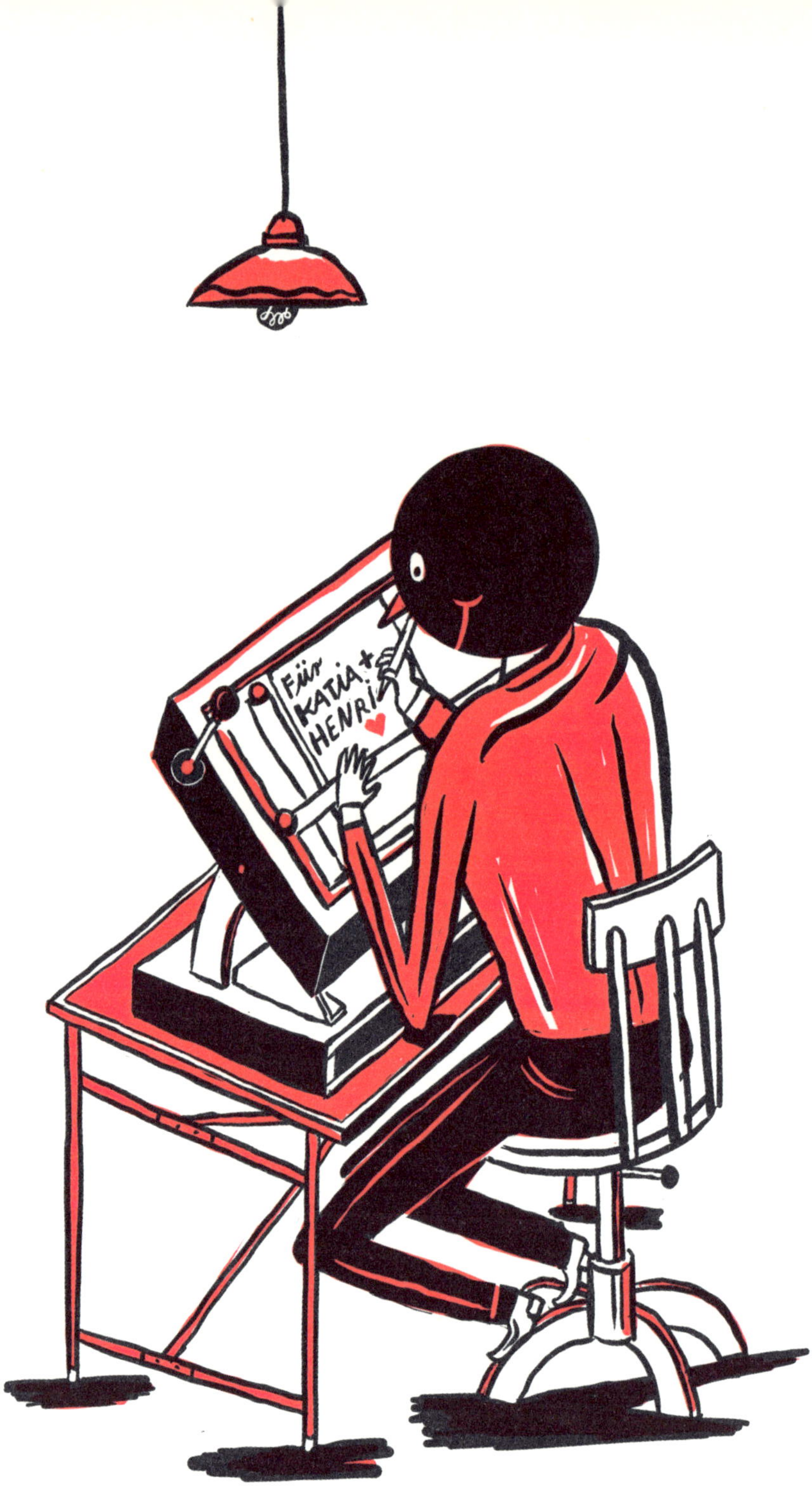
Für
KATIA +
HENRI

Es ist geschafft, der letzte Strich getan, das letzte Panel koloriert und die letzte Textzeile eingepasst. Mehr als anderthalb Jahre nachdem ich die Geschichte begonnen habe, liegt sie nun als fertiges Buch vor mir. Als ich angefangen habe zu zeichnen, starrte ich auf 176 leere, weiße Seiten, jetzt sind sie alle gefüllt. Aber wie kam es eigentlich dazu?

Mein Verleger Peter Graf fragte mich 2013, ob ich nicht Lust hätte, an einer Graphic Novel über Hans Falladas „Der Trinker" zu arbeiten. Die Idee, einen Roman Falladas zeichnerisch umsetzen zu lassen, hatte er schon länger im Kopf und nun suchte er einen Zeichner, der zu dem Projekt passte.
Ich fand den Vorschlag sehr spannend und stürzte mich sofort in die Lektüre. Aber bereits nach wenigen Seiten musste ich feststellen, dass mir das Lesen dieses Romans auf merkwürdige Art und Weise schwerfiel. Insbesondere die Figur des Protagonisten, Erwin Sommer, war mir zu wenig lebendig, seine Alkoholsucht, die ihn innerhalb kürzester Zeit zum Säufer macht, nur schwer nachvollziehbar. Dann wieder gab es Passagen, die mir überaus authentisch vorkamen und mich begeisterten.
Ich legte das Buch vorerst beiseite und wendete mich dem Leben des Autors zu. Las eine der über ihn geschriebenen Biografien und in einem Briefband, den sein Sohn herausgegeben hat, und begab mich auch ganz physisch auf die Spurensuche. Im März 2014 besuchte ich das Fallada-Haus in Carwitz, den Ort, an dem Hans Fallada seine glücklichste Zeit verbrachte, aber auch seinen größten Absturz erlebte. Das Haus liegt am Rande des Dorfes und am Ende einer Straße. Es hat einen direkten Zugang zum wunderbaren Carwitzer See und liegt inmitten eines großen, mit Obstbäumen bepflanzten Gartens, in dem immer noch das Bienenhaus mit den bunten Bienenkästen steht, das Fallada in den 1930er Jahren errichtete. Stellt man sich einen idyllischen, sicheren Ort vor, an den man sich vor dem Leben und dem Rausch Berlins zurückziehen möchte, kommt Carwitz dieser idealen Vorstellung sehr nahe.
Aber Carwitz war für Fallada auch ein Ort der inneren Emigration, weit genug von Berlin entfernt, um dem Fokus der Nazis wenigstens scheinbar zu entkommen.
Keine vierzig Kilometer von Carwitz entfernt liegt Neustrelitz, eine kleine, preußisch-herbe ehemalige Residenzstadt, wo Fallada im Gefängnis saß.
So verwunschen das wunderschöne Carwitz im Herzen der Feldberger Seenlandschaft liegt, so alptraumhaft präsentierte

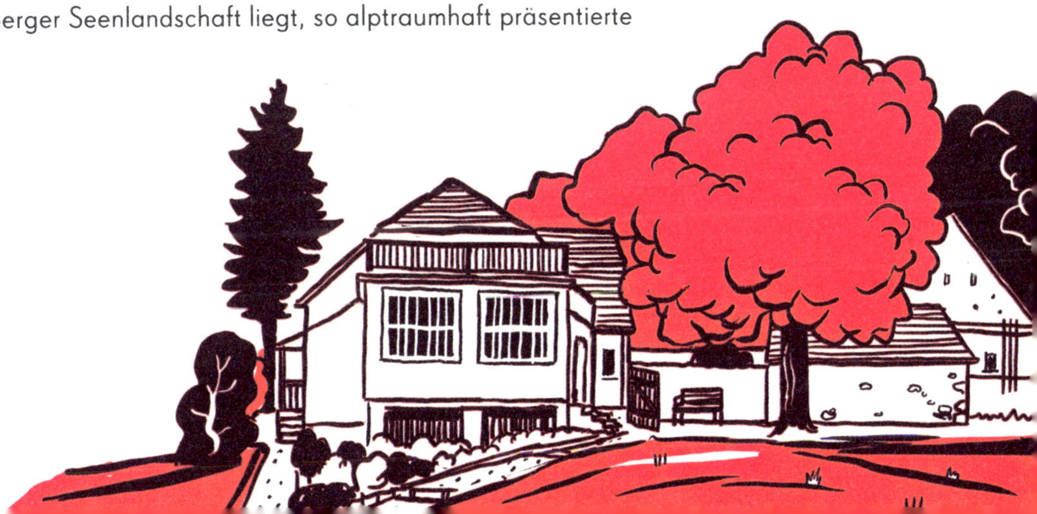

sich mir bei meinem Besuch das heute noch stehende Gefängnis der Stadt, die Haftanstalt Neustrelitz. Ein massiver, grauer Bau mit winzigen, vergitterten Fenstern, fast das höchste Gebäude im Umkreis, wirklich ein deprimierender Anblick. In diesem Haus schrieb Fallada im Herbst 1944 den Roman „Der Trinker". Manisch, als Therapie, als Ablenkung von den Abstinenzerscheinungen, als Rechtfertigung? Plötzlich wurde mir die Fallhöhe bewusst, die Fallada durch sein Handeln in Kauf genommen hat, und gleichzeitig wurde mir klar, dass meine Graphic Novel nicht nur von Erwin Sommer, dem traurigen Helden des Romans, sondern auch von Hans Fallada und seinem Leben handeln musste. Alles was mir an Authentizität, an Menschsein in der Person Erwin Sommers gefehlt hatte, fand ich bei Fallada selbst: Keine Fiktion, kein für die Handlung mit bestimmten Eigenschaften ausgestatteter Protagonist, keine Literatur, sondern ein sensibler Mensch, dem das Leben in zunehmendem Maße zu entgleiten schien.

Die Biografie „Hans Fallada, sein großes kleines Leben" von Werner Liersch beschreibt Falladas Leben mit großer Empathie, sie zeigt ihn als kraftvollen kreativen Menschen ebenso wie als rauschhaft-selbstzerstörerischen, als jemanden, der sucht, der will, der manches findet und zu wieder anderen Dingen ganz und gar unfähig ist. Unter anderem berichtet Liersch von dem geplanten Doppelselbstmord in Falladas Jugendzeit, der sich in zeichnerischer Umsetzung auch in meinem Buch wiederfindet.

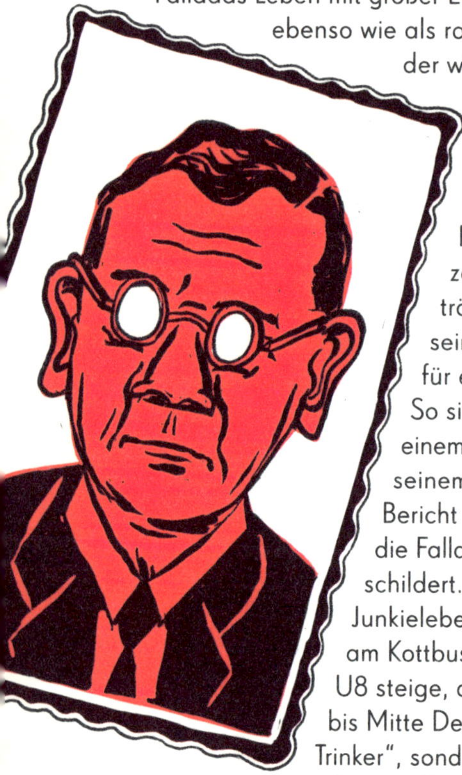

Falladas Briefwechsel mit seinem Sohn und seiner Familie zeigen ihn als liebevollen, phantasievollen Vater, als träumerischen, romantischen Ehemann, als Sohn, der sich seiner Mutter erklärt. In den Briefen schreibt Fallada nicht für ein Publikum, sondern er ist privat, gefühlvoll und ehrlich. So sind seine Gedanken in der Schlussszene meines Buches einem Brief an seine Mutter entnommen, den er kurz vor seinem Tod schrieb. Beeindruckt hat mich auch der „Sachliche Bericht über das Glück, ein Morphinist zu sein", eine Erzählung, die Falladas Suchterlebnisse in Berlin während der 1920er Jahre schildert. Der Bericht beschreibt Alltagsszenen eines Berliner Junkielebens, wie ich sie heute vor Augen habe, wenn ich in Berlin am Kottbusser Tor vorbeigehe oder am Rosenthaler Platz aus der U8 steige, auf dem Weg zu meinem Atelier. Von Ende August 1944 bis Mitte Dezember desselben Jahres schrieb Fallada nicht nur „Der Trinker", sondern auch eine Abrechnung mit der Nazizeit in Form eines geheimen Tagebuchs sowie etliche Briefe und Kurzgeschichten. Außerdem konzipierte er das Kinderbuch „Fridolin, der freche Dachs", das als Weihnachtsgeschenk für seine geliebte Tochter Lore, genannt Mücke, gedacht war. Innerhalb dieser wenigen Monate in Haft brachte er insgesamt mehr als tausend Druckseiten zustande. Ein arbeitswütiger, fast manischer Schreiber, der sich im Arbeitsrausch von der Welt abkapselte – jedenfalls ist dies das Bild von ihm, das sich bei mir eingestellt hat.

Was ist das nun für ein Buch geworden? Eine Biografie? Eine Literaturumsetzung als Graphic Novel? Weder noch und von beidem ein bisschen. Mir ging es darum, etwas Neues zu schaffen, aus altem Material eine neue Geschichte zu erzählen. Eine Comicgeschichte, die in der Gegenwart funktioniert, eine schnelle, rauschhafte Collage in grellen Farben, ein bisschen Pulp, ein bisschen Fiction und viel Fallada. Bei meiner Arbeit stellte sich mir immer wieder die Frage, wie Falladas Gedankenwelt, sein Anspruch an Sachlichkeit, mit meiner Bilderwelt, die eher expressionistisch als sachlich, eher surreal als wirklichkeitsgetreu ist, zusammen funktioniert. Mir ging es nicht darum, ihn fast siebzig Jahre nach seinem Tod in seinem historischen Umfeld zu zeigen – sozusagen als Held in einem Kostümfilm an Originalschauplätzen –, sondern ich wollte versuchen, seine Konflikte und ihn als getriebenen Menschen ein Stück weit aus der Zeit zu lösen, um ihn für die Gegenwart relevant und neu erfahrbar zu machen. Bilder funktionieren ganz anders als Sprache und in der Kombination beider Elemente liegt der Reiz einer Graphic Novel. Da, wo Text sachlich auf den Punkt kommt, kann das Bild intensive Stimmungen erzeugen oder sich an anderen Stellen zurücknehmen und der Sprache den Vortritt lassen.
Textlich habe ich weitestgehend versucht, der Sprache Falladas treu zu bleiben, teilweise sind die Sätze in den Sprechblasen angepasst, um grammatikalische oder narrative Unstimmigkeiten zu vermeiden. Die Rechtschreibung habe ich unverändert den Originaltexten entnommen.

Berlin im Sommer 2015

J.H.

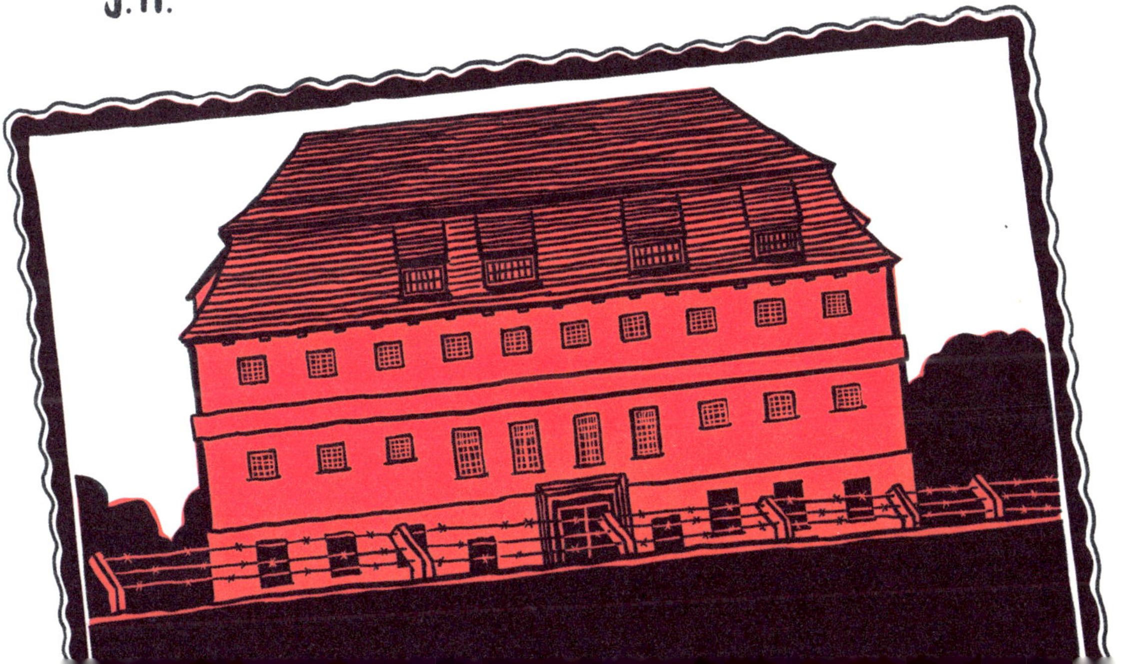

**Hans Fallada** kam 1893 in Greifswald unter dem Namen Rudolf Ditzen zur Welt. Sein schriftstellerischer Erfolg setzte in den 1930er Jahren ein. Insbesondere sein 1932 veröffentlichter Roman „Kleiner Mann – was nun?" bescherte Fallada auch internationalen Ruhm und entwickelte sich innerhalb kürzester Zeit zum Bestseller. Nachdem Fallada im März 1933 denunziert wurde, übersiedelte er nach kurzer Haft in das nahe der mecklenburgischen Kleinstadt Feldberg gelegene Dorf Carwitz, wo unter anderem der Roman „Wer einmal aus dem Blechnapf frisst"entstand. Fallada starb 1947 morphium- und alkoholabhängig an Herzversagen. Die Neuausgabe seines Romans „Jeder stirbt für sich allein", den Fallada kurz vor seinem Tod in kürzester Zeit geschrieben hat, wurde postum ein Weltbestseller.

**Jakob Hinrichs,** geboren 1977, studierte Illustration an der Universität der Künste Berlin und an der Universidad del País Vasco in Bilbao, Spanien, und lebt heute in Berlin, wo er als selbstständiger Illustrator und Comiczeichner arbeitet. Seine Arbeiten erscheinen unter anderem in der New York Times, dem Boston Globe, im Guardian und vielen anderen Magazinen und Zeitungen. Sein 2012 erschienenes und vielbeachtetes Graphic-Novel-Debüt, eine grafische Adaption von Arthur Schnitzlers „Traumnovelle", ist in der Büchergilde Gutenberg erschienen und wurde in mehrere Sprachen übersetzt.

Weitere Arbeiten auf www.jakobhinrichs.com

## IMPRESSUM

ISBN 978-3-351-03775-8
Aufbau ist eine Marke der Aufbau Verlag GmbH & Co. KG

1. Auflage 2018

Deutsche Erstausgabe 2015 Walde+Graf bei Metrolit
Metrolit Verlag GmbH & Co. KG, Berlin

www.aufbau-verlag.de



Das vorliegende Buch basiert auf Textzitaten aus diversen Publikationen Hans Falladas. Die Zitate wurden weitestgehend unverändert übernommen, ganz selten waren kleinere Änderungen nötig, um den Erzählfluss der Graphic Novel zu gewährleisten.

Gesamtgestaltung, Idee und Umsetzung Jakob Hinrichs
Druck und Binden TBB, a. s., Partizánska cesta 59, SK 97400 Banská Bystrica
Gedruckt auf 115 g/m² Munken Print Cream, 1,8-faches Volumen, mit vier Sonderfarben;
Pantone 206 U / 549 U / 108 U / Black 6 U

Die hier vorliegende Textfassung basiert frei auf folgenden Werken:

Hans Fallada, „Der Trinker“, aus: Hans Fallada. Ausgewählte Werke in Einzelausgaben. Herausgegeben von Günter Caspar. Band VII, Aufbau Verlag, Berlin und Weimar, 2. Auflage 1988

Hans Fallada, „Heute bei uns zu Haus“, aus: Hans Fallada. Ausgewählte Werke in Einzelausgaben. Herausgegeben von Günter Caspar. Band X, Aufbau Verlag, Berlin und Weimar, 2. Auflage 1983

Hans Fallada, „Sachlicher Bericht über das Glück, ein Morphinist zu sein – Geschichten“. Herausgegeben von Günter Caspar. 1. Auflage, Aufbau Taschenbuch 2790, Berlin 2011
Die Erstausgabe erschien 1997 im Aufbau Verlag unter dem Titel „Drei Jahre kein Mensch. Erlebtes. Erfahrenes. Erfundenes“

Hans Fallada, Uli Ditzen, „Mein Vater und sein Sohn – Briefwechsel“. Herausgegeben von Uli Ditzen. 1. Auflage, Aufbau Taschenbuch Verlag GmbH, Berlin 2005

Werner Liersch, „Hans Fallada – Sein großes kleines Leben – Biographie von Werner Liersch“. Eugen Diederichs Verlag, 1. Auflage, Düsseldorf; Köln, Diederichs, 1981, Lizenzausgabe mit Genehmigung des Verlages Neues Leben, Berlin

„Hans Fallada – Sein Leben in Bildern und Briefen“. Herausgegeben von Gunnar Müller-Waldeck und Roland Ulrich unter Mitarbeit von Uli Ditzen. 1. Auflage, Aufbau Verlag GmbH, Berlin 1997

Hans Fallada, „ In meinem fremden Land – Gefängnistagebuch 1944“. Herausgegeben von Jenny Williams und Sabine Lange. 1. Auflage, Aufbau Verlag GmbH & Co. KG, Berlin 2009

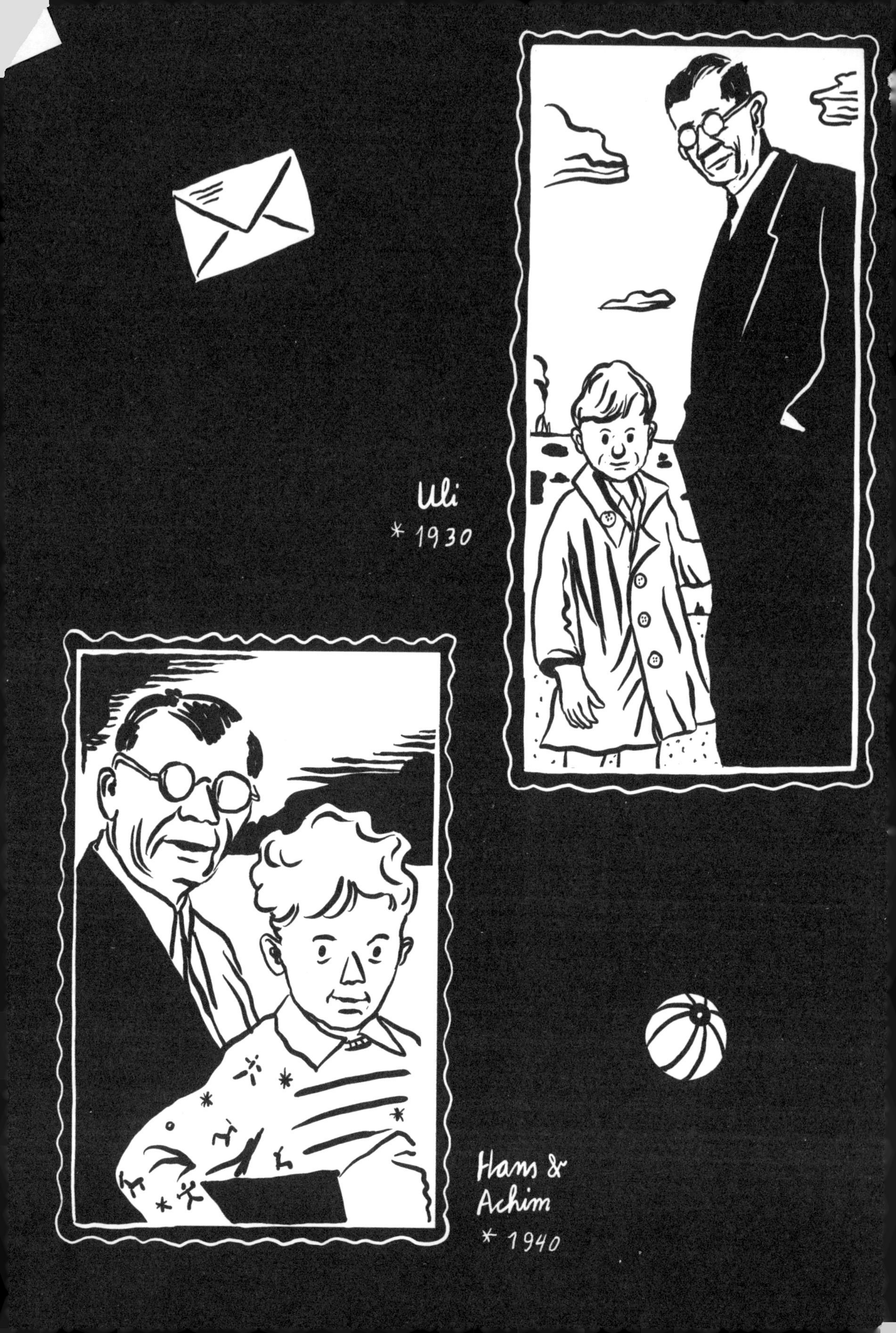
Uli
* 1930
Hans &
Achim
* 1940